'숨' 쉴 때마다 네가 '필요해'

'숨' 쉴 때마다 네가 '필요해'

초판 1쇄 발행 2018년 4월 27일
2쇄 발행 2018년 5월 2일
3쇄 발행 2018년 5월 8일

지은이 진성림
펴낸이 장길수
펴낸곳 지식과감성#
출판등록 제2012-000081호

디자인 이현
편집 이다래, 최예슬, 이인화
교정 박솔빈
마케팅 고은빛

주소 서울시 금천구 가산동 60-5 갑을그레이트밸리 B동 507호
전화 070-4651-3730~4
팩스 070-4325-7006
이메일 ksbookup@naver.com
홈페이지 www.knsbookup.com

ISBN 979-11-6275-104-6(03510)
값 16,000원

ⓒ 진성림 2018 Printed in Korea

잘못된 책은 구입하신 곳에서 바꾸어 드립니다.
이 책의 전부 또는 일부 내용을 재사용하려면 사전에 저작권자와 펴낸곳의 동의를 받아야 합니다.

이 도서의 국립중앙도서관 출판예정도서목록(CIP)은 서지정보유통지원시스템
홈페이지(http://seoji.nl.go.kr)와 국가자료공동목록시스템(http://www.nl.go.kr/kolisnet)에서
이용하실 수 있습니다. (CIP제어번호 : CIP2018012423)

홈페이지 바로가기

'숨' 쉴 때마다 네가 '필요해'
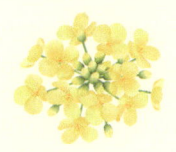

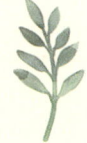
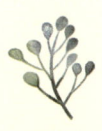

진성림 지음

전설의 호흡기내과 진성림 원장의 첫 에세이

'숨 쉴 때마다 네가 필요해'라는 말은
어느 환자가 내게 말했던 고백이다.
이 책은 나의 열정과 사랑, 헌신과 아픔이 투영된 책이다.

자화감정#

이 책의 목차

프롤로그 008

가래에 피가 나와요 013

제1부 '숨결'은 고결하다

1. '숨결'을 보살피는 의사, '숨결의 의학' '호흡기 내과'는 무엇인가?	020
2. "진선생! 호흡기내과 해요"	025
3. 기침은 만병의 근원이다 – 기침에 대한 첫 번째 생각	035
4. 포기하는 것보다 더 나쁜 것은?	053
5. 〈낭만닥터 김사부〉 드라마 명대사	060
6. "벽을 허물고 창틀을 깨!"	066
7. 당신은 모든 것이 기적인 것처럼 살 수 있습니다	071
8. 약한 사람은 결정을 내리기 전에 의심한다	075
9. "당신은 폐암이 아니라 위암"일 겁니다	087
10. 숨 쉴 때마다 네가 필요해	093

제2부 '아픔'은 애절하다

1. 천식의 진실을 논하다 — 109
2. 사망률 1위의 암! 에 대하여 — 117
3. 당신은 위험을 감수해야 합니다 — 129
4. 두려움을 극복하는 것이 인생을 보람차게 만든다 — 136
5. 기침은 숨길 수 없으나 가면이다 – 기침에 대한 두 번째 생각 — 142
6. 성동격서: 동쪽을 말하고 서쪽을 공격한다 — 147
7. 인류 최대의 질환은 기원전 7,000년경에도 있었다 — 153
8. 물에 빠진 사람 구해 주니 보따리 내놓으라 한다 — 160
9. 이별의 아픔 속에서만 사랑의 깊이를 알게 된다 — 167
10. 여러분이 의사라면 어떻게 할 것인가? — 175

제3부 '제도'가 문제이다

1. 홍콩반점(가명) 이야기 — 182
2. 과잉진료와 방어진료 — 189
3. 마이동풍과 아전인수의 시대 — 198
4. 모든 일에는 가이드라인이 있다 — 211
5. 선한 사마리아인 법 — 219
6. 의사를 분노하게 하는 현실들 중의 대표적인 사례 — 227
7. 거친 숨결과 가쁜 숨결의 대명사 COPD(만성폐쇄성폐질환) — 233
8. 대한민국의 미래가 달려 있는 제도는 무엇인가? — 241

제4부 '감동'은 추억이다

1. 그날 밤 12시에 들린 목소리 250
2. 고통 뒤의 즐거움은 달콤하다 252
3. 구슬이 서 말이라도 꿰어야 보배다 257
4. 극심한 통증의 선물 261
5. 폐가 간질을 일으킨다고요? 265
6. 사람의 마음을 잃는 것은 순간이다 269
7. 기사입니까? 방사선사입니까? 기사입니까? 임상병리사입니까? 275
8. 이 잔을 내게서 지나가게 하옵소서 283

다 잊어도 좋다. 이것만은 꼭 기억하자 289

에필로그 296

부록

1. 봄날 300
2. 고운숨결내과는 나에게 303
3. 무림의 고수를 만나다 307
4. 고운숨결은 하루아침에 이루어지지 않았다 311

진원장에게

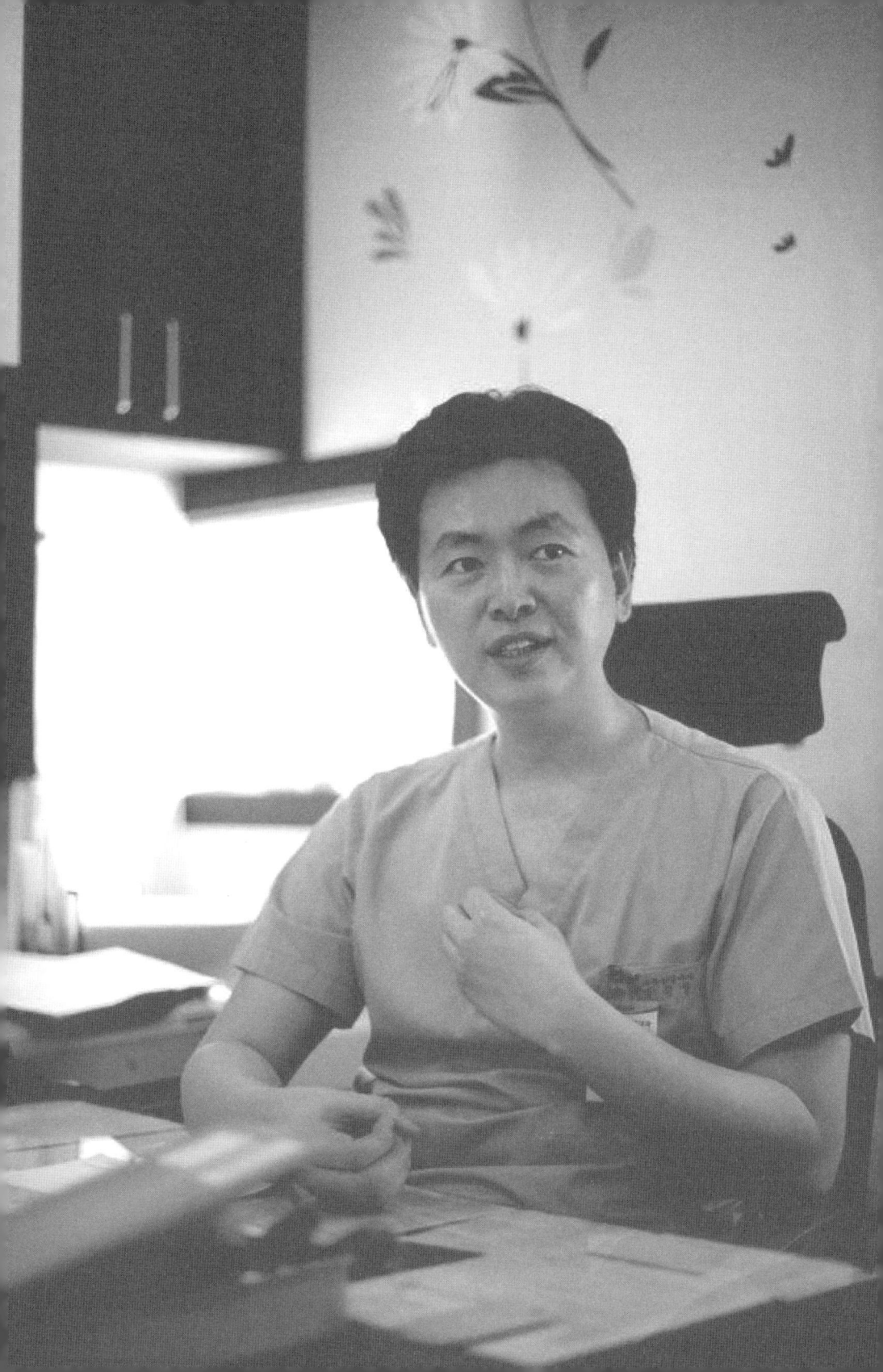

프롤로그

나의 이야기를
시작하기 전에

나는 사람의 '숨소리'를 듣는 호흡기내과 의사다.

숨을 쉰다는 것이 무엇인가?

숨을 쉰다는 현상은 사람이 살아가는 데 있어서 있어도 되고 없어도 되는 현상이 아니다.

호흡을 한다는 것은 살아 있다는 것, 즉 존재를 나타내는 것이다.

일상적인 호흡을 할 때 당신은 누구의 도움이나 무엇이 필요하다고 느끼는가?

누군가를 혹은 무엇인가를 필요로 하는 호흡은 정상적인 호흡이 아니다.

숨을 쉬는 데 있어서 어떤 문제가 있어서이다.

어떤 경우에 우리는 숨을 쉴 때 문제가 있다고 느낄까?

'숨 쉬다'라는 말은 살아 있다는 말이며 '숨을 거두다'라는 말은 죽었다는 뜻이다.

나는 24년의 시간 동안 많은 사람들의 '숨 쉬고, 숨을 거두는' 모습을 보았다.

'숨 쉴 때마다 네가 필요해'라는 말은 어느 환자가 내게 말했던 고백이다.

나는 이러한 고백을 받고 24년 동안 의사로서 살아온 나의 삶에 대하여 뒤돌아보았다.

　호흡기 질환으로 고통받고 있는 환자와 그 가족들의 애환은 말 그대로 애절하다.

　오랜 세월 호흡기 질환으로 고통받아 오는 환자를 보면서 알게 되었다. 기관지 천식과 만성폐쇄성폐질환(COPD), 폐결핵, 폐암 등의 호흡기적 질환은 개인의 아픔으로 끝나는 개인적인 질환이 아니다. 한 개인의 아픔이자 동시에 가족의 아픔이며 그가 속한 공동체의 슬픔이 된다. 더 나아가 한 나라의 '흥함과 쇠락'을 결정할 수 있는 매우 중요한 국가적 차원의 사회 문제이다.

　왜 이러한 질환이 개인의 질병에 대한 문제만은 아닐까? 무슨 이유로 사회 문제가 되고 국가가 관심을 가져야 하는 것일까? 사회학자도 아니고 예방의학자도 아닌 '임상의사'인 내가 왜 이러한 질문을 이 책을 통해서 사회에 던지는 걸까?

　이 책은 나의 열정과 사랑, 헌신과 아픔이 투영된 책이다.

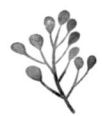

　나를 믿고 따라온 환자들과 직원들에 대한 이야기이며 현재 내가 겪고 있는 아픔에 관한 이야기이다. 우리가 상상할 수 없는 우리나라 의료 제도의 불합리성에 관한 이야기도 있다.

　내가 이러한 이야기를 세상에 내어놓는 이유는 이 순간에도 고통 속에서 아파하는 환자들과 그 아픔을 온몸으로 느껴야 하는 가족들을 위해서이다. 끝없는 경쟁의 시대를 살아가면서 외로움과 허전함 속에서 아파하는 사람들을 위한 책이다.

　이 세상 사람들의 '고운숨결'을 위하여 간절하고 애틋한 마음으로 이제 나의 이야기를 시작하고자 한다.

진 성림

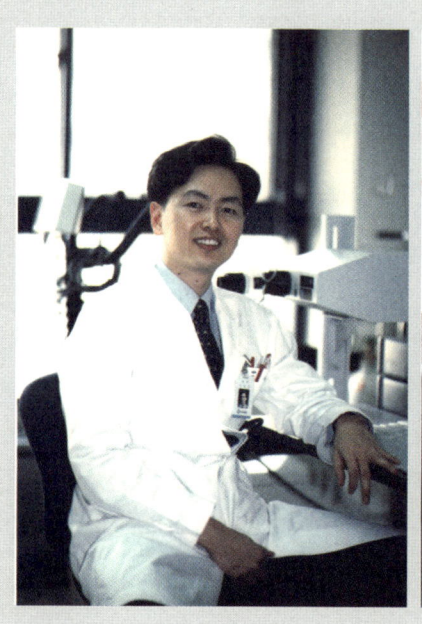
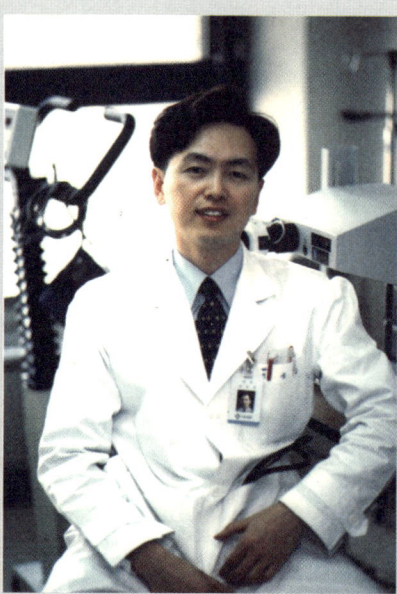

가래에
피가 나와요

"똑똑"
"네. 들어오세요."
젊은 여성이 진료실로 들어온다.
"안녕하세요? 처음 오셨네요. 어디가 불편해서 오셨어요?"
"가래에 피가 나와요"
"아, 가래에 피가 나와요? 언제부터 그러셨어요?"
"4년 넘었어요."
"4년요?"
"네."

    사람들은 피를 무서워한다. 웬만한 증상 갖고는 좀처럼 병원에 가지 않는 사람들도 피를 보는 순간은 병원을 찾는다. 사람들이 살면서 피를 보게 되는 순간은 흔하지 않다. 특히 가래에 피가 보이게 되면 두려움을 느낀다.
    가래에 피가 나오는 현상을 객혈(hemoptysis)이라고 한다. 객혈에 대한 문의는 인터넷 상담을 하다 보면 가장 많이 받게 되는 질문이기도 하다. 사람들은 객혈을 어떻게 치료를 해야 하는지 묻는다. 그럴 때마다 나의 대답은 똑같다. "잘 모르겠습니다."

의사가 모른다고 대답하는 것이 가능한가? 그러나 사실이다. 모른다. 위에 예를 들은 젊은 여성의 객혈은 어떻게 치료해야 할까? 환자를 치료하는 것은 의사의 의무이다. 그렇다면 치료라는 것은 무엇일까?

치료는 어떤 질병이나 장애 또는 문제를 해결하기 위해 계획된 체계적 과정과 활동을 말한다. 객혈을 치료하기 위해서는 먼저 객혈의 원인을 알아야 한다.

객혈을 일으킬 수 있는 원인은 너무나 많기 때문에 원인을 알아야 어떠한 치료를 시행할지 결정할 수 있다. 기관지의 급성염증이나 만성염증으로도 가래에 피가 나올 수 있고, 폐결핵으로도 객혈이 나올 수 있다. 환자들이 가장 두려워하는 폐암도 객혈의 원인이 된다. 호흡기 질환으로만 객혈이 나오는 것일까? 객혈은 호흡기의 문제로만 일어나는 것은 아니다. 심장의 문제로도 객혈이 나올 수 있다. 더 놀라운 경우도 있다.

환자들이나 일반인들이 처음 들어보는 기상천외한 원인도 있다. 예를 들면 여자들에게만 나타나는 객혈의 원인도 있다. 남성과 여성의 해부학적인 구조의 차이로 인해서 발생하는 질환들이 있다. 자궁경부암에 걸리는 남성은 없다. 남자는 해부학적으로 자궁경부를 가지고 있지 않기 때문이다. 반대의 경우도 있다. 전립선암에 걸리는 여성은 없다. 여성은 전립선이라는 해부학적 구조를 갖고 있지 않기 때문이다.

일반적인 상식으로는 남성에게 없을 거라고 생각하지만 남성에게 발병하는 암도 있다. 어떤 암일까? 남성에게 발병하지 않는 암이라는 통념은 바꾸어 말하면 여성에게만 생기는 암이라고 착각하는 이야기일 수 있다. 어떤 암이 남성들에게 안 생기고 여성에게만 생기는 암이라고 착각을 하게 할까?

바로 유방암이다. 유방암? 유방암은 여성들에게만 생기는 암이 아닌가? 도대체 무슨 소리를 하는 거냐고 의아해하는 독자들도 있을 수 있다. 그러나 유방암은 남자에게도 발생한다. 객혈의 이야기를 하면서 왜 지금 남자에게도 유방암이 생길 수 있다는 이야기를 하는 것일까? 바로 사람들이 가진 인식의 한계에 대하여 말하고자 함이다. 조금 전 나는 여자들에게만 나타나는 객혈의 원인이 있다고 말했다. 객혈의 원인이 매우 많은데 남자는 절대로 발생하지 않는 객혈의 원인이 있는 것이다. 오직 여자에게만 발생한다. 결핵이나 폐암은 남자 여자 모두 걸린다. 도대체 어떤 병이 여자에게만 객혈을 유발하는 것인가?

여성들은 생리를 한다. 이 병의 특징은 여성들이 생리할 때만 가래에 피가 반복되어 나온다는 것이다. 평소에는 객혈을 하지 않지만, 생리를 할 때에만 가래에서 피가 나온다. 아! 여자에게만 생기는 객혈의 원인이 있다는 말도 믿을 수 없었는데 지금 이 이야기(여자가 생리를 할 때만 가래에 피가 나온다는 말)는 도저히 믿을 수가 없지 않은가?

피 이야기를 하면서 새빨간 거짓말을 하고 있는 것이 아닌가? 여성들이 생리를 하는데 가래에서 피가 나올 수 있다니! 이런 병이 있다니 얼마나 기이한가? 황당한 이야기 아닌가? 세상에 이런 일이 있을 수 있는가? 분명히 있다. 사실이다. 호흡기내과 전문의인 내가 의학적 실체가 없는 이야기를 책에서 말할 수 있겠는가?

이 기이한 병의 이름은 바로 '폐 자궁 내막증(pulmonary endometriosis)'

이다. 폐 안에 자궁조직이 있어서 생리할 때마다 가래에 피가 나오는 것이다. 워낙 황당무계한 원인이라고 생각되어 이러한 질환에 걸리는 환자는 이 병을 진단받기 전에 오진을 여러 번 경험하게 된다. 어떤 환자는 기관지염증으로 오진되고 어떤 환자는 폐결핵으로 오진이 되기도 하며, 또 어떤 환자는 폐암으로 오진되기도 한다. 원인이 다른데 기관지염 치료를 하고, 결핵 치료를 하고, 폐암 치료를 받았다고 생각해 보자. 너무 어려운 병이라 환자가 기관지염에 대한 잘못된 치료는 받아들일 수 있다고 치자. 백보 양보하여 결핵에 대한 치료도 너그럽게 받아들였다고 치자. 과연 폐암에 대한 오진의 치료를 받아들일 수 있는 환자가 이 세상에 있을까? 아무도 없을 것이다. 만일 내가 그러한 일을 겪었다면 가만히 있지 않을 것 같다. 여러분도 그러하지 않겠는가? 이 책을 시작하면서 왜 이러한 이야기로 시작하는 것일까?

이 책의 처음부터 끝까지 주장하고 있는 주제가 담긴 이야기이기 때문이다. 앞으로 내가 독자들에게 하고자 하는 이야기의 핵심이 바로 이 이야기에 들어 있다. 여러분은 지금 이 이야기를 읽고 어떤 생각이 드는가?

이 책의 이야기는 여러분이 가진 상식에 대하여 질문을 던질 것이다.

지금부터 내가 경험한 이야기와 나의 생각들을 두려운 마음으로 여러분들에게 말하고자 한다.

기관지내시경으로 확인한 기관지 출혈소견

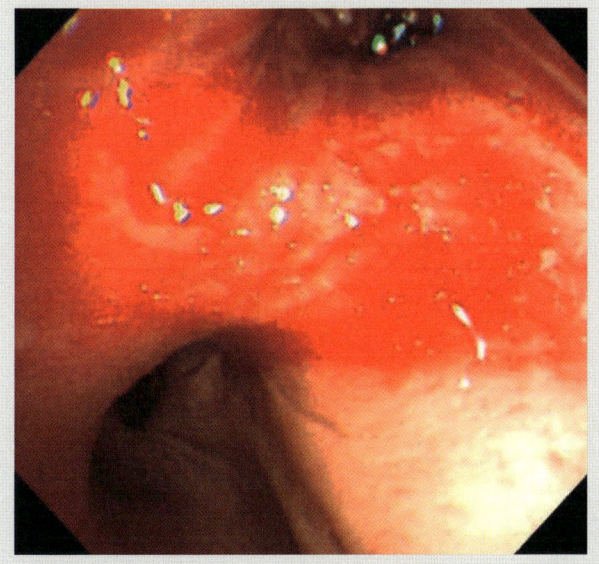

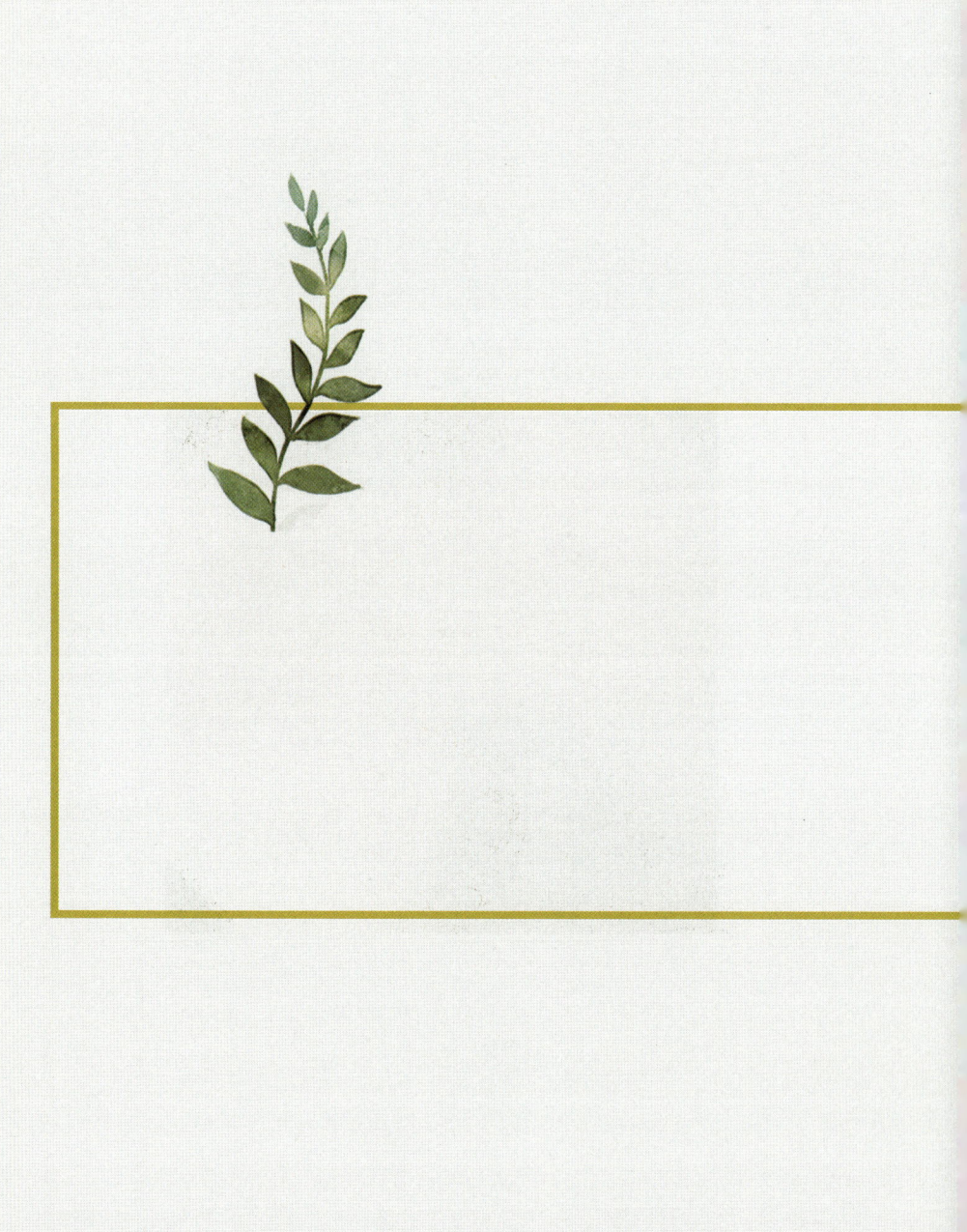

제1부

'숨결'은
고결하다

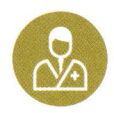

1.
'숨결'을 보살피는 의사
'숨결의 의학' '호흡기내과'는 무엇인가?

"하나님께서 흙으로 사람을 만드시고 그 코에 '생기'를 불어 넣으시니
사람이 '생령'이 된 지라"   −창세기 2장 7절−

    사람이 살아가는 데 '숨(호흡)'만큼 중요한 게 있을까? 숨을 쉬는 것은 우리의 생사와 관련된 중요한 것이다. 그래서 생명을 '목숨'이라고 표현하는 것일까? 숨이 붙어 있으면 아직 살아 있다고 하고, 숨이 끊어지면 죽었다고 말할 정도로, 호흡은 우리로 하여금 생사의 경계선을 생각하게 하는 말이다. 나는 신학자가 아니다. 따라서 창세기에 기록된 '생기'가 정확히 어떤 의미인지 신학적 또는 철학적인 의미에 대해서는 모른다. 호흡기내과 전문의로서의 다가오는 의미는 '생기'는 바로 '숨' 또는 '호흡'이라고 생각한다. 흙으로 빚어져 있는 상태는 그냥 흙이었는데 '생기', 즉 '숨을 쉬는 순간'으로 인해 살아있는 인간이 된 것이 아닌가? 진화론자이든지 창조론자이든지 중요하지 않다. 이 세상 모든 생명체는 호흡을 한다. 식물도 호흡을 한다. 호흡을 하지 않는 생명체는 없다. 다시 표현하면 호흡하지 않으면 죽

는 것이다. 인간이 생존하기 위해서 반드시 필요한 것이 바로 대기 중의 산소를 호흡하고 몸속의 이산화탄소를 배출하는 호흡운동이다. 호흡하는 데 필요한 인체의 구성요소인 폐와 기관지, 폐를 둘러싸고 있는 흉막에 발생하는 질환을 다루는 것이 호흡기내과이며 그러한 해부학적인 기관의 질환을 진단하고 치료하는 의사가 바로 호흡기내과 전문의이다.

나는 호흡기내과 전문의(pulmonologist)이며 기관지 내시경 전문의(bronchoscopist)이다. 호흡기내과 전문의는 다양한 내과적인 질환을 진단하고 치료한다. 그중에서도 독감, 기관지염증, 폐렴, 폐결핵과 같은 호흡기 감염질환에 대한 전문가이다. 숨이 차는 증상을 보이는 기관지 천식이나 만성폐쇄성폐질환과 같은 기도질환을 다루며, 폐암의 진단과 치료를 위해서 열심히 일한다.

호흡기내과는 1950년대에 미국에서 독립된 분과로서 수련이 시작되었고 국내에서는 1953년 대한 결핵 및 호흡기학회가 만들어져 다양한 연구와 발표가 진행되었다. 호흡기내과에서 시행되는 주요검사와 시술은 독자들에게 생소하게 들리는 말도 있을 것이다.

호흡기내과의 중요한 검사 중의 하나인 폐 기능 검사는 여러 호흡기 질환의 진단 및 질병의 중증도와 치료 반응의 객관적인 지표를 제공하는 가장 기본적인 검사이다. 수술 전 위험도를 평가할 때도 유용하며 기관지 천식의 진단과 경과 관찰에 도움이 된다. 특히 폐 기능 검사는 만성폐쇄성폐질환(COPD)을 진단하는 데 필수적인 검사이다.

흉부 X-ray 촬영과 흉부 CT 검사는 폐와 주변 구조물에 대한 영상 의학적 정보를 얻을 수 있는 검사로서 폐의 구조적 이상에 대한 객관적인 정보를 얻을 수 있기 때문에 필수적인 검사이다. 일반적으로 흉부 X-ray 사진 촬영을 먼저 시행하고 흉부 X-ray 사진에 이상소견이 보이면 흉부 CT 사진을 촬영을 한다. 하지만 단순 흉부 X-ray 사진이 정상으로 보여도, 폐에 이상이 발견되는 경우가 많고, 특히 폐암의 조기 발견을 위해서는 단순 흉부 X-ray 사진만으로는 한계가 있다. 최근에는 저선량 흉부 CT 촬영으로 검사를 시작하기도 한다.

호흡기내과에서 시행하는 검사 중 가장 난이도가 높은 검사 중의 하나인 기관지 내시경 검사는 환자의 입이나 코를 통해서 기관지관을 성대를 통해서 기도 안으로 직접 삽입하여 기관지 내부를 직접 의사의 눈으로 확인하고 출혈이나 병변을 확인한다. 동시에 기관지 안의 가래를 채취하여 세균학적 검사와 결핵균에 대한 검사, 암세포에 대한 검사를 시행하고, 기관지 안의 종양이나 이상 부위에서 직접 조직검사를 시행하여 폐암이나 기관지 결핵 등 다양한 질환을 진단한다. 또한 기관지 안으로 이물질이 들어간 경우나 기관지가 좁아진 기관지협착증일 경우에 이물질 제거나 가래의 제거, 좁아진 기관지를 넓히는 시술을 시행한다.

호흡기내과 의사인 나는 환자들의 '숨'소리를 듣는다. 사람들의 '숨'소리는 다 같을까? 목소리는 개인마다 다 다르다. 그래서 남의 목소리를 흉내 내는 '목소리 흉내 내기'가 특기처럼 여겨지기도 한다. 그렇다면 숨소리는 어떨까?

의학 교과서에 나오는 이야기가 아니지만, 내가 경험하여 분류한 숨결의 종류를 소개하는 것이 이 책을 읽는 독자에게 이해를 높일 것이라 생각한다. 20년 동안 호흡기내과 의사로서 임상적으로 분류한 사람들의 '숨'소리 중에서 가장 이상적인 숨소리는 고운 숨결이다. 이러한 숨소리는 편안하고 부드럽고 아름다운 숨소리이며 모든 호흡기 환자들이 원하는 숨소리이다. 태초에 신께서 사람을 창조할 때 '생기'를 불어넣었다고 하는데, 그러한 '생기'가 충만한 숨소리가 바로 이상적인 '고운 숨결'이다. 또한 "고운숨결"은 우리 병원의 이름이기도 하다.

주로 천식 환자에서 들리는 '휘파람' 같은 숨결소리는 '가는 숨결'이다. 기관지가 수축되어 들리는 숨소리이지만 치료 후 정상으로 돌아온다.

한편, 기관지염이 심할 때나 폐에 염증 반응이 동반될 때 들리는 숨소리는 '거친 숨결'이다. 기도의 감염성 질환이 동반되었을 때 들리는 숨소리이며 치료 후에도 거친 숨소리가 지속되는 경우가 많다.

숨소리가 들리지 않는 '꽉 막힌 숨소리'도 있다. 기흉(흉막강 안에 공기가 차는)이 동반되거나 늑막에 물이 차 있는 경우, 병변 부위에서는 숨결 소리가 들리지 않는다. 꽉 막힌 숨결은 가장 문제가 심각한 숨소리로, 기관지 안에 커다란 종양이 기도를 완전히 막아 버리면 막힌 부위의 기관지에는 숨소리가 안 들리게 된다.

마지막으로 '가쁜 숨결'이 있다. 이 숨소리는 호흡기 질환이나 심장 질환의 '응급'을 알리는 경고의 숨결이다. 천식이 심해질 때나, 만성폐쇄성폐질환이 매우 심해질 때, 중증 폐렴, 폐색전증, 폐동맥고혈압의 악화, 심부전, 심낭염, 심근경색 등이 발생할 때 가쁜 숨소리가 들릴 수 있다. 가쁜 숨결은 그야말로 응급인 경우가 많으므로 환자도 바로 응급치료가 가능한 병원으로 가야 하며, 그러한 환자를 진료한 의사도 호흡기와 심장의 다양한 원인에 대하여 빠른 판단을 해야 한다.

  한 분야에서 집중적으로 오랜 시간 일하여 어떤 경지에 도달한 사람을 '달인'이라고 표현한다. 나는 환자들의 숨소리를 헤아릴 수 없이 많이 듣고 그에 따른 다양한 진단적 방법을 통해서 확진하고 치료하고 치료에 대한 경과를 지켜본 '호흡기 달인'이다. 나는 모든 사람의 숨결이 '고운 숨결'이 되기를 간절히 바라는 사람이다. '고운 숨결'은 한 개인의 건강과 평안만을 위하여 필요한 것일까? 한 사람의 고운 숨결의 삶은 그가 속해 있는 가정의 행복이다. 가족들이 건강하고 행복할 때 국가가 번영하는 것이 아니겠는가?

2.
"진선생! 호흡기내과 해요"

　의사는 절대 혼자 힘으로 될 수가 없다. 아무리 똑똑해도 의학 교과서만 가지고 혼자 공부해서 의사가 될 수 없다. 특히 환자를 직접 진찰하고 다양한 검사를 통해서 진단 후 치료하는 임상의사라면 절대 혼자서 좋은 의사로 성장할 수 없다. 법적인 판결의 문제는 1심, 고등법원, 대법원까지 항소를 통해서 어떤 일의 옳고 그름이나 손해의 배상 등에 대하여 추가적인 판단을 요할 수 있는 제도적 장치가 마련되어 있지만, 환자에 대한 순간의 잘못된 판단이나 치료는 경우에 따라서는 생명과 직결된다.

　임상의사는 인간의 생명을 대해야 하는 숙명을 가진다. 의과대학 시절부터 엄청난 양의 수업과 실습의 훈련과정을 거치고 '의사국가고시'라는 시험을 통과해야 의사가 될 수 있다. 의사의 면허를 취득했다고 해서 바로 환자를 볼 수 있는 의사가 있을까? 진료 현장에서 실제로 환자를 진단하고 치료하기 위해서는 오랫동안 '수련의' 과정이 필요하다. 의과대학을 졸업하는 모든 졸업생이 임상의사가 되는 것은 아니지만 전문의가 되기 위해서는 1년의 인턴과정을 통해서 훈련을 받고, 어떤 분야를 전공하느냐에 따라서 최소한 3년에서 4년의 수련의(전공의) 훈련을 거친다. 전문의가 되고 나서 호흡기분과 전문의가 되기 위해서는 또 2년의 분과 전문의 수련과정을 거치고 자격시험에 합격해야 비로소 호흡기내과 전문의 자격을 취득할 수 있다. 의과대학 6년, 인턴 1년, 전공의 4년, 군의관이나 군 복무 3년, 분과전문의 2년의 시간을 더해 보면 16년이라는 시간이 필요하다. 보통 20세에 대학교 1학년이 되니, 36세의 나이가 되어야 호흡기내과 전문의가 될 수 있다.

나의 인턴 시절은 말로는 형용할 수 없는 고난의 시간이었다. 어디 나뿐이었으랴! 그 시대 인턴의 생활은 누구에게나 엄청난 시련의 시간이었다. 선배들이 무용담처럼 늘어놓는 옛날이야기를 좋아할 사람은 별로 없다. 나도 그랬다. 25년이 흐른 지금도 인턴 생활은 힘들 것이고 전공의 생활도 힘들 것이다. 우리의 인턴 시절은 마치 우리나라 근대사와 같았다고 볼 수 있다. 그 당시 나는 하루에 20시간 이상 일을 했다. 하루 수면량이 4시간을 넘겨 본 기억이 별로 없다.

한 달 동안 내내 병원에서 쪽잠을 자야 했고 당직실은 지금으로서는 도저히 상상할 수 없이 열악했다. 한 방에 다닥다닥 붙여 놓은 2층 침대가 10여 개 있었다. 인턴은 다양한 과에서 순환 근무를 한다. 내과나 외과와 같은 힘든 과를 수련할 때는 그나마 침대 자리도 부족했다. 한 방에서 20명이 넘는 사람이 잠을 자고 있는 모습을 상상해 보라.
나는 잠자리에 민감한 편이라 운 좋게 2층 침대에 자리가 있어도 거의 잠을 잘 수가 없었다. 13층 강당에 올라가서 의자를 붙여 놓고 쪽잠을 자거나 2층 내시경실에 들어가 환자가 누워서 시술받는 침대에서 누워서 잤다. 또 2층 내과 외래 교수님들이 진료하는 진료실에 놓여 있는 침대에서 쪽잠을 자기도 했다. 몇 시에 잠이 들던 새벽 5시면 일어나서 입원 환자들의 혈액을 채혈했고 중환자실에 있는 환자들의 동맥혈 검사를 시행했다. 소변줄을 갈고, 환자들의 X-ray를 찾아오고 검사결과지를 찾아오고, 심전도를 찍고, 간이혈당검사를 했다.

가장 힘들었던 일은 주치의 선생님이 진료기록부에 환자에 대한 약제 오더를 내면, 그 약제를 슬립지라고 하는 쪽지에 그대로 볼펜으로 옮겨 적는 일이었다. 쪽지 작성은 보통 저녁 8시에 시작해서 새벽 1시가 되어야 끝나곤 했다. 지금처럼 전산화가 되어 주치의가 오더를 내면 약제부로 오더가 전송되는 일은 꿈도 꿀 수 없는 시대였다. 내가 인턴 시절에 시행했던 많은 일들 중에서 어떤 일들은 의사의 일이 아니라 임상병리사가 해야 할 일이었고, 간호사나, 간호조무사가 해야 하는 일이라는 것을 내과 전공의를 수료하고 나서야 알게 되었다. 하지만 나는 그 시절 그렇게 일할 수 있었던 것이 너무나 고맙다. 특히 약제를 슬립지라고 하는 쪽지에 기록하는 일은 내게 수많은 약의 이름을 외우고 공부할 수 있는 기회였다. 많은 약의 이름을 아무런 의미도 모른 채 베껴 쓰는 것은 정말 지루한 노동이었다.

그래서 나는 약 이름을 하나씩 찾아가면서 적었다. "아! 이 약은 항생제구나", "어! 이 약은 혈압약이네", "음, 이 약은 기관지 확장제 약이군" 이렇게 약의 정확한 사용법을 이해하면서 일하게 되자 더 이상 단순한 노동이 아니었다. 나에게 그 시간은 하루에 4시간 이상을 약에 대해서 공부할 수 있는 소중한 시간이었다. 인턴이 공부할 수 있는 시간이 어디 있는가? 그때는 그랬다. 인턴은 병원에서 일어나는 모든 일들을 다 해야 했다. 병원의 갖가지 궂은일을 다하면서 병원의 시스템을 배우게 되었고 환자와 소통하는 법을 배웠다.

나는 내과에서 인턴 생활을 시작했다. 그리고 내과의 여러 과 중에서 '호흡기내과'에서 인턴을 시작하게 되었다. 그 당시 선배들로부터 전해져 내려오는 이야기가 있었다. 인턴 생활이 힘든 내과 세 곳이 있었는데 그중에 으뜸이 호흡기내과였다. 호흡기내과에는 중환자가 많다. 더욱이 중환자실에서 인공호흡기 치료를 받고 있는 환자가 많다. 호흡기 입원 환자들은 대부분 동맥에서 혈액을 채취하여 그 결과를 수시로 확인해야 했고 환자들의 흉부 X-ray 검사 촬영이 끝나면 사진들을 빨리 찾아와야 했다. 내과 병동은 10층이었고, X-ray 촬영실은 1층에 있었는데 승강기를 타고 다닌 적이 거의 없었다. 승강기를 기다릴 시간이 없었기 때문이다. 매일같이 10층과 1층, 혈액검사실이 있는 3층 사이를 다람쥐처럼 왔다 갔다 뛰어다녔다. 뒤돌아보면 샤워는커녕 머리를 감는 것도 호사로운 사치였던 시절이었다.

호흡기내과 인턴을 시작한 지 2주째였다. 호흡기내과 교수님이 담당 주치의 2년 차 선생에게 영어 논문을 주시면서 한국어로 번역해 오라고 지시를 내렸다. 당시 호흡기내과 주치의는 그야말로 살인적인 스케줄 속에서 고군분투하고 있었다. 그래도 해야 하는 일이었다. 그리고 교수님의 지시가 떨어진 지 1주일이 지났다. 담당 2년 차 주치의 선생님은 그 업무를 해오지 않았다. 아니 할 시간이 없었을 것이다. 교수님은 이번에는 4년 차 선생님에게 해오라고 했다. 4년 차 선생님도 1주일이 지나도록 해오지 못했다. 2년 차 선생님이나 4년 차 선생님이나 너무 바쁜 시간을 보내고 있었다. 아! 드디어 화살이 내게로 날아왔다. 그 교수님은 갑자기 나를 보시더니 "인턴 선생이 해와 봐요" 하셨다. 하늘이 무너지고 땅이 꺼지는 순간이었다. 담당 주치의 선생님이 너무 미웠다. 4년 차 선생님이 너무 야속했다. 자기들이 오더를 받았으면 본인들이 해야지, 왜 빨리 안 해 와서 불똥이 내게 튀게 하나 하는 생각이 들었다. 해야 할 일들이 엄청나게 많은데 번역하는 일까지 맡았으니, 그 부담감으로 인해 가슴이 답답했다.

내게는 약간의 강박적인 습관이 있다. 내게 주어진 일을 하지 않거나 미루게 되면 잠을 못 자는 것이다. 결국 밤잠을 안 자고 이틀간 꼬박 새워서 영어 논문을 한국어로 번역해서 3일째에 교수님께 제출했다. 그 일이 의사로서의 나의 전공을 결정하는 순간이 될 줄은 꿈에도 몰랐다. "어? 이걸 벌써 해왔어? 인턴 선생, 너는 내과 지원해. 그리고 호흡기내과 해야 해. 딴 과 할 생각하지 마. 알겠지?" 그 말을 듣는 순간 머리가 하얗게 되었다. "난 이제 죽었구나" 하는 느낌뿐이었다.

호흡기내과는 내과의 여러 과 중에서 가장 힘든 과였다. 그 당시 흔히 말하는 3D 분과였다. 더럽고(Dirty), 어렵고(Difficult), 위험한(Dangerous) 3D 중의 3D였다. 지금 분위기로서는 이해할 수 없을 수 있으나 그 시절에는 교수님의 말이 곧 법이었다. 하라면 해야 했고, 하지 말라면 하지 말아야 했다. 내가 고운숨결내과의 원장이 된 후 가장 많이 받았던 질문 중의 하나가 왜 호흡기내과를 선택했느냐는 질문이었다. 나는 선택한 것이 아니라 선택받은 것이다. 그날부터 호흡기내과는 나의 운명이라 생각했다. 나를 선택한 분은 염호기 교수님이었다. 당시 그분의 나이 34세, 나는 29

세였다. 그날부터 나는 엄청난 열정을 가지고 일하고 공부했다.

　염호기 교수님. 교수님의 30대 시절을 떠올리면 가장 먼저 떠오르는 단어는 "열정"이다. 그냥 열정이라고 표현하기에는 열정의 뜻이 부족하다. "불꽃 열정"이라고 표현해야 조금은 의미가 전달된다. 그 당시 내과의 모든 교수님들 중에서 가장 늦게 퇴근(보통 밤 11시 넘어서)하셨고 늘 밤 10시에 중환자실에 들러서 환자를 보살폈다. 교수님은 새벽 6시에 중환자실 회진을 시작으로 하루 일과를 시작했고 오전 6시 30분에 병실 회진을 했으며, 외래 진료를 보신 후 오후 5시에 병실 회진과 6시 중환자실 회진, 밤 10시에 중환자실 회진을 또 하셨다.

　어느 교수님이 하루에 회진을 다섯 번을 하겠는가? 염호기 교수님을 떠올리면 특히 기억이 나는 것은 교수님께서 정부 정책이 실행되기 오래전에 이미 잠복결핵을 조기 진단하는 연구를 하셨다는 것이다. 교수님의 지시로 나는 그 연구에 참여했었다. 솔직히 그 당시 나는 연구실에서 실험하는 것이 귀찮았다. 내가 2년 차 전공의 시절이었으니 환자를 보기에도 벅찬 시절이었기 때문이다. 보건복지부는 2018년부터 잠복결핵 조기 검진 시행을 시작했다. 어떤 검사에 대하여 정부에서 검사비용을 지원해 주는 것은 과학적 근거가 명백한 진실로 밝혀진 경우에 시행한다. 잠복결핵을 진단하는 방법은 혈액검사를 통해서 감마인터페론이라는 물질을 검출하는 것이다. 감마인터페론 검사의 효용성을 알아보기 위한 실험을 염 교수님은 지금으로부터 무려 22년 전인 1996년도에 이미 시작하셨으니 정녕 놀라운 일이 아닐 수 없다. 20년의 시간을 앞서서 연구한다는 것이 얼마나 대단한 일인가? 그 당시에 실험적인 단계의 연구였지만 현재는 잠복결핵(숨어있는 결핵균)을 진단하는 데 표준적인 검사가 된 것이다.

24년이 지났지만 지금도 염호기 교수님을 자주 뵙는다.

내가 오늘의 나로 성장한 것은 모두가 염호기 교수님의 가르침과 애정 덕분이다.

호흡기내과를 처음 수련할 당시에 호흡기내과는 3D의 표상이었다고 말했다. 환자들의 가래를 채취해야 하고 가래와 친근하게 보내야 하는 것이 더러움(Dirty)이었다. 기침하는 환자들의 원인적 진단을 찾아 정확한 진단을 하는 것이 어려움(Difficulty)이었다. 기관지 내시경 검사와 시술은 위험한(Dangerous) 것이었다. 호흡기내과 전문의가 되어 20년 동안 호흡기내과의 삶을 살아본 경험을 바탕으로 결론을 내려 보면, 호흡기내과는 정말 3D가 맞다. 하지만 더럽고, 어렵고, 위험한 3D가 아니다.

호흡기내과는 극적(Dramatic)이고 결정적(Decisive)이며 꿈을 주는(Dreaming) 3D인 것이다. 환자의 '거친 숨결'을 "고운 숨결"로 변화시키는 각본 없는 극적 드라마이며 환자의 숨쉬기 편한 삶을 결정해 주는 결정체이다. 희망을 꿈꾸지 못하는 호흡기 질환을 앓고 있는 환자와 보호자들에게 용기와 희망과 꿈을 주는 꿈의 전도자이다. "고운 숨결" 의사로서의 지나온 나의 삶은 사람의 '숨결'을 보살펴 주는 '고결'함인 것이다. 호흡기내과는 Dramatic하고, Decisive하며, Dreaming하다. '진정한 가치의 표상 3D'이다.

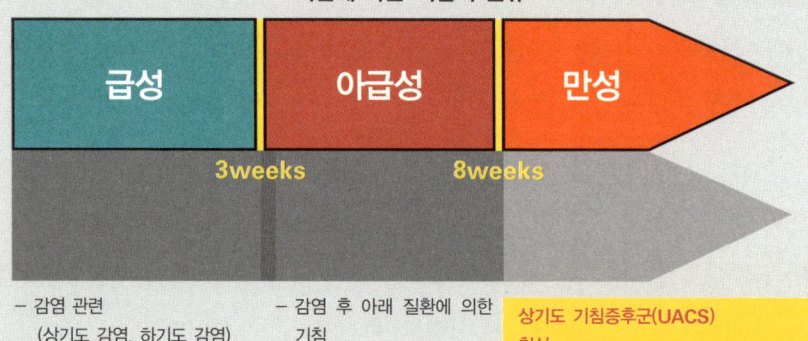

기간에 따른 기침의 분류

- 감염 관련
  (상기도 감염, 하기도 감염)
- 기존질환의 악화
  (천식, 기관지 확장증, 상기도 기침 증후군, COPD)
- 폐렴, 심부전, 폐색전증
- 환경적/작업적 요인

- 감염 후 아래 질환에 의한 기침
  : 폐렴, 백일해, 기관지염, 기존 질환의 악화 또는 발병 (상기도 기침 증후군, 천식, 위식도역류, 만성기관지염 악화, 비천식성호산구성 기관지염)
- 감염 후 기침이 아닌 경우, 만성 기침과 동일하게 관리

상기도 기침증후군(UACS)
천식
위식도역류(GERD)
비천식성 호산구성 기관지염(NAEB)

출처: 미국흉부학회지(2006;129;1S-23S)

급성 기침의 원인 및 진단

1. 상기도감염
    바이러스 감염: rhinovirus, coronavirus, adenovirus 등

2. 급성기관지염
    - 바이러스 감염: Influenza virus, respiratory syncytial virus
    - 세균 감염: Mycoplasma pneumoniae, Bordetella pertussis
    비감염성: 찬 공기, 먼지, 기도 자극 물질

3. 기타
    - 폐렴, 결핵, 심부전, 기관지내 신생물, 이물질 흡인, 기관지확장증, 상기도기침증후군, 환경적인 원인

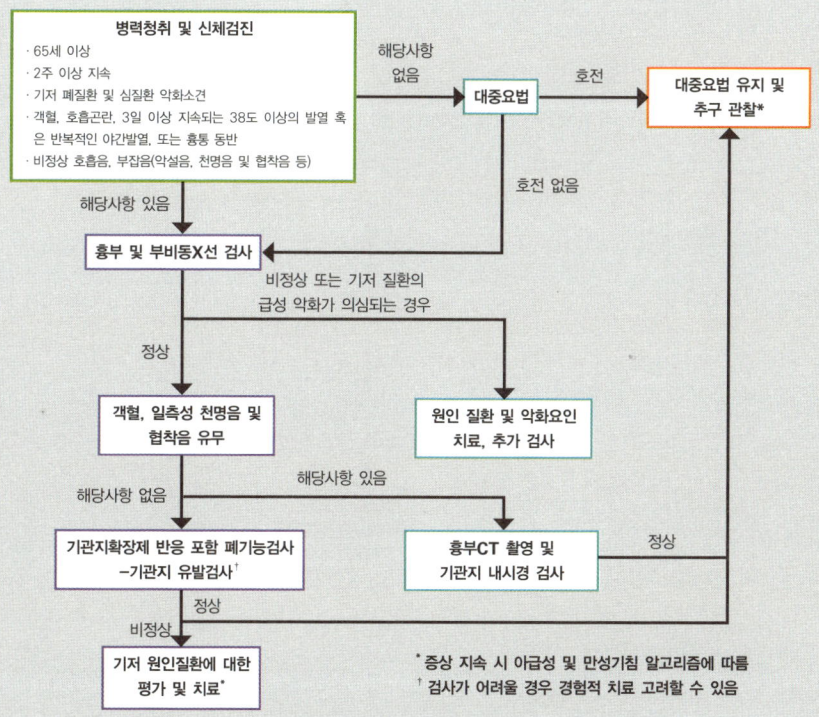

출처: 결핵 및 호흡기학회 기침지침

아급성 기침의 원인 및 진단

1. 가장 흔한 원인은 감염후 기침
   - 바이러스에 의한 상기도 감염 후
   - 기도염증 및 동반된 기도과민증, 객담분비 증가, 점액 섬모기능 장애, 기존 위식도 역류의 악화 등 다양한 병리기전

2. 세균 감염
   - Mycoplasma, Chlamydia, B. pertussis 등의 세균감염
   - 원인 없이 2주 이상의 발작적 기침과 기침 후 구토, 흡기 시 whooping cough 동반되면 B. pertussis 감염을 고려

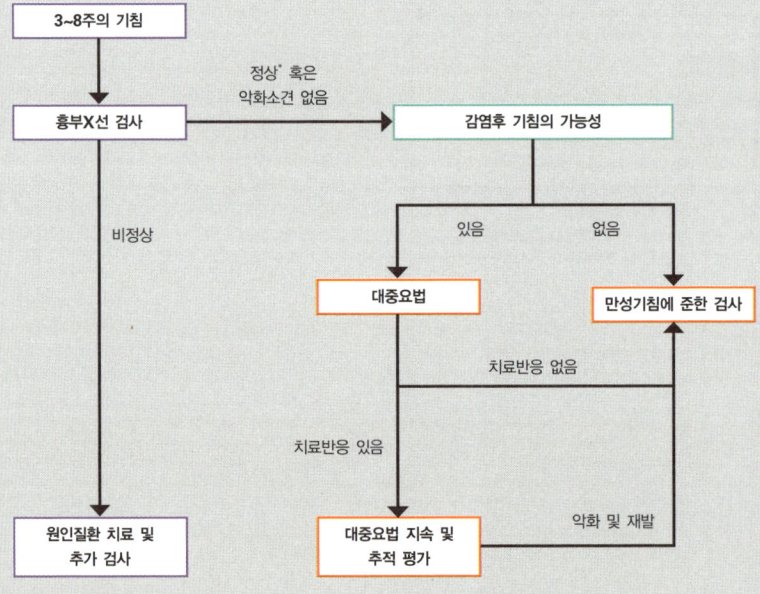

* 임상적 특성을 고려하여 *B.pertussis* 또는 *Mycoplasma* 감염이 의심되면 원인질환에 대한 검사 및 치료를 시행 할 수 있다.

출처: 결핵 및 호흡기학회 기침지침

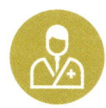

3.
기침은 만병의 근원이다
−기침에 대한 첫 번째 생각

어느 공연장이었다. 한 여성이 무대 위로 나왔다. 몸도 여리고 체구도 아담한 편이었다. 곧 청중들은 그녀의 아름다운 목소리와 힘이 넘치는 가창력에 압도되었다. 클래식 음악에 대하여 조예가 없는 나도 무척 감동받았다. 그녀의 목소리는 푸르른 숲속 한가운데에서 들리는 신비로운 소리처럼 들렸다. 가까이서 속삭이는 소리 같기도 했고 멀리서도 들리는 함성소리 같기도 했다. 공연이 끝난 후, 우레와 같은 박수가 나왔다. 공연장에 참석했던 모든 사람들은 감동을 받았을 것이다.

그런데 공연이 있은 후 2주 정도 지나서 그녀가 기침 때문에 우리 병원을 찾아왔다. 검사해 보니 고음은 고사하고 말하기도 힘들 정도로 기관지 상태가 좋지 않았다. 기관지 안에 가래가 가득 차 있었고 점막은 퉁퉁 부어 있는 상태였다. 비유적으로 말하면 그녀의 기관지는 학창시절 100m 달리기 시합이나 계주 시합의 마지막 주자로서 전력 질주를 한 뒤 숨이 턱턱 막혀 숨쉬기도 쉽지 않은 상태와 같았다. 그런데 그녀는 이런 몸으로 세계 최고 수준의 소프라노만이 보일 수 있는 무대를 만들어 준 것이다. 그렇게 되기 위해서 얼마나 자신의 한계를 계속해서 넘어왔을까? 자신의 상태가 노래를 잘하기에는 힘이 매우 부치는 상태였음을 본인이 몰랐을 리가 없다. 그 질환의 특징은 계속되는 기침과 가래, 숨 막힘으로 특징되기 때문이다. 이런 모든 악조건을 이기고 마침내 무대에 선 그녀는 정말 프로였다. 아니 프로란 말로 표현하기에 모자랐다. 의사로서 환자에 대한 애정 이전에 한 인간으로서 그녀의 치열한 프로정신에 마음이 숙연해졌다. 그녀는 지금 이 순간도 끊임없이 기침을 이겨내면서 어느 곳에서 노래 연습을 하거나 공연을 하고 있을 것이다.

기침이란 무엇인가? 사람은 하루에 기침을 몇 번이나 할까? 기침을 한 번도 하지 않는 것이 정상인가? 기침은 하루에 몇 번까지는 정상으로 생각해도 될까? 밤새도록 기침을 해 본 적이 있는가? 두 달 이상 기침을 지속한 적이 있는가? 기침 자체도 문제가 되지만 그 기침으로 인해서 학교생활이나 직장생활에 영향을 받은 적은 없는가?

기침은 신께서 인간에게 주신 아주 중요한 우리 몸의 방어 반응이다. 기침하는 기침반사의 선물이 없었다면 인간은 세상을 살 수가 없었을 것이다. 기침은 '기침반응 수용체'라는 인체 내의 감각기관을 통해서 외부의 자극에 대하여 기관지와 폐를 보호하는 역할을 한다. 기침은 정상적인 방어 기전으로서만 의미가 있는 것이 아니라 우리 몸에 이상이 생길 때 신호를 보내 주는 증상이다. 만일 우리에게 기침반사 반응이 없다면 어떤 일이 벌어질까? 기침을 안 하면 좋은 것이지 무슨 뚱딴지같은 질문이냐고 생각할 수 있다. 그러나 기침반응의 방어체계가 없었다면 지구에서 인류는 생존하지 못했을 것이다. 기침반사가 없다면 인간은 어떤 종류의 호흡기 질환이 발병해도 몸에 이상이 있는지 알아챌 수가 없기 때문이다. 호흡기 질환은 갑자기 무서운 속도로 진행하여 우리 몸을 아프게 할 수 있다. 감염성 호흡기 질환이라면 인간은 빠른 시간 안에 죽을 수도 있다.

기침의 정상 반응이 없다면 사레들리는 일에도 흡인성 폐렴(음식물이 기도로 흡인되어 일으키는 폐렴)이 발생하여 사망할 수 있다. 기침은 통증과 똑같다. 역설적이지만 통증은 살아가는 데 꼭 필요한 감각이다. 통증은 우리를 괴롭게 하는 증상이고 겪고 싶지 않은 고통이지만 통증이 없다면 화상을 입어도 모른다. 걷다가 발에 못이 박혀도 모른다. 위통이 심해도 모른다. 위암이 몸 전체에 퍼져도 병원에 가지 않는다. 기침이나 통증이나 둘 다 인간에게 주어진 고통이면서 선물이다. 기침이 만병의 근원이라는 우리 선조들의 인식에는 깊은 지혜가 담겨 있는 것이다.

실상 기침은 사람이 이 땅에 사는 순간부터 시작되었으니 인류의 역사는 곧 기침의 역사라고 할 수 있다. 기침은 병원에 내원하는 환자들의 가장 흔한 증상 중 하나이다. 기침을 유발할 수 있는 가장 흔한 질환은 뭘까? 기침은 모든 사람이 일생에 있어서 한 번 이상, 아니 셀 수 없이 경험하는 인류 공통의 경험이다. 기침의 역사는 바이러스의 역사라고 말할 수 있다. 기침을 가장 잘 일으키는 원인은 감기이다. 감기 바이러스로 인하여 일어나는 기침이 제일 흔하다. 하지만 감기 이외에도 기침을 일으킬 수 있는 질환은 너무나 많다. 우리가 일반적으로 흔히 알고 있는 기침을 일으키는 질환도 많이 있지만, 그중에는 일반 독자들로서는 생전 처음 들어보는 질환도 많이 있다.

의사들은 기침을 어떻게 생각할까? 의학은 기침을 어떻게 분류할까? 의학적으로 기침은 기침을 한 기간에 따라서 급성 기침(acute cough)과 만성 기침(chronic cough)으로 나누고 그사이의 기침을 아급성 기침(subacute cough)으로 정의한다. 급성 기침은 3주 이내의 기침을 말하고, 만성 기침은 두 달 이상의 기침을 말한다. 그사이의 기침을 아급성 기침이라고 정의한다. 위에 말한 세 가지 종류의 기침 분류 중에 어떤 기침이 문제가 될 수 있을까? 모든 기침이 문제이다. 하지만 조금 더 자세히 따져보았을 때 만성 기침이 가장 문제라고 할 수 있다.

급성 기침은 대부분 원인이 명확하게 밝혀지는 경우이다. 환자에게 괴로움을 주고 의사에게 큰 숙제는 두 달 이상 기침이 지속되는 만성 기침이다. 경험해 본 사람은 안다. 기침은 3일만 해도 괴롭다. 밤새 기침하느라 잠도 잘 못 자고, 가슴도 아프고, 숨도 차게 된다. 이런 기침이 두 달 이상 주야장천 지속된다고 상상해 보라. 학생들은 학업에 막대한 지장을 받게 되고, 어른들은 직장에서 일을 제대로 할 수가 없게 된다. 삶의 질이 떨어질 수밖에 없다.

무엇보다도 만성 기침을 앓게 되면 정신적인 고통을 심하게 받는다. 별의별 생각이 다 들게 된다. "혹시 폐암에 걸린 것은 아닐까?", "혹시 결핵에 걸린 것은 아닌가?", "기침하다가 죽는 거 아냐?", "가족들에게 전염시키는 것 아닐까?" 만성 기침은 숨어 있는 질환 자체도 문제이지만 우리들의 건강한 정신을 무너뜨리고 우리의 자존감에 상처를 줄 수 있다. 만성 기침은 한 사람의 개인적 고통과 질환으로 끝나지 않는다. 기침이 만연해지면 지역사회의 공포가 조성될 수 있고, 근거가 없는 소문들의 확산으로 사회 불안까지 조장될 수 있다.

한 나라의 역사와 세계의 역사에 영향을 미칠 수도 있다. 설마? 무슨 기침 하나로 나라의 역사가 바뀔 수 있고 세계사적인 영향을 끼칠 수 있을까? 진짜로? 그런 일이 가능해? 말도 안 된다고 생각할 수 있으나 이는 사실이다.

힐러리 클린턴이 생방송 선거 유세 중 기침이 멈추지 않아 생방송이 중단됨

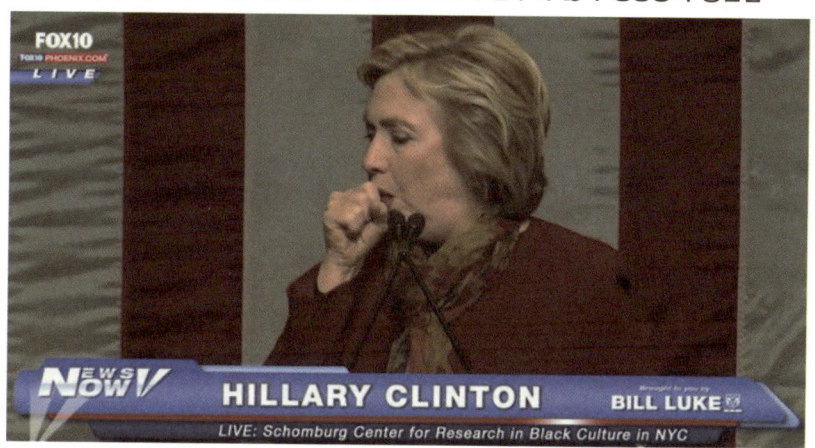

 실제로 2016년 9월 5일 일어난 기침은 미국 정치의 지형을 바꾸는 데 큰 영향을 미쳤다. 당시 미국 대통령 후보 힐러리는 도널드 트럼프 후보를 크게 따돌리고 있었다. 하지만 힐러리 후보는 클리블랜드 집회의 연설에서 그동안 간간이 보였던 것보다 훨씬 심각한 기침을 하였고 대중들은 그녀의 건강을 우려하게 되었다. 그것도 방송사에서 미국 전역에 생중계를 하고 있는 도중에 일어난 일이었다. TV 앵커는 "내가 보아 왔던 가장 심한 기침"이라고 말하기도 했다. 힐러리는 "내가 트럼프를 생각할 때마다 알레르기가 일어난다"는 농담을 하면서 위기를 넘기고자 했으나 4분 동안 쉴 새 없이 기침이 지속되어 한마디의 말도 할 수 없었다. 그다음은 어떻게 되었겠는가?

　그 상황을 떠올려보자. 대통령 선거 유세 연설장이다. 전국에 생방송으로 진행 중에 후보자가 한마디의 말도 못 하고 기침을 계속한다. 기침의 소리도 '컹컹'거리는 소리이다. 무려 4분이다. 생방송에서 4분 동안 기침만 계속하는 모습이 방송된다. 결국 그 생방송은 중단되었다. 실제로 힐러리가 얼마 동안 오래 기침을 지속했는지는 모른다. 생방송이 중단되었으니 말이다. 그날 힐러리가 기침을 심각하게 했던 것을 두고 트럼프 선거운동 캠프에서는 힐러리의 건강 상태에 대하여 문제를 제기했다.

　결국 트럼프가 미국의 대통령으로 당선이 되었다. 세계 역사의 흐름이 어떻게 전개될지는 누구도 예측할 수가 없는 일이다. 힐러리가 대통령이 되었다고 가정해도 미국의 역사와 세계의 역사가 어떤 방향으로 갈지는 모르는 일이다. 더구나 힐러리의 심한 기침으로 인해서 트럼프가 대통령에 당선될 수 있었다는 것은 지나친 비약일 수 있다. 그러나 힐러리와 트럼프의 정치적 성향이 워낙 달랐다는 것은 분명하다. 그래서 역사의 흐름은 바뀔 수도 있었을 것이었다고 상상을 해볼 수 있지 않을까? 미국 유권자들은 힐러리의 심한 기침을 생생하게 보고 듣고 나서 힐러리의 건강에 대하여 걱정을 하는 마음을 갖게 된 것은 분명하지 않을까?

　어떤 원인이 만성적인 기침을 일으키는 것일까? 만성 기침을 일으키는 가장 흔한 원인은 네 가지가 있다. 의사들은 그 네 가지 만성기침의 원인을 우스갯소리로 '사대천왕'이라고 부르기도 했다. 그렇다면 '사대천왕'이 무엇인가? 사대천왕은 불교계의 용어이다. 불법을 수호하는 네 명의 외호신이다. 원래 사천왕은 고대인도 종교에서 숭상했던 귀신들의 왕이었으나 불교에 귀의하여 부처님과 불법을 지키는 수호신이 되었다고 알려진다.

만성 기침의 가장 흔한 첫 번째 원인은 '상기도 기침 증후군(Upper Airway Cough Syndrome, UACS)'이다. 이러한 이름의 진단명을 환자들이 이해할 수 있을까? 이 진단명은 뭔가 굉장히 어려운 말처럼 들린다. 의사들은 환자들에게 이 진단명을 어떻게 설명할까? 환자들에게 어떻게 '상기도기침 증후군'을 설명해야 이해할 수 있을까? 환자들은 '상기도가 뭐지?' 이런 의문부터 갖게 될 것이다. 이어 '증후군은 뭐야?'라는 질문도 생길 수 있다. 상기도 기침 증후군은 환자에게 암호를 말하는 것과 같다. '지금부터 내가 어려운 수학 문제를 낼 거야. 네가 풀어서 스스로 이해해야 돼. 공부는, 특히 수학은 스스로 생각하고 이해하고 정리해야 하는 거 알지?' 즉, 이처럼 환자를 약 올리는 것과 똑같다.

'지식의 저주'라는 말이 있다. 의사들이 가장 잘 빠지는 함정이다. 의사들은 자신의 의학적 지식 기반 위에서 판단한다. 그 판단을 환자가 당연히 이해할 것으로 생각한다. 지금은 그래도 많이 나아졌다. 내가 전공의 시절에 어떤 교수님들은 모든 설명을 의학적 전문용어로 설명하는 교수님도 계셨다. 환자들은 의사 앞에서 그런 난해한 설명을 들어도 질문을 쉽게 하지 못한다. 과거에는 더 그랬다. 몰라도 아는 척해야 했을 것이다. 상기도 기침 증후군이라는 용어는 의사들 사이에서 사용해야 하는 진단명이다. 환자에게는 쉽게 풀어서 이야기하면 된다.

아주 간단하다. '콧물' 그리고 '기침' 두 가지만 이야기하면 된다. 콧물과 기침은 어린아이도 어떤 이야기를 하는 것인지 이해를 한다. '콧물'이 목

뒤로 넘어가면서 인후부위에 자극을 주면서 '기침'이 반복되는 경우를 말한다. 얼마나 간단하고 명료한가? 가장 중요한 핵심은 뭔가? '콧물'이다. 보통 콧물은 코 앞으로 흘러내린다. 어릴 때 우리는 '코흘리개'라는 말을 많이 듣지 않았던가? 코흘리개는 늘 코를 흘리는 아이를 지칭하는 말로, 비유적으로는 '철없는 아이'를 이르는 말이다. 만성 기침의 가장 흔한 원인인 상기도 기침 증후군의 핵심은 콧물이 앞으로 흘러내리지 않는데, 그 원인이 있다. 콧물이 목 뒤로 넘어가기 때문이다. 얼마나 쉬운가? 그러니 환자에게 이렇게 이야기하면 된다. "콧물이 앞으로 흘러내리지 않고, 목 뒤로 넘어가기 때문에 기침이 지속되는 겁니다." 이렇게 이야기해야 "당신의 이름이 무엇인가요?" 하고 질문하는 것이다. "당신의 이름이 뭐죠?"라는 질문을 이해하지 못하는 사람은 없다. 코가 목 뒤로 넘어가 기침이 지속되는 것은 불편하지만 생명에 지장은 없고 타인에 대한 전염력도 없으며, 암으로 진행하지 않는다.

두 번째 흔한 원인은 기관지 천식이다. 기관지 천식은 누구나 들어 봤을 만큼 유명한 질환이고 유명한 만큼 오해도 많은 질환이다. 유명한 질환이지만 이것도 쉽게 풀어서 간략하게 설명해야 한다. 나는 기관지 천식을 딱 한 구절로 설명한다. "천식은 치료됩니다." 만성 기침의 원인이 천식인데 천식이 치료가 된다면, 기침도 당연히 멈추게 되지 않겠는가? 기관지 천식의 의학적 정의는 나중에 이야기할 것이다. 기관지 천식은 불치의 병이 아니라 충분히 치료가 될 수 있고, 조절이 가능한 질환이다. 하지만 방치하거나 치료를 제대로 받지 않을 경우 생명을 잃을 수 있는 무서운 질환이다.

세 번째 흔한 만성 기침의 원인적 질환은 일반인들에게는 생소한 질환명인데 비천식성 호산구성 기관지염(Non-Asthmatic-Eosinophilic-Bronchitis, NAEB)이다. 아! 도대체 이 말은 무슨 말인가? 한글은 맞는데 그 뜻을 전혀 알 수 없지 않은가? 한글을 창조한 세종대왕께서 아신다면 무슨 말씀을 하실까? 백성들이 글자를 몰라서 고통받는 것을 아시고 한글을 만드신 것 아닌가? 그런데 비천식성 호산구성 기관지염은 도대체 무슨 뜻인가?

이러한 진단명은 미국 항공우주국인 나사(NASA)에 근무하는 천재들도 이해하지 못할 것 같다. '비천식성!'과 '호산구!' 이 두 단어는 글자가 아닌 암호처럼 보이기까지 한다. '상기도'와 '증후군'의 난해함과는 차원이 틀린 더 어려운 단어다. 대체 의학적 진단명은 왜 이렇게 어려워야 할까? 의사도 이러한 질환은 완전히 이해하지 못한다. 호흡기내과 전문의 또는 알레르기 내과 전문의에게 이해 가능한 진단명이다.

어떻게 환자들에게 이 어려운 진단명을 설명해야 할까? '비천식성'을 이해하려면 '천식'을 알아야 한다. 이름 자체에서 '아니다'의 의미 또는 '다르다'의 의미인 '비(Non)' 자가 들어가 있으니 말이다. 설명을 잘하는 특출한 능력을 갖고 있는 의사는 이런 질환을 어떻게 설명할까? 이 질환의 설명에 가장 큰 애로사항은 바로 '호산구(eosinophil)'라는 암호이다. 호산구(eosinophil)가 도대체 무엇인가?

나는 이 어려운 질환의 정체를 단순하게 이렇게 설명한다. "천식과 비슷한 기관지염입니다." 얼마나 간단한가? 천식은 너무나 유명한 병명이라서 대부분의 환자들이 다 안다. 기관지염이라는 진단명도 대부분 이해한다.

'비천식성 호산구성 기관지염'의 진단명에서 호산구의 암호는 그냥 무시한다. 천식이 아닌 기관지염이지만 천식과 비슷한 기관지염으로 설명한다. 실제로 이 질환은 기관지 천식으로 진행되기도 한다.

네 번째 흔한 원인으로는 기관지 확장증과 만성기관지염 등이고, 역류성 식도염도 만성 기침을 유발할 수 있다. 기관지 확장증(Bronchiectasis)의 진단명은 이해하기가 쉽다. 누구나 들어도 단순히 이해는 간다. 기관지가 늘어난 것이다.

기관지 확장증 진단명은 영어로 표현하게 되면 또 암호가 되지 않을까? Bronchiectasis! 이런 영어 단어를 알고 있는 외국인이 얼마나 있을까? 의학적 진단명에서 영어가 한글보다 어려운 경우도 많다. 서구의 의학자들도 의학적 진단명을 어려운 단어로 만든 것을 보면 인간의 본성은 참으로 이기적이지 않은가?

왜 어려운 용어로 만들었을까? 자신들끼리만 이해하고 자기들끼리의 교류를 강조하기 위해 그런 것은 아닐까?

한마디로 요약하면 "권위"와 "특권"을 누리기 위해서 그런 것이 아닐까? 지식은 동서고금을 불문하고 사람을 차별하는 도구로 이용되어 오지 않았던가? 돈과 지식이 인간의 신분을 계급화하고 사람의 먹고사는 문제를 좌지우지하지 않았던가? 이러한 사실은 현재에도 고스란히 남아 있다. 비단 의학의 세계에서만 국한되는 일은 아니다. 법조계에서 통용되는 판결문을 읽어 본 경험이 있는가? 일반 평범한 사람들이 그런 판결문을 읽고 그 내용을 100% 이해할 수 있을까?

　자세히 설명하고자 깊이 들어가면, 기관지 확장증에 대한 설명이 매우 길어진다. 하지만 이례적인 경우를 제외하고는 기관지 확장증에 대한 긴 설명을 들을 필요는 없다. 그렇다면 그 이례적인 경우는 어떤 경우일까?

　환자에게 심한 증상이 있거나 기관지 확장증으로 인한 합병증이 동반될 수 있는 경우에는 깊이 있는 설명이 필요하다. 만성 기침의 흔한 원인의 하나로 설명할 때에는 간단히 설명하는 것이 환자에게 더 도움이 된다.

　역류성 식도염도 질환명에 의미가 다 들어가 있다. '식도염'은 이해하기 쉬운 말이다. 역류(Reflux)라는 말이 조금 어려울 수 있는데, 위에서 나오는 위산이 말 그대로 식도로 올라오는 '역류'하는 현상이 나타나서 기침을 유발하는 것이다. 이러한 이유 말고도 만성 기침을 유발하는 질환은 많다. 그중에 가장 심각한 것은 폐암과 결핵이다.

　폐암의 가장 큰 문제는 초기에는 아무런 증상이 없다는 데 있다. 증상이 나타나는 폐암은 이미 진행된 경우가 많다. 따라서 폐암을 조기에 진단하기 위해서는 정기적으로 검사를 해야 한다. 문제는 단순 흉부 방사선 사진으로는 조기 진단이 불가능하다는 데 있다. 폐암의 조기 진단을 위해서는 단순 흉부 X-ray 사진 촬영만으로는 부족하다.

　그렇다면 무서운 폐암을 일찍 발견하기 위해서는 우리가 어떤 검사를 받아야 할까? 이에 대해서는 뒤에서 자세히 이야기할 것이다. 하지만 궁금해할 독자를 위해 먼저 말하자면, 다행히 폐암을 일찍 발견할 수 있는 검사 방법은 있다.

결핵은 우리나라 보건사회학적인 큰 문제이자 인류 역사상 가장 오래된 질환 중 하나이고 현재도 수많은 인명을 사망에 이르게 하는 호흡기 최대의 질환 중 하나이다. 결핵은 너무나 다양한 임상 증상을 갖고 있기에 "천의 얼굴을 가진 질환"이라고 표현하기도 한다.

결핵의 심각성은 주위 사람들에게 전염시키는 전염성 질환이라는 데 있다. 전염성 질환인 결핵을 일찍 발견하여 초기에 치료하지 않으면 어떤 일이 벌어질까?

얼마 전 〈부산행〉이라는 한국 영화가 크게 성공을 했다. 어떤 균에 감염된 사람에게 물리면 물린 사람도 좀비로 변한다는 내용의 영화였다. 영화의 관점에서 그 이야기는 관객들을 공포로 몰아가고 극적인 효과를 보여준다. 관객들은 좀비로 변하는 과정을 보고 두려움을 느낀다. 사람들의 공포감은 대부분 시각적인 자극에 의해서 일어난다. 청각적인 효과음은 부가적인 효과음이다. 직접적인 접촉(신체의 일부가 물리는 것)으로 인하여 전염이 되는 것을 보면서 더 공포를 느낀다.

의사가 보기에도 그럴까? 의학적 측면에서 바라보는 관점은 직접 신체적인 접촉을 통한 전염성은 그렇게 두렵지 않다. 가장 두려운 전염은 바로 공기를 통한 감염이다.

결핵 걸린 사람과 손을 잡으면 결핵에 감염될 수 있는 것인가?
결핵 걸린 사람이 만진 물건을 만지면 전염되는가?

친구와 함께 식사를 했다. 이때 식탁 한가운데 김치찌개를 놓고 같이 떠먹었는데, 나중에 그 친구가 결핵에 걸린 상태였고 결핵약을 복용하지 않는 상황이었다는 것을 알았다. 그렇다면 결핵 걸린 친구와 함께 김치찌개를 먹은 친구는 결핵에 걸리는 것인가?

결핵에 걸린 사람과 여행을 같이 갔다. 4일 밤을 한방에서 지냈다. 결핵에 걸린 줄 모르던 친구는 감기에 걸린 것으로 생각하고 약국에서 감기약을 사서 먹은 상태였다. 감기약을 먹던 친구는 4일 내내 밤새도록 기침을 해서 함께 간 친구도 잠을 제대로 잘 수가 없었다. 이런 상황에서 함께 여행 간 친구는 결핵에 감염될 수 있는 것일까?

결핵을 초기에 치료하지 않으면 그 감염자는 감염원 역할을 하여 우리 사회의 건강을 위협하게 된다.

기침은 이외에도 각종 기관지 질환과 폐질환에서 나타날 수 있으나 기침 자체로도 무서울 수 있다. 기침이 얼마나 무서운 결과를 일으킬 수 있을까? 수많은 사람들이 기침을 하지만 그 기침이 어떤 결과를 일으킬 수 있는지 상상해 본 적이 있는가?

이 부분에서 나는 고민이 되었다. 이 정보를 독자들에게 말하고 제공하는 것이 옳은가? 아니면 모른 척하고 넘어가는 것이 좋을까? 왜 내가 이러한 고민을 할까? 기간에 상관없이 기침을 일으키는 가장 흔한 원인은 감기이다. 감기로 인한 기침은 자연히 회복된다. 감기로 인한 기침일 때 감기

약을 복용하는 것은 보조적인 역할을 하는 것에 지나지 않는다. 특히 감기로 인한 기침일 때에는 항생제 복용도 필요 없다. 의사도 감기로 인한 기침일 때에는 항생제를 처방해서는 안 되고, 환자도 항생제 복용을 맹신하면 안 된다. 항생제는 필요한 경우에 정확하게 복용해야 한다. 항생제를 맹신해도 안 되지만 불신해서도 안 된다. 나의 고민은 이러한 보건사회학적인 고려에서 출발한다. 기침의 정체를 모두 밝히는 것이 환자들에게 이로울 것인가? 독자들에게 도움이 될 것인가? 호흡기내과 전문의인 나의 말은 개인에게만 영향을 미치는 것이 아닐 수 있다.

의료를 이용하는 환자들의 '행동양식'에도 영향을 미칠 수 있다. 고민이 깊었지만 결정했다. 환자들이 아는 것이 도움이 될 것이라고. 독자들이 정확한 정보를 아는 것이 도움이 될 것이라고. 더 나아가 기침의 합병증으로 인한 의료비의 상승을 억제할 수 있을 뿐 아니라 공동체 사회와 직장과 국가에 도움이 될 것이라는 생각에 이야기하기로 결정했다. 기침은 엄청난 합병증을 일으킬 수 있고 심각한 보건학적 문제를 유발할 수 있다. 늑골 골절과 장 파열, 탈장, 복근파열, 정신적인 문제 등 심각한 합병증 등이 나타날 수 있다. 기침하는 사람에게 "당신은 늑골이 부러질 수 있고, 장 파열이 올 수 있으며, 복근도 파열될 수 있다"라고 경고하면 그 당사자는 얼마나 겁이 나겠는가?

이런 기침은 어린아이들에게 큰 문제를 일으킬 수 있다. 특히 신생아에게 발병하면 4%의 치사율을 보여 사망할 수도 있는 무서운 질환이 있다. 어릴수록 사망률이 높아서 1세 미만의 아이에게 사망률이 가장 높다. 다행히 예방접종 주사제가 있어서 과거보다 사망률이 줄어들었으나 아직도 현재진행형인 질환이다. 이 질환의 특징은 원인균의 유일한 숙주가 인간이라는 것이다. 이 이야기도 고민스럽기는 마찬가지이다. 혹시나 아이가 이 질환으로 인해서 고통받은 가족이 있을 수도 있기 때문이다. 행여나 아이를 잃고 아픔 속에 있는 가족이 있다면 나의 말이 더 충격과 아픔을 줄 수도 있기 때문이다. 어떤 과학적 사실과 근거가 미래에 다가올 수 있는 고통을 막아 줄 수 있다면 개인의 아픔과 행복은 무시되어도 되는 것일까? 정의라는 이름과 공공의 이익을 위해서 모든 것이 정당화될 수는 없지 않을까? 그럼에도 불구하고 이 사실을 정확하게 전달하는 것이 나의 의무라고 생각한다. 먼저 이 질환으로 아이가 고통받은 가족들에게 진심으로 위로의 말을 전하고자 한다. 그리고 아픔을 겪었던 가족들에게 어떠한 죄책감도 가질 필요가 없다는 말을 강조하고 싶다. 가족은 책임이 없다. 이제 말을 해야겠다.

'백일해'를 들어 본 적이 있는가? 백일해는 백일해균에 의한 감염으로 발생한다. 백일 동안 기침이 지속된다고 해서 붙여진 이름이다. 도대체 백일 동안 기침을 하면 얼마나 괴로울까? 그것도 아기들과 아이들이 '컹컹'거리는 기침을 심하게 한다면 그 아기들과 아이들, 부모는 얼마나 괴로울까? 이토록 고통스러우며 전염력이 이렇게 강한 백일해는 어떻게 아이에게 최초 전염이 되는 것일까?

백일해는 보르데텔라 백일해균(Bordetella Pertussis)에 의한 감염으로 발생하는 호흡기 질환이다. 전염력이 가장 강한 소아감염 질환 중 하나이다. 환자 한 명이 무려 12명에서 17명을 감염시킬 수 있을 정도로 전파력이 강하다. 놀라운 일이다. 가슴이 먹먹한 이야기일 수 있다. 아이들에게 백일해의 가장 주요 감염원은 바로 '어른'이다. 백일해균이 어른에게 감염되면 그 증상은 심하지 않다. 그냥 기침을 두 달 이상 지속할 수 있는 정도이다. 그래서 어른들은 자신이 백일해균에 감염된 사실을 모르고 지나친다. 만성적인 기침을 호소하는 환자를 진료하는 의사에게도 '성인 백일해'는 생소한 질환이다.

 이제는 의사도 경각심을 가져야 한다. 서울성모병원의 소아청소년과의 강진한 교수팀이 2009년부터 2011년까지 백일해로 진단받은 영아를 대상으로 감염경로를 조사한 결과, 85.7%가 가족 내 감염으로 확인되었다고 발표했다. 우리나라의 출산율은 갈수록 떨어지고 있다. 모든 생명이 다 소중하지만 신생아의 생명은 너무나 소중한 시대이지 않은가? 백일해로 인한 합병증 중에서 가장 흔하고 무서운 합병증은 폐가 쪼그라드는 무기폐이다. 폐에 공기가 들어가지 못해 평생을 호흡곤란의 고통 속에서 살아야 하는 무서운 합병증이다.

 아이들이 이러한 합병증으로 고통받을 수 있다는 것은 상상만 해도 끔찍하다. 이렇게 끔찍한 일은 예방이 최고이지 않을까? 그렇다. 백일해를 예방하기 가장 좋은 방법은 '백일해 예방접종'이다. 생후 2개월부터 7세 미만의 영·유아 및 소아는 예방접종을 받아야 한다. 11세 이후부터는 10년마다 예방접종을 받아야 한다. 또 한 가지 중요한 예방은 감염의 주 제공자인 어른들의 백일해 진단과 치료에 관심을 가져야 한다.

 의사들이 가장 먼저 인식을 바꿔야 한다. 백일해는 영·유아의 질환만이 아니다. 백일해의 진단과 치료에 대해서 기침 환자를 가장 먼저 진료하는 1차 의료기관의 의사들이 관심을 가져야 한다. 기침! 기침은 가볍게 생각하지 말아야 한다. 특히 2주 이상의 기침이거나 흉부 통증이 동반된 기침, 호흡곤란이 동반된 기침, 객혈이 동반된 기침은 반드시 전문의 진료를 받고 필요한 검사를 받아야 한다. 기침은 우리 몸에 이상이 있다는 것을 알려주는 경고이고, 이러한 경고를 무시할 경우에 닥치게 될 위험에 대하여 우리 스스로 인지하고 있어야 한다. 기침은 자신의 몸에 대한 문제만이 아니라 사랑하는 가족들이나 친구들, 직장 동료에게도 문제가 될 수 있는 증상임을 알아야 한다. 기침은 신께서 우리에게 내려주신 선물인 것이다.

기관지에 박힌 의치제거를 시술하는 사진

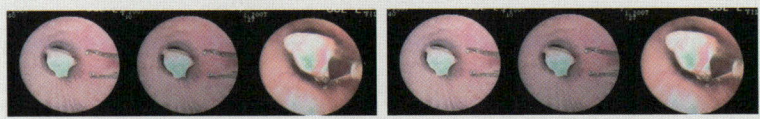

제거한 의치 사진

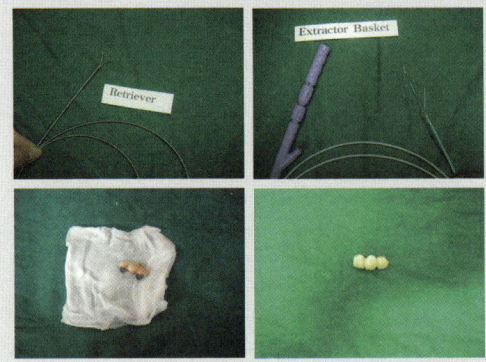

기관지에 박힌 생선가시 사진

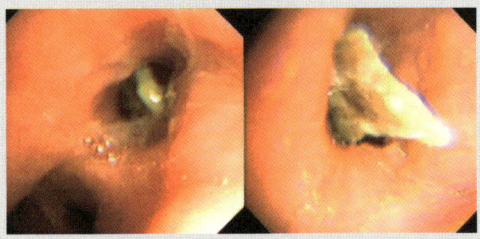

생선가시를 제거한 사진

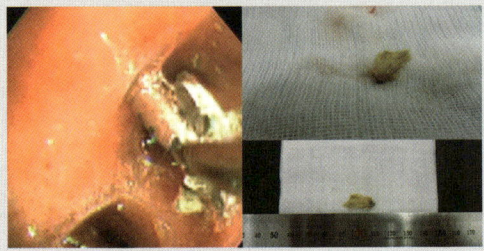

4.
포기하는 것보다 더 나쁜 것은?

포기하는 것보다 더 나쁜 이는 시작하길 두려워하는 사람이다.　　　　－얼 나이팅게일－

그날도 여느 날과 똑같이 시작되었다. 하루 일과 중 가장 먼저 하는 일, 바로 온라인 상담이다. 병원 홈페이지의 의료 상담란에는 무척 심각한 내용이 있었다. 상담의 내용은 상담자가 위 앞니 부위가 의치인데 술을 드시고 주무시다가 숨이 너무 차고 가슴이 답답하여 일어나보니 위 앞니 의치 세 개가 빠져있었고 흉부 통증, 호흡곤란, 기침이 심해서 인근 모 대학병원 응급실에 방문하였다는 것이었다. 빠진 의치 세 개가 기관지 안으로 들어가 있었던 것이다. 응급실 당직 의사 선생님이 개흉 수술(흉곽을 여는 수술)로 기관지에 박혀 있는 의치를 꺼내야 된다고 말했다고 한다. 보통 이물질이 기관지 안으로 들어가는 일은 영·유아나 노인에게서 간혹 일어나지만 장년층에서 이물질 흡인, 특히 의치 세 개가 기관지 안으로 들어가는 경우는 매우 드물다. 물만 조금 사레가 들려도 기침반사에 의해 발작적 기침이 나오는 경우를 우린 경험에서 잘 알고 있다.

작은 물방울이 기관지로 흡인되어도 그러할진대 하물며 치아 한 개도 아닌 치아 세 개가 연결된 의치가 기관지 내부로 들어갔으니 그분은 얼마나 숨이 차고 가슴이 아프고 쉴 새 없이 기침을 했을까. 참으로 안타까운 심정이었다. 그런 상태에서 어떻게 인터넷 검색을 하여 우리 병원 홈페이지에 접속하여 상담글을 올렸을까?

상담에 답을 하면서 기관지 내시경 검사를 통해 이물질 제거를 시도해 볼 수 있으나 의치 세 개의 크기면 제거 시술을 하다가 기관지 출혈의 부작용 또는 의치가 기관지의 더 깊은 곳으로 들어가 제거가 잘 안 될 수 있다고 답하였다. 대학병원 호흡기내과로 가보는 것이 좋을 것 같다고 상담하였다. 상담을 마친 후 평소처럼 진료를 보고 있었다. 얼마 후 직원이 놀란 표정으로 진료실로 들어왔다. "원장님, 응급 호흡곤란 환자가 왔어요."

오 마이 갓! 설마 진짜 오실 줄 몰랐다. 아침 일찍 홈페이지에 상담했던 그 환자분이었다. 살고 계신 곳도 서울이 아니었던 그분이 대학병원으로 안 가시고 우리 병원으로 오신 것이다.
"안녕하세요? 오늘 아침에 홈페이지 상담글 올리신 분이시지요? 지금 어떤 증상이 가장 불편하세요?"
"흉부 통증이 심하고 숨을 쉴 수가 없습니다."

의사의 의학적 진찰에는 시진(눈으로 보는 것), 청진(청진기로 듣는 것), 촉진(의사의 손으로 환자의 몸을 만지는 것), 타진(의사의 손으로 환자의 몸을 두드리는 것)이 있다. 그 환자는 눈으로 그냥 볼 때도 숨이 껄떡거리는 것이 보였고, 청진기를 대지 않아도 '쌕~~쌕~' 하는 천명음이 들렸고 '그르렁 그르렁'거리는 소리도 들렸다. 책의 서두에서 말했던 '가는 숨결'과 '거친 숨결'이 모두 들리는 상태였다. 청진기로 진찰해 보니, 오른쪽 기관지 부위에서 쌕~쌕~거리는 천명음이 아주 크게 들렸다. 흉부 사진을 확인했다. 우측 주 기관지에 의치가 박혀 있었다. "오른쪽 주 기관지 부위에 지금 의치가 박혀 있습니다. 기관지 내시경 검사로 제거가 가능한 위치에 의치가 걸려 있으나 시술 도중에 의치가 더 기관지 깊숙이 들어갈 수 있고, 여러 가지 합병증들이 나타날 수 있습니다." 기관지 내시경 시술 도중이나 시술 후 생길 수 있는 여러 가지 상황에 대하여 설명하였고 동의서를 받은 후 기관지 내시경 시술을 했다. 오른쪽 기관지에 박혀 있던 의치 세 개를 발견하고 이물질 제거 기구를 이용하여 의치 세 개를 잡아 빼내려 하였으나 의치 표면 부위가 매우 미끄러워 의치를 잡기 힘들었다. 그뿐만이 아니었다.

기관지 내시경 시술 시 동반되는 기침반사로 인해 우측 기관지에 박혀 있던 의치가 튀어 오르면서 좌측 기관지로 들어가고, 다시 잡으려면 우측 기관지로 넘어가는 상황이 반복되었다. 마치 탁구공이 기관지 중심부를 사이에 두고 왔다 갔다 '핑퐁' 게임을 하는 듯한 상황이었다. 허나 이것은 게임이 아니었다. 환자의 생명에 문제가 생길 수도 있는 긴박하고 긴장되는 실제 상황이었다. 나의 등에는 식은땀이 났다. '대학병원으로 바로 보낼 걸 하는 후회스러움도 슬며시 들었고' 시간이 흐를수록 혹시 합병증이 생기면 어떡하지? 하는 불안감도 엄습했다. 여러 차례 시도했으나 의치를 잡아 빼낼 수 없었다. 포기해야겠다고 생각했으나 마지막으로 한 번만 더 시도

해보고 중단해야겠다고 생각했다. 그 순간 신께서 환자의 고통과 나의 애처로운 마음을 아셨는지 미끄러지고 잡히지 않던 의치가 기구에 딱 물려 잡히고 의치 세 개를 아무런 합병증 없이 깨끗하게 제거할 수 있었다. 시술 후 환자의 모든 증상이 사라지고 환자는 편안한 호흡을 하였다. 가늘고 가쁜 숨결을 몰아쉬던 그 환자의 숨결은 거짓말처럼 '고운 숨결'로 바뀌었다. 얼마나 기쁜 일인가? 내가 호흡기내과 전문의인 사실이 매우 자랑스러운 순간이었다. 내가 기관지 내시경을 시술하는 의사인 것이 매우 신이 났다. 호흡기내과는 정말 드라마틱한 결과를 보여 준다. 나는 환자의 동의를 구한 후 기관지에서 꺼낸 의치 세 개를 사진 찍었고 의치는 환자에게 주었다. 호흡기학회에 증례 보고도 하였다. 1차 의료기관에서 처음으로 기관지 내시경 시술을 통하여 기관지 안에 박힌 의치 세 개의 성공적 제거 시술이 이루어진 것이다.

이 일은 2007년도 12월 21에 있었던 일이다. 오랜 시간이 흘렀다. 2018년 현재 다시 생각해 본다. 똑같은 환자가 내게 오면 나는 같은 선택을 할까?

나의 대답은 "아니다"이다. 지금의 나는 10년 전 그때보다 기관지 내시경 검사에 대하여 비교도 안 될 만큼의 다양한 증례를 진단, 치료하였다. 그러나 지금 그때처럼 의치 세 개가 기관지에 박힌 환자가 내게 다시 온다면 조금의 망설임도 없이 바로 대학병원으로 보낼 것이다. 왜 그렇게 할까? 왜 다시는 기관지 내시경으로 제거 시술을 하지 않는다고 하는 걸까? 그렇게 뿌듯하고 보람을 느끼고 자랑스러움을 느꼈는데 왜 안 할 것이라고 할까?

왜냐하면 이제는 겁이 나기 때문이다. 그 당시 기관지에 박힌 의치 세 개를 성공적으로 제거할 수 있었던 것은 행운이었다. 10년 전에는 나의 실력이 엄청나게 뛰어난 것이라 자부하였다. 자랑스러워했다. 하지만 이제는 안다. 그때는 정말 운이 좋았던 것임을. 그리고 그런 운은 두 번 또 오지 않을 수 있다는 것을. 결코 나의 실력이 뛰어나서 성공했던 것이 아니었음을 안다.

얼 나이팅게일은 포기하는 것보다 더 나쁜 이는 시작하길 두려워하는 사람이라고 했다. 로이드 존스는 무엇인가 해보려고 노력하다가 실패하는 사람이 아무것도 하지 않고 성공하는 사람보다 더 훌륭하다고 했다. 랜드 포시는 장벽이 서 있는 것은 가로막기 위함이 아니라 그것은 우리가 얼마나 간절히 원하는지를 보여 줄 기회를 주기 위해서 거기 서 있는 것이라고 했다. 과연 그럴까?

시작했다가 실패하는 것이 좋은 것인가? 우리 삶 앞에 장벽이 있으면 기뻐할 일인가? 아프니까 청춘이고, 아프니까 행복이고, 아프면 길이 되는 것인가? 그저 운이 좋아서 역경을 극복할 수 있었고, 행운이 따라줘서 성공했고, 주위 사람들의 헌신과 노력으로 아픔을 이겨 낼 수 있었으면 물론 감사한 일이다. 감사한 일, 어쩌다 극복되었던 일을 가지고 일반화하고 표준화하며 미사여구의 언어로 포장하여 젊은이들에게 "열정"을 외치면서 고통과 시련은 우리를 단련시키기 위해서 잠시 겪게 되는 것이라고 말하고 싶지 않다. 고통과 시련은 피할 수 있으면 피하는 것이 상책이고 아픔도 겪지 않는 것이 더 좋다. 질병에 걸린 환자를 치료하는 것보다 더 중요한 것은 환자가 질병에 걸리지 않도록 예방하는 것이 아닌가?

　　조선 시대 우리나라 평민들의 평균 수명은 약 40세였다. 그 시대에는 우리나라의 평균 수명만 그렇게 낮았던 것이 아니라 전 세계적으로 평균 수명이 지금과 비교하여 현저하게 낮았다. 3~400년 전에는 대기 오염도 없었고, 미세먼지도 없었고, 현대사회와 같은 극심한 경쟁사회구도에서 오는 심한 스트레스도 없었을 것이다. 그런데 왜 이 시대보다 평균 수명이 그렇게 짧았을까? 여러 가지 이유를 찾아볼 수 있으나 가장 큰 두 가지 이유를 생각해 볼 수 있다.

　　첫 번째 이유는 현대의학의 엄청난 공로인 예방백신의 개발이다. 예방백신의 개발로 인해서 어릴 때 각종 전염병으로 사망하던 어린이의 생존율이 높아진 것이다. 두 번째 이유는 전염성 질환의 치료가 가능한 항생제의 개발이다. 항생제와 항결핵제, 항진균제의 개발로 인류의 생존율은 매우 올라갔다. 의학적으로 볼 때 어떤 병이건 예방하는 것이 가장 좋은 일이다. 비단 의학적 관점에서만 예방이 중요할까? 인간사 모든 괴로움에서 예방할 수 있는 길이 있다면 예방할 수 있는 것이 최선이다. 그러기에 이 시대의 지도자들에게 가장 요구되는 덕목이 미래를 내다보는 통찰력이 아니겠는가? 지금 이 순간의 문제에만 국가의 역량을 집중하다 보면, 국가는 언제나 젊은이들에게 이렇게 말해야 할 것이다 "청춘은 아픈 것"이고, "시련은 젊은이를 위한 선물"이라고. 모두 다 헛소리 아닌가? 아파 보면 안다. 아픈 것이 얼마나 싫고 괴로운 일인지를. 시련을 겪어보면 안다. 다시는 그런 시련을 겪고 싶지 않다는 것을.

다시는 기관지에 의치가 박힌 환자가 오면 시술을 하지 않을 것이다. 또다시 그 당시 겪었던 고통과 당혹스러운 경험을 하고 싶지 않다. 운이 좋아서 성공했던 것을 일반화하는 순간 '승자의 저주'에 빠지게 되는 것이다. 세상에서 아프고 싶은 사람은 아무도 없다. 아픔은 고통이다. 우리 몸을 갉아 먹고 우리 영혼에 상처를 준다. 아픔은 정말 싫다.

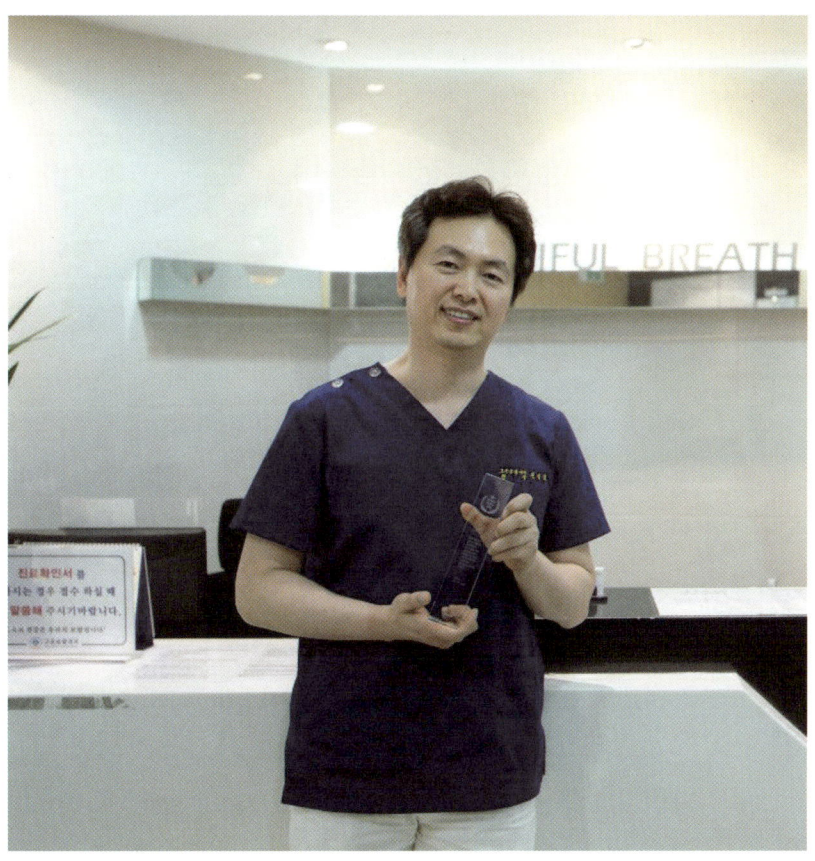

5.
〈낭만닥터 김사부〉 드라마 명대사

강동주: 어느 쪽입니까? 선생님은 좋은 의사입니까? 최고의 의사입니까?
김사부: 지금 여기 누워 있는 환자에게 물어보면 어떤 쪽의 의사를 원한다고 할 것 같으냐? 필요한 의사이다. 그래서 내가 아는 모든 걸 총동원해서 이 환자에게 필요한 의사가 되려고 노력 중이다.

나는 의사로서 24년을 살아왔다. 10만 명 넘는 '신환(병원에 처음 와서 진료를 위해 등록한 환자)'을 봤으니 환자를 만난 횟수를 계산해 보면 약 100만 번 환자를 만나서 진료를 한 것이다. 보통 1만 시간의 법칙이라고 해서 특정 분야에서 1만 시간 동안 전문적인 일을 꾸준히 해온 사람을 그 분야의 진정한 전문가라고 말한다. 내가 환자를 만난 횟수가 100만 번쯤 되고 시간을 계산해 보니 약 4만 시간 동안 환자를 보고, 그에 관련된 강의를 해왔으니 일반적인 관점에서 보면 나는 전문가다. 네이버 지식in 의료상담을 2018년 4월 현재까지 2만 7,000건 이상을 하여 지식in의 전당에 등재되어 있는 나는 전문가임이 틀림없다. 환자만 보고 치료할 뿐 아니라 나의 치료 경험과 의학적 지식을 의사들에게 전하는 강의를 수백 번 했으니 전문가 중의 전문가라고 불러도 되겠다. 하지만 여전히 나는 아직 배울 것이 많음을 느끼고 공부한다. 처음 의사가 되면서부터 나 스스로에게 던진 질문이 있었다.

"좋은 의사란 무엇인가?"

나는 이 질문을 늘 마음에 품고 살아왔는데, 특히 내가 안암동에 개원한 이후에는 더욱 자주 스스로에게 물었다. '좋은 의사란 누구인가?' 좋은 의사란 친절한 의사인가? 친절하면 의학적 지식이 부족해도 좋은 의사라고 할 수 있을까? 좋은 의사란 실력 있는 의사일까? 실력 있는 의사가 환자를 위하여 좋은 의사일까? 의료계에 소위 "친절 서비스의 개념"이 도입된 지는 얼마 되지 않는다. 1990년 중반부터 대형병원에서 호텔식 서비스를 강조하고 2000년대 접어들면서 인터넷 소통방법이 발전하면서 병원도 이제는 서비스 시대가 되었고 친절한 병원과 친절한 의사가 강조되기 시작했다. 다시 여기서 좋은 의사란 누구일까? 질문을 던질 수밖에 없다.

질문을 바꾸어 보자. 좋은 의사가 먼저 갖추어야 할 최고의 덕목은 무엇인가? 전문적인 훌륭한 실력인가 친절한 성품인가? 이 두 가지 덕목 중 좋은 의사가 갖추어야 할 우선순위 덕목이 무엇이라고 생각하는가? 그렇게 생각하는 이유가 무엇인가? 처음 의대에 입학할 때부터 이러한 질문들로 고민했다. 그때는 사람을 진단하고 치료하는 데 있어서 가장 중요한 것은 실력이라고 생각했다. 20대 초반부터 나는 산더미 같은 의학서적을 10번 이상 읽으면서 열심히 공부했다. 인체에 대한 공부는 끝이 없을 정도로 방대했고 내가 공부해야 할 질환과 치료는 1년 365일 매일 공부에 파묻혀도 시간이 모자랐다. 인턴이 되고 내과 레지던트가 되고 나서 이제 내과만 공부해도 되니 조금 편하겠지 생각했던 것은 한순간의 꿈이었다. 책에서만 봤던 내 의학적 지식이 얼마나 단편적인 수준이었나를 절감해야 했고 환자는 언제나 의외성과 특이성을 동반할 수 있었기에 의대 시절과는 비교도 할 수 없을 만큼 더 노력했다. 더욱 더 치열한 삶을 살 수밖에 없었다.

수백 번을 생각해 봐도 의사의 가장 중요한 덕목은 '실력'이다. 의사의 실력은 판단의 기준에도 들어갈 필요가 없는 것이라고 생각한다. 가장 근본적이고 필수적인 가치 기준이라고 생각한다. 좋은 의사란 실력 있는 의사가 아닌가?

하지만 요즘 환자들이 병원을 평가하고 선택하는 기준 중 중요한 것은 친절이다.

나는 지금도 병원의 존재 이유와 의사의 존재 이유는 환자를 잘 치료하는 것이라고 생각한다. 친절함은 매우 주관적인 느낌이다. 어떤 분들은 나처럼 친절한 의사는 처음 봤다고 만족하기도 하고 어떤 환자는 내가 너무 불친절하다고 말하기도 한다.

친절한 느낌은 그만큼 상호작용을 통한 상대적 가치이다. 질환의 정확한 진단과 신속한 치료는 상대적이지 않다. 의사와 환자 간의 절대적 가치이다. 그래서 좋은 의사란 실력 있는 의사이다.

2018년 2월 진료한 환자였다. 그 환자는 5년 이상 대학병원에 다녔으며 이름만 대면 금방 알 수 있는 유명한 교수에게 치료를 받았다. 하지만 환자의 증상은 호전되지 않았다. 오래된 기침과 가래 호흡곤란이 2018년 1월부터는 더 심해졌다. 나는 우리 병원을 찾아온 환자를 진료하고 검사했다. 보통 기관지 내시경 검사를 하면 성대를 통과해 기도를 보게 된다. 호흡기 환자들은 아무리 가래가 많이 차 있어도 상부기도 부위는 깨끗한 것이 일반적이다. 하지만 이 환자의 기도는 상부기도부터 고름덩어리 같은 화농성 가래가 꽉 차 있었다. 이런 경우 기관지 내시경이 기도 내로 진입하게 되면 내시경 입구가 가래로 막혀서 기도 안이 아예 보이지 않는다. 식염수를 기도 내로 주입하면서 가래를 흡인해야 겨우 기도 안이 보인다. 기관지는 우측과 좌측 양 갈래로 갈라진 후 나뭇가지가 갈라지는 것처럼 양측으로 내려가면서 갈라진다. 그런데 이 환자는 갈라져 가는 기관지마다 가래가 꽉 차 있었다. 고여 있는 가래를 모두 빼낸 후에 진료실에서 환자를 다시 봤다. "그동안 너무 힘드셨지요?" 하면서 검사한 기관지 내시경 사진을 보여 주었다. 그때부터 환자는 하염없이 눈물을 흘리면서 울었다. "제가 아무리 힘들다고 말해도 어떤 의사도 제게 힘들었겠다고 말해 주는 선생님이 안 계셨어요." 그녀는 내가 말한 단 한마디, "너무 힘드셨지요?"라는 말에 그동안 겪었던 아픔과 고통의 기억이 떠올라 울었을 것이다. 자기의 아픔을 알아주고 인정해 주는 내 말에 감동을 받았을 수도 있다. 그런데 그녀를 진정으로 위로해 주고 정말로 감동을 주는 것이 나의 따뜻한 말이었을까? 정말로 그녀를 위하는 길은 그녀의 아픈 증상을 해결해 줄 수 있어야 하는 것 아니겠는가?

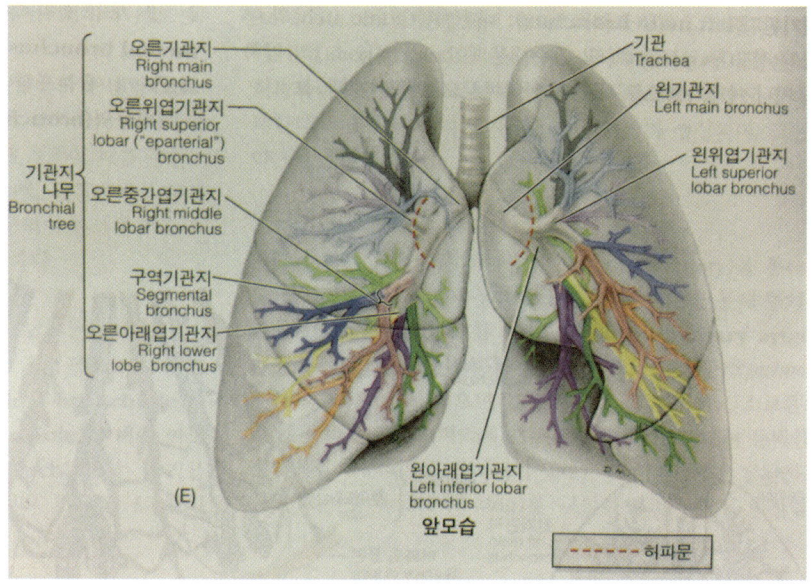

출처: 무어 임상해부학 SIXTH EDITION

 나는 그녀의 증상을 해결해 줄 것이다. 어떻게 유명한 대학병원의 교수가 해결해 주지 못한 질환을 해결해 줄 수 있다고 자신 있게 말할 수 있는가? 이러한 환자를 치료해 본 경험이 많기 때문이다. 나는 의사들에게 강의를 많이 한다. 내과 전문의 선생님과 이비인후과 전문의 선생님들을 대상으로 강의할 때마다 강조하는 말이 있다. "좋은 의사는 실력 있는 의사입니다. 그런 실력은 환자의 증상과 아픔을 가볍게 여기지 않고 나의 아픔처럼 생각해서 어떻게든 아픈 증상을 해결해 줄 수 있는지 고민해야 길러집니다." 의사의 실력이 최신 논문을 몇 편 더 읽고, 논문을 몇 편 더 집필한다고 생기는 것인가? 최고의 의사는 환자의 아픈 증상에 대해 뼈저리게 고민하는 의사가 아니겠는가?

내가 환자라면 난 무조건 실력 있는 의사를 찾아갈 것이다. 의사는 첫 번째도 실력이요, 두 번째도 실력이요, 세 번째도 실력이다. 의사는 실력이 전부이다. 실력은 저절로 생기는 것이 아니다. 환자의 증상과 아픔을 공감하는 순간이 실력 있는 의사가 될 수 있는 첫걸음이다. 고민하고 공부하고 적용하고 확인하는 과정이 끊임없이 반복되어야 한다. 실력 있는 의사는 결코 무심하지 않다. 거꾸로 말해도 진리이다. 무심한 의사는 실력 있는 의사가 아니다. 무심하지 말자. 관심을 갖고 고민하자. 오늘도 스스로 다짐하는 말이다.

6.
"벽을 허물고 창틀을 깨!"

　구조현장에서 들릴 법한 말이다. 2006년 8월 우리 병원에서 내가 지시한 말이다. 물론 그 당시 화재가 났던 것은 아니다. 2006년 8월, 진성림내과에서 고운숨결내과로 확장을 준비하던 당시에 호흡기 전문 진료를 위해서는 두 가지 핵심적인 의료장비가 필요하였다. 하나는 기관지 내시경 검사 장비였고 또 하나는 CT 장비였다. 기관지 내시경 검사 장비는 장비의 크기가 크지 않다. 내시경 본체의 크기는 높이가 2m 이내이고 폭이 1m 정도이다. 내시경 기구는 지름이 가느다랗고 길이가 약 1m 정도이기 때문에 병원에 들어오는 데 아무런 문제가 없었다. 하지만 CT 장비는 병원에 설치하는 데 장애가 있었다. CT 장비는 높이가 2m가 넘고, 폭이 3m 정도 되는 본체와 길이가 2m가 넘는 테이블(환자가 눕는 침대)이 있는데 우리 병원의 승강기가 작아서 승강기 안에 CT 장비를 싣고서 영상의학 검사실이 있는 3층으로 올 수가 없었고, 계단으로 사람이 옮길 수도 없는 상황이었다. CT 장비를 판매하는 사람도 우리 병원에 CT를 설치하기가 어렵다고 난색을 표했다. 하지만 내게 CT 장비는 호흡기 질환의 정확한 진단과 신속한 치료를 위해서는 포기할 수 없는 것이었다. 선택의 문제가 아니라 무조건 해야만 했던 일이었다. 3층을 어슬렁거리면서 고민했다.

"무슨 방법이 없을까?" 며칠을 고민한 끝에 번뜩 내 머리를 스치고 지나가는 생각이 있었다. 3층 안내데스크 뒷벽을 허물고 찻길에서 굵고 강력한 철사를 병원 건물 내부로 연결하고 CT 장비를 찻길에서 병원 건물로 평형 도르래처럼 굴리면 되지 않을까 하는 아이디어가 떠올랐고, 즉시 기술적인 가능성을 검토하였다. 건물의 안전에 문제가 없는지를 검토하였고, 교통법령상 차도를 2시간 정도 교통통제가 가능한 것인지 구청과 경찰에 문의하여 가능하다는 답을 얻었다. 안암동 2가 98-1번지. 낮에는 교통량이 꽤 있지만, 새벽에는 거의 차량이 다니지 않는다. 일요일 새벽 2시에 작업을 시작했다. 결과는 대성공이었다. CT 장비는 3층의 영상의학과 CT 촬영실에 무사히 설치가 완료되었고, '고운숨결'의 출발을 알리는 신호가 되었다. 만일 그때 포기했더라면, 오늘의 '고운숨결내과'는 탄생하지 못했을 것이다.

나는 정주영 현대그룹의 회장을 알지 못한다. 그분이 어떤 성품의 사람인지도 모른다. 그분이 조그마한 쌀가게를 운영하였고, 국내 굴지의 대기업을 일구었다는 사실도 내게는 별로 중요하지 않았다. 현대그룹이 성장하기까지에는 많은 사람들의 리더십이 있었지만 수많은 근로자들의 피땀 어린 헌신이 있었기에 오늘의 현대가 있는 것이라고 생각한다. 그 성장과 발전과정에서 근로자들이 얼마나 희생을 했는지, 그 의미가 어떤 것인지 잘 모른다. 감히 내가 평가할 수 없는 영역이기 때문이다. 하지만 정주영 회장이 했던 이 말을 통해 시대가 필요로 하는 시대적 사명과 도전정신이 무엇인지 어렴풋이 짐작할 수는 있다.

"길을 찾아라, 아니면 만들어라." 어떤 느낌이 드는가? 온몸에서 전율이 일어나지 않는가?

그 당시 나는 작은 의원을 운영하는 의사였지만 길을 찾았고, 길이 보이지 않았으나 길을 만들었다. 내가 그런 천재적이거나 영감을 가진 존재는 아니다. 나는 그저 평범한 사람이고 내게 주어진 의사의 길을 열심히, 묵묵히 걸어가고 있는 사람이다. 그런 나에게 2006년 그날, 번뜩이는 영감이 떠오른 것은 정말 운이 좋았던 것이라고 생각한다. 오늘까지 진료하면서 어려움에 직면할 때마다 나는 그날의 "영감"을 되새기곤 한다. 그날 벽을 허물고 설치한 CT 장비를 통해서 호흡기 환자들의 질환을 조기 진단하고 신속한 치료를 할 수 있었던 것을 생각해 보면, 작은 생각의 변화가 얼마나 위대한 결과들을 일으킬 수 있는 것인지 새삼스럽게 알게 된다.

오늘도 나는 고민한다. "내가 만들어야 할 길은 무엇일까?", "나는 무엇을 위해서 살아가고 있을까?", "좋은 의사는 어떤 의사일까?", "어떻게 하면 치료를 더 잘할 수 있을까?", "쉬고 싶을 때 쉬어도 되는 것일까?", " 불합리한 의료제도의 문제는 어떻게 대응해야 할까?", "교과서에서 배운 의학적 지식과 심사평가원의 심사기준이 충돌할 때는 도대체 어떻게 해야 할까?", "꼭 필요한 검사를 거부하는 환자에게는 어떻게 해야 할까?", "값싼 약이 좋은 약일까?", "값비싼 약이 좋은 약일까?", "수많은 질환은 도대체 어디에서 시작된 것일까?" 나의 고민과 물음은 오늘도 끝이 없다.

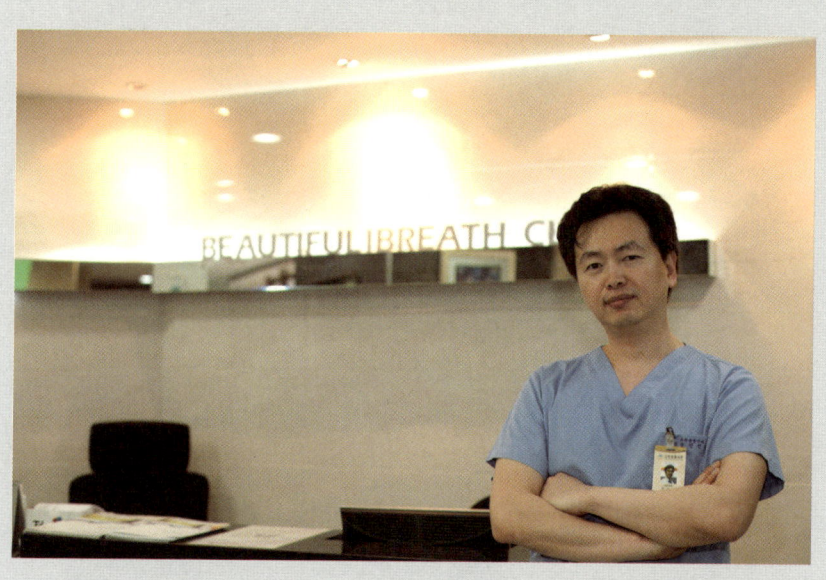

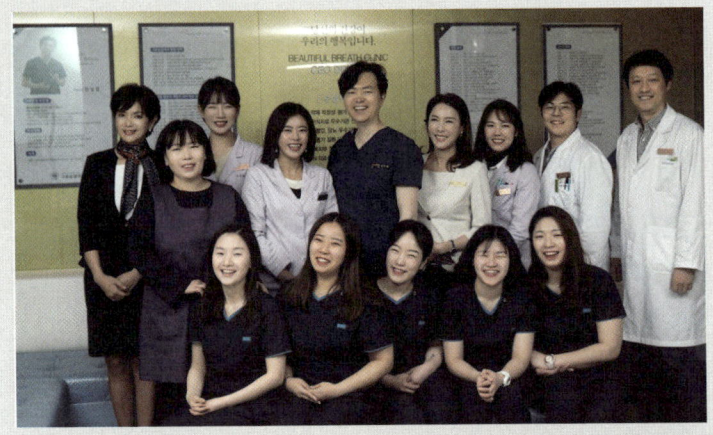

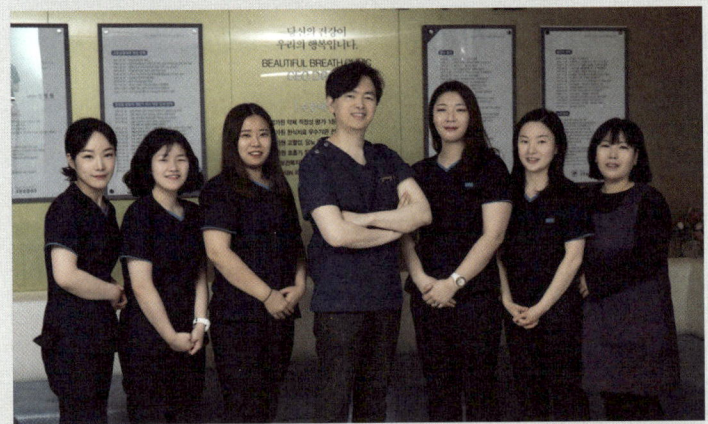

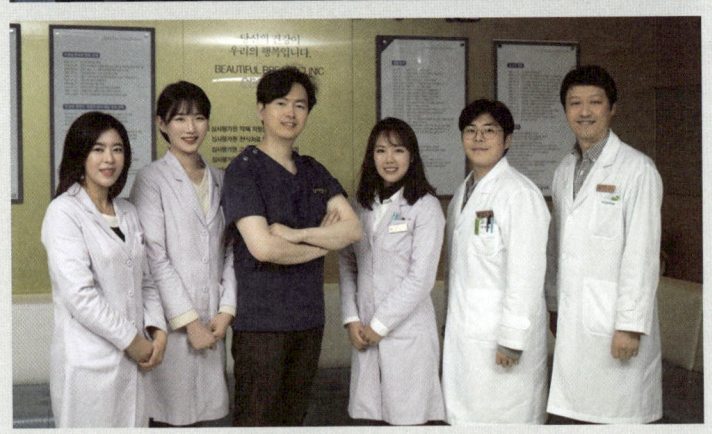

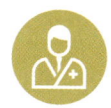

7.
당신은 모든 것이 기적인 것처럼 살 수 있습니다

살 수 있는 방법은 두 가지가 있습니다.
당신은 아무것도 기적이 없는 것처럼 살 수 있습니다.
당신은 모든 것이 기적인 것처럼 살 수 있습니다.
-알베르트 아인슈타인-

고운숨결내과의 탄생과 성장은 기적일까? 기적의 사전적 의미를 굳이 찾지 않더라도 우리는 기적이라는 말뜻에 내재되어 있는 그 의미를 잘 알고 있다. 기적이라는 두 글자의 말이 표현하는 뜻은 상상할 수 없었던 어떤 일이라는 뜻이고, 기적의 뜻은 대부분 긍정적인 결과를 얻게 되었을 때 사용한다. 고운숨결내과를 통해 이루어 왔고, 이루고자 하는 일이 기적적인 일인 것인가? 만일 기적이라고 한다면 감히 그렇게 말할 수 있는 근거가 있는 것인가? 과장적이거나 자아도취적 발상이 아닐까? 그러나 나는 자신 있게 말할 수 있다. 기적이라고.

내가 고운숨결내과의 탄생과 성장이 기적이라고 말하는 이유는 바로 나 자신을 잘 알고 있기 때문이다. 나는 그냥 평범한 사람이다.

평범한 의사인 내가 안암동의 변두리 주택가 지역, 눈에 잘 띄지도 않는 지리적 위치에서 직원 두 명과 27평의 공간에서 시작한 후 같은 건물에서 네 번의 단계적 확장을 하여 2018년 현재, 1,000% 성장을 이루었으니 이것이야말로 기적인 것이다. 어쩌다 한 번 이룬 결과라면 우연이라고 할 수 있다. 그냥 로또 맞은 것으로 치부할 수도 있다. 하지만 고운숨결내과는 그렇게 성장하지 않았다. 2006년 고운숨결내과로 확장한 이후 한 해도 거르지 않고 10년 이상의 세월 동안 해마다 성장을 지속해 왔다.

아주 쉬운 예를 들어 보자. 하루에 환자를 10명을 보다가 어느 날 환자를 20명을 보게 된다. 그럼 산술적으로 두 배의 환자를 본 것이다. 100%의 성장이다. 어렵지 않다. 하지만 하루에 환자를 100명을 본다고 가정해 보자. 두 배의 환자를 본다면 200명을 보아야 한다. 어렵다. 성장의 의미를 양적인 의미만으로 생각할 수 있다. 내가 말하는 성장의 의미는 양보다 질이다. 양적인 측면에서도 10배를 성장해 왔다. 질적인 측면에서 보자면 10배 이상 성장했다고 볼 수 있다.

다른 훌륭한 인재가 이루었다면 당연한 결과일 수 있으나, 나처럼 부족한 사람이 이루어 왔고 지금도 발전하고 있으니 이것이 기적이 아니고 무엇이랴. 지금까지의 관점은 나라는 사람을 놓고 보았을 때 도저히 상상이 안 되는 성과이므로 기적이라는 단어를 선택했다. 이러한 결과를 이룰 수 있었던 내면을 정확히 분석해 보면 선택할 말이 바뀌게 된다. 기적이 아니라 성과라고, 우연과 행운이 아니라 필연과 노력의 결과라고.

필연과 노력의 결과라고 말할 수 있는 것은 부족한 나를 도와주고 깨우쳐 주고, 훈련시켜 주고, 수많은 충고와 애정과 관심을 갖고 나를 지켜봐 준 환자분들과 우리 병원의 직원들, 나의 사랑하는 가족들과 나의 친구들, 나의 은사님, 나의 동료들과 의료 시스템에 종사하는 많은 사람들의 헌신이 있었기에 가능한 것이었다.

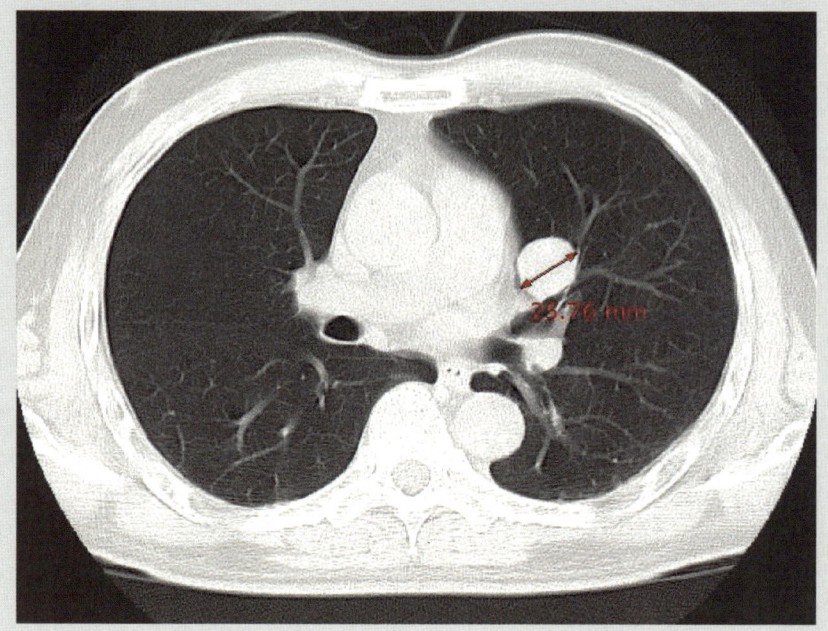

뉴욕에서 온 환자의 CT 사진: 좌측 폐에 2.5cm 크기의 결절

8.
약한 사람은 결정을 내리기 전에 의심한다

약한 사람은 결정을 내리기 전에 의심하고
강한 사람은 결정을 내린 후 의심한다.　　　　　　　　　-카를 크라우스-

　　의사로서 마음 편하게 진료와 처방을 할 때도 많지만 유난히 신경이 쓰이는 경우도 있다. 응급환자는 대부분 심한 증상을 호소하면서 의사를 찾아오기에 환자의 중증도와 시간의 촉박함이라는 압박감이 있으나 개인의원인 1차 의료기관은 응급환자를 3차 의료기관인 대학병원으로 즉시 보낼 수 있다. 응급환자를 본 그 짧은 시간의 스트레스야 당연히 받을 수밖에 없지만, 환자를 보낸 이후에는 스트레스를 받을 필요가 없다.

　　3차 의료기관인 대학병원에는 훌륭한 교수님들이 각 분야 최고의 전문가적 실력과 경험을 가지고 최신의 의료장비와 체계적인 시스템의 도움을 받으면서 환자에게 최선의 치료를 다하기 때문에 1차 의료기관을 운영하는 개원의 원장은 환자를 대학병원으로 보내고 나면 속된 말로 "한시름 놓게" 된다.

우리 병원에 내원하시는 환자분들 중 다른 의료기관에서 검사를 다 하신 후, 검사 기록과 진료기록부를 복사해서 오시는 분들이 있다. 다른 곳에서 흉부 CT 촬영 사진을 갖고 온 경우 그 CT사진을 내가 먼저 확인한 후 진료를 보기 때문에 접수창에 외부 CT 넘기는 중이라는 메모가 보이게 된다. CT 사진을 진료실 컴퓨터로 전송하는 시간이 짧게는 5분에서 오래는 20여 분이 걸린다. 시간의 차이는 가지고 온 CT 영상사진의 양에 비례한다. 그 환자가 가지고 온 CT 촬영은 우리나라 최고라고 생각되는 병원의 CT였고, 나를 더 당혹스럽게 한 것은 또 다른 대학병원에서 불과 1주일 간격의 날짜로 CT 촬영 영상이 있었던 것이다. 병원의 수준을 1등, 2등 이렇게 등급을 매기는 것이 부질없는 일일 수 있으나 우리나라 최고의 병원들임을 아무도 부인할 수 없는 대학병원 흉부 CT 사진이었다. 나는 이상소견을 손쉽게 발견했다. 좌측 폐에 약 2.5cm 크기의 폐결절이 보였다. 폐결절은 폐 내부에 직경이 3cm 미만의 작은 동그란 병변을 말한다. 병변의 크기가 직경이 3cm 이상일 때는 종양 또는 혹이라고 말한다. 폐결절을 보이는 전체 성인의 약 30%는 악성 종양이 원인인 것으로 알려져 있다. 하지만 우리나라는 폐결핵의 발병률이 높아서 결핵에 의한 결절과 감별진단이 필요하다. 환자의 CT를 확인한 후 궁금했다.

첫 번째 의문은 '왜 나에게 오셨지?'이었고 두 번째 궁금했던 것은 '왜 일주일 후 다른 대학병원에 가서 또 흉부 CT를 촬영했지?' 하는 의문이었다. 환자는 상당히 인자한 인상의 50대 초반의 남자였다. 그는 뉴욕에 거주하며 사업을 한다고 했다. 사업을 바쁘게 하다 보니 건강검진을 한 적이 없어서 한국 최고의 대학병원 중 하나인 모 병원에서 건강검진을 했다고 한다. 그런데 검진 후 결과를 들으러 갔을 때 청천벽력 같은 소리를 들은 것이다. 왼쪽 폐에 직경이 약 2.5cm 되는 결절이 있으니 수술을 해야 된다는 말을 들었던 것이다.

그 말을 듣자마자 나의 첫 반응은 이랬다. "정말요?" 물론 하고 싶은 말이 많았으나 내가 우선 섣불리 끼어들기가 조금 부담스러웠다. 끝까지 더 그 환자의 이야기를 들어보았다. 폐 수술을 해야 된다는 말을 들은 후 그 환자는 다시 우리나라 최고의 대학병원 중 하나인 곳에 가서 진료를 보았다. 첫 번째 CT 촬영을 한 병원의 영상화질에 어떤 문제가 있지도 않았으며 영상은 매우 깨끗하고 화질도 매우 좋았다. 이와 같은 경우에 촬영 받은 시간의 경과가 1주일밖에 되지 않기 때문에 다시 흉부 CT 촬영 검사를 할 필요가 없다. 혹시 환자가 불안해서 다시 촬영해 보기를 원했을 수도 있으나 그럴 경우에도 환자에게 1주일 전에 촬영하였으니 다시 촬영할 필요가 없다고 설명해야 마땅하다.

환자는 두 번째 병원에서 다시 흉부 CT를 촬영하고 내게로 온 것이다.

나는 속으로 생각했다. '두 번째 검사한 병원에서는 수술하자고 말하지 않았겠지. 지금 나의 판단과 같은 말을 했겠지….' 그러나 나의 예상을 완전히 깨뜨리는 말이 그 환자의 입에서 나왔다. "수술을 해야 된다는데요." 그 말을 듣는 순간 난 당황했다.

우리나라뿐 아니라 세계적으로 훌륭한 두 대학병원에서 각각 흉부 CT를 두 차례나 검사하고 두 군데서 모두 폐 결절에 대해 외과적 수술을 권고받았으면 그냥 수술하는 것이 상식적인 선택이 아닌가? 왜 내게 오셔서 나의 의견을 묻지? 난 두 곳에서 촬영한 CT를 다시 또 봤다.

흉부 CT만으로 100% 악성(암)과 양성(암이 아닌 것)을 구분하기는 쉽지가 않다. 하지만 악성결절일 경우에 나타나는 특징적인 소견들이 있고 양성결절을 의미하는 특징적인 소견들도 있다. 물론 이러한 소견이 100% 확신을 주지는 못한다. 내가 볼 때는 결절의 표면이 매끄럽고 모양이 양성결절로 보였다. 선택의 순간이 다가왔다. 그 환자는 근심이 가득한 눈빛으로 나의 말을 기다리고 있었다. "저의 소견으로는 수술할 필요가 없을 것 같습니다." 나는 이렇게 말하면서 사실 두려움이 있었다. 내가 지금 무슨 말을 하고 있는 거지? 혹시 내 말을 따라서 수술하지 않아도 된다고 믿고 있다가 나중에 폐암이면 어떻게 감당하지? 하는 걱정이 없었던 것은 아니었다. 누구나 예상할 수 있듯이 그 환자는 내게 질문했다. "그럼 두 군데 대학병원에서는 왜 수술을 하라고 했던 거죠?" 나는 다시 환자에게 되물었다. "죄송하지만, 다시 여쭤보겠습니다. 정말 두 군데 대학병원에서 환자분에게 수술을 하자고 했나요? 혹시 잘못 듣거나 잘못 이해하신 것은 아니신가요?" 환자는 분명히 대답했다. "대학병원 두 군데 모두 수술을 하자고 했습니다. 중대한 결정이라서 다른 대학병원에 한 번 더 가서 검사를 했고 같은 설명을 들었습니다. 그러다가 인터넷 검색으로 고운숨결내과를 알게 되었고, 마지막 지푸라기라도 잡는 심정으로 확인하고자 내원하였습니다."

의사로서 결론을 내려 줘야 할 시간이 온 것이다. 내가 판단할 때, 그 결절은 악성결절로 보이지 않고 양성결절로 보였다. 현재 상태에서 수술하는 것은 '득'보다 '실'이 크다고 말했다. 6개월 후 추적 흉부 CT촬영검사를 하자고 권고하였다. 6개월 후 결절의 모양이나 크기의 변화가 없다면 1년 후 다시 추적검사를 해보자고 했다. 크기가 커지거나 모양의 변화가 있다면 그때는 외과적 절제가 필요할 수 있음을 설명하였다. 내가 가진 의학적 지식을 총동원하고 확인하여 이렇게 나의 소견을 정리했다. 환자에게는 이런 말을 덧붙였다. 지금 나의 소견과 대학병원의 소견이 정반대이니 당신이 혼란스러울 수 있다. 이제 선택은 당신이 해야 한다고 말했다. 7일 후 그 환자는 나의 의학적 소견을 선택했다고 말하며 뉴욕으로 홀연히 가버렸다.

그때의 심정을 어떻게 표현해야 정확할까? 여러 가지 감정이 물밀듯이 밀려 들어왔다. 참으로 잘 결정했다는 자신감보다는 괜히 책임을 다 뒤집어쓰는 것 아닌가? 하는 걱정이 더 들었다. 책임질 일에 대해서는 책임을 지면 된다. 그것은 그래도 견딜 수 있을 것 같았다. 문제는 생명이었다. 만일 암이라면, 6개월 동안 생존율에 영향을 미칠 수 있는 정도로 진행이 된다면?

의사가 암을 일으킨 것은 물론 아니다. 하지만 조기 진단의 기회를 날려 버리면 그 사람의 생존기간에 영향을 미칠 수 있다. 그리고 그러한 결정은 번복이 불가능하다. 시간을 되돌릴 수 없기 때문이다. 법원에서 판사의 판단은 어떠한 사건에 대하여 시간을 '정지'시킨 상태에서 판결을 한다. 그러기에 같은 사건을 가지고 1심, 2심, 3심이 가능한 것이다. 의학적 판단은 그렇지 않다. 시간을 정지시키고서 결정을 할 수가 없다. 응급질환일 때는 더욱더 그러지만 암 환자의 판단에도 그러하다. 그래서 의사는 엄청난 스트레스 속에서 산다. 혹자는 의사의 삶이 화려할 것이라고 생각할 수도 있다. 그런 멋진 삶을 사는 의사도 있다. 심한 스트레스 속에서도 삶에 대한 여유와 느긋함을 만끽하는 의사도 있다. 정말 부럽다. 나는 전혀 그렇지 못한 의사이다. 환자의 증상이 해결이 안 되면 밤잠을 못 잔다. '전전긍긍' 한다.

전전긍긍하다는 말이 무슨 말인가? 몹시 두려워서 벌벌 떨며 조심한다는 뜻이다. 어떤 일을 시작하거나 이미 시작한 일에 대하여 진취적이고 도전적이고 선도를 하는 것이 나의 성향이다. 이러한 나의 성향과는 반대되는 태도이지만 사실이 그렇다. 근거가 충분해질 때까지 나는 노심초사한다. 몹시 마음을 쓰며 애를 태운다. 노심초사의 반대말이 무엇인가? '태연자약'이다. 마음에 어떠한 자극이 주어져도 움직임이 없이 흔들리지 않거나 어떤 일이 있어도 흔들리거나 두려워하는 일 없이 천연덕스러운 품성을 가리키는 표현이다. 이와 비슷한 뜻으로 '담소자약'이라는 말이 있다. 무슨 일을 당해도 웃음을 잃지 않으면서 평소와 다름이 없는 모습을 말한다. 의사는 '태연자약'과 '담소자약'한 모습이 더 의사다움일 수 있다. 의사가 안절부절못하고 불안하여 몹시도 애를 태운다면 오히려 신뢰감이 떨어질 수 있다. 그래도 내가 알기로는 대부분 의사의 마음은 '노심초사'의 마음일 것이다.

그 순간부터 나는 6개월동안 매일 그 환자 걱정에 '노심초사' 시달렸다. 시간이 왜 이리 안 가던지. '혹시 6개월 후 추적흉부 CT 결과가 안 좋으면 어떡하지?' 하는 걱정은 물론이고 내가 혹시 한 사람 인생의 중요한 치료 기회를 놓치게 한 것이면 어떡하나 하는 걱정들. 그 환자의 CT 사진을 한 달 동안 매일 다시 보고 또 봤다. '전전긍긍'함이 어떠한 것인지 여실히 보여 주는 것이었다. 주위 영상의학 전문의 여러 명에게도 판독을 보내고 확인했다.

돌아오는 영상의학과의 판독은 나를 더 노심초사하게 만들기도 했다. 어떤 영상의학과 전문의도 속 시원한 확답을 하지 않았기 때문이다. 애매모호하게 판독 결과를 명시했다. 당연한 결과일 수 있다. 사실 영상으로 확실하게 판정하기는 어려운 상태였기 때문이다. 군대에 가 본 남자들은 잘 이해하는 말이 있다. "그래도 국방부 시계는 간다"는 말이다. 아무리 힘들고 지루한 시간이라도 결국 시간은 흘러간다는 뜻이다. 나의 시간도 마찬가지로 흘러갔다. 그렇게 6개월이 지났다.

'차라리 내게 오지 않기를…' 하고 바라던 기대를 저버리고 그 환자는 정확히 6개월이 지난 후 내게 왔다. 저선량 흉부 CT를 촬영하는 동안 내 심장이 두근두근하고 불안했다. CT 촬영이 끝났다. 호흡을 머금고 영상을 확인했다. 6개월 전 대학병원 CT와 비교했다. 똑같았다. 마치 친구를 오랜만에 본 것처럼 반가웠다. 폐결절이 그렇게 예뻐 보이고 아름다워 보이기는 처음이었다. 정말 기쁘고 매우 뿌듯하고 안심이 되었다. 환자도 무척이나 좋아했고 우린 마치 축제의 한가운데 서 있는 오래된 친구처럼 환하게 웃었다. 1년 후 추적검사에서도 변화가 없었고 5년 후 추적검사도 똑같았다. 이제는 추적검사를 하지 않아도 된다고 자신 있게 말을 하였다.

무엇이 내게 우리나라 최고의 대학병원의 결론을 뒤집어 말할 수 있는 용기를 준 것일까? 아니 다시 말해야겠다. 무엇이 나에게 그렇게 무모한 결정을 할 수 있도록 한 것일까? 그 순간 내 정신이 아닌 것은 아니었을까? 그냥 얼떨결에 그렇게 말을 한 것일까? 과연 몇 프로의 확률에 대한 자신감을 가지고 그렇게 결정할 수 있었을까?

의사의 삶은 '결정을 만드는' 삶이다. 수련의 시절부터 수도 없이 들어오고 몸소 체험했던 경험이다. 의사결정(Decision-Making)!! 올바른 결정을 만들어 내기 위해서 의사들은 통계를 이용한다. 이렇게 생긴 결절일 때는 암이 아닌 경우가 더 많고 저렇게 생긴 결절의 경우에는 암일 확률이 높다는 통계를 통해서 경험하고 배운다. 하지만 모든 통계는 편차가 있다. 의외성이 있다.

그렇다고 의사가 자기 기분 내키는 대로 결정할 수는 없지 않은가? 그날의 기분이 나쁘면 암으로 판단하고 그날의 기분이 좋으면 암이 아닌 것으로 판단할 수는 없지 않은가? 환자의 경제적 수입이 좋으면 암이 아니고, 환자의 경제적 상황이 안 좋으면 암이라고 얘기할 수도 없지 않은가?

다시 내게 똑같은 상황의 환자가 온다면 같은 결론을 낼 것인가? 그렇게 하지 않을 것이다. 그렇게 환자에게 자신감 없이 당신이 선택하라고 말하지 않을 것이며 그렇게 가슴 졸이며 안절부절못하지 않을 것이다. 왜냐하면 그 당시 나의 소견과 판단은 교과서 그대로의 판단이었다고 믿기 때문이다. 인체는 유기체이다. 교과서에 나온 대로 움직이지 않는 경우도 있다. 인간의 몸은 매우 역동적이고 의외성이 있기 때문이다. 하지만 그렇다고 해서 통계의 힘을 무시하면 안 된다. 현대의학은 "감"으로 하는 것이 아니라 "숫자"로 하는 것이기 때문이다. 과학적 근거로 제시되어 있는 통계의 유의성을 따르는 것이 원칙이다. 횡단보도를 건널 때 파란불이 켜지면 건너면 되고 빨간 불이 켜지면 멈추어 서야 된다. 그것이 원칙이고 약속이기 때문이다.

만일 그 환자가 유명한 대학병원에서 미리 검사 없이 바로 우리 병원에 와서 검사 후 폐에 똑같은 결절이 발견되었다면 내가 그렇게 고민하거나 경과 관찰의 결정권을 환자에게 떠맡겼을까? 추적검사를 기다리는 동안 그렇게 가슴 졸여 했을까? 아니었을 것이다. 그때의 나는 사실 비겁하고 겁이 났던 것이다. 유명세의 두 대학병원의 결론에 대하여 반대되는 의견을 말하는 것은 마치 신의 결정에 도전하는 것과 같이 무모한 시도였다고 느꼈다. 그러한 나의 마음은 어떤 것이었을까? 혹시 열등감이 있었던 것은 아닐까? 우리 병원은 개인의원이다. 바라보는 관점의 차이가 있을 수 있으나 규모 면에서 대학병원과 비교도 안 되는 1차 의료기관인 개인의원이다. 전문가의 의견에 동의하는 것은 큰 부담이 아니다.

어떤 금융회사의 텔레비전 광고에서 유명해진 말이 있다. "모두가 YES!(네)라고 할 때 NO!(아니오)라고 말할 수 있는 인재를 찾는다"는 광고였다. 왜 이러한 광고가 사람들의 뇌에 각인되게 될까? 바로 반전의 효과 때문이 아닌가? 훌륭한 교수님들의 결정을 내가 감히 어떻게 뒤집을 수 있을까? 그것도 한 곳이 아닌, 두 병원의 결정을 번복하고 뒤집는다는 것은 실로 엄청난 반전이 아닌가? 사람들이 이 이야기를 읽을 때는 반전의 이야기라고 생각할 수 있다. 그러나 그날의 나의 결정은 단순한 반전이라고 말하기에는 내가 부담해야 하는 책임감의 무게가 너무 컸다.

제노비스 증후군이라는 말을 들어 본 적이 있는가? 제노비스 신드롬(Genovese Syndrome)이란, 1964년 3월 13일 새벽 미국 뉴욕 퀸스 지역 주택가에서 키티 제노비스라는 28세의 여성이 집으로 귀가하던 새벽 3시쯤 한 남성에 의해서 자상을 입는다. 제노비스는 분명하고 큰 목소리로 구조 요청을 하였고, 근처 아파트에 살던 동네 사람들은 불을 켜고 사건을 지켜봤다. 새벽 3시 15분부터 새벽 3시 50분까지 35분 동안이나 온몸을 난자당하고 강간까지 당했지만 이 현장을 목격한 38명 사람 중 그 어느 누구도 현장에 가서 말리지 않았다. 이 사건 이후 1968년 사회심리학자 달리와 라타네는 '방관자 효과'라는 가설을 주장하고 심리적 실험을 통해서 입증했다. 목격자가 많을수록 책임감이 분산돼 개인이 느끼는 책임감이 적어져 도와주지 않고 방관하게 되는 심리현상을 제노비스 증후군 혹은 방관자 효과라고 한다.

뉴욕에서 오신 그 환자의 폐결절에 대하여 결정을 할 때 내 주위에는 목격자가 없었다. 나만 알고 있는 일이었다. 내가 고민하지 않아도 될 수 있었다. 그런 방관자적인 태도의 자세를 취하고 싶은 유혹도 있었다. 시간이 많이 흐른 지나간 경험이지만 현재까지도 그날의 기억은 생생하다. 매우 짧은 시간이었지만 나의 두뇌는 선택의 기로에서 치열한 고민을 하고 있었다.

두 대학병원에서 내린 결론대로 말해 주면 나는 책임질 필요가 없었고 오랜 시간 동안 신경을 쓰지 않아도 됐다. 나의 두뇌는 어떤 선택이 위험하지 않고 회피할 수 있을 것인가를 고민하고 있었는지도 모른다. 그러나 나의 가슴은 내게 중요한 사실을 말하고 있었다. 그 마음의 울림은 결국 나에게 용기를 주었다. 그 소리는 '나는 의사이고 호흡기내과 전문의'라는 외침이었다.

그 결정은 행운이 아니었다. 그러니 이제는 결정을 떠밀지 않을 것이다. 내가 결정을 내려 줄 것이다. 수술할 필요가 없다고 말할 것이다. 나를 믿으라고 말할 것이다. 뉴욕에서 왔던 그 환자는 사실 본인 스스로 가장 좋은 결과를 만든 것이다. 내가 그 환자 입장이었다면 나는 수술을 선택했을 것이다. 그것이 일반적이고 상식적인 선택일 테니까. 뉴욕에서 온 그분은 내게 크나큰 가르침을 선물해 준 귀한 손님이었다. 의사는 약한 사람도 아니고 강한 사람도 아니다. 따라서 의사는 결정을 내리기 전에도 의심해야 하고 결정을 내린 후에도 의심해야 한다. 한 번의 선택이 한 사람의 인생에서 전부가 될 수도 있기 때문이다. 의사의 의심은 환자의 질환을 진단하고 치료를 선택하는 데 있어서 중요하다. 이러한 의심의 결정 과정들이 모이고, 그 과정들의 결과를 확인하게 될 때 진단과 치료의 원칙이 만들어진다. 나는 뉴욕에서 온 그 환자의 흉부 CT 사진을 수백 번 보았다. 그리고 확인했다. 이러한 형태의 폐결절은 암으로 인한 결절이 아닌 것이라고 확인했다. 수술이 필요 없는 결절이라고 확인했다.

의사의 결정이 얼마나 중요한가? 그 환자의 삶에 얼마나 커다란 영향을 준 것인가?

형광 기관지 내시경으로 발견한 폐암 소견

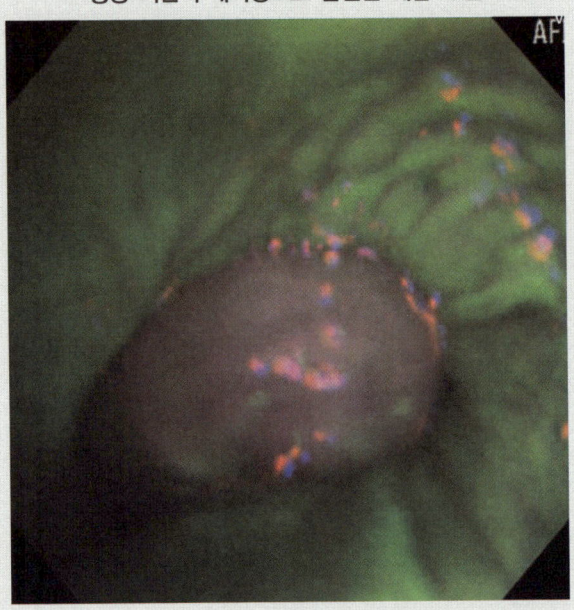

흉부 CT로 진단한 폐암 소견

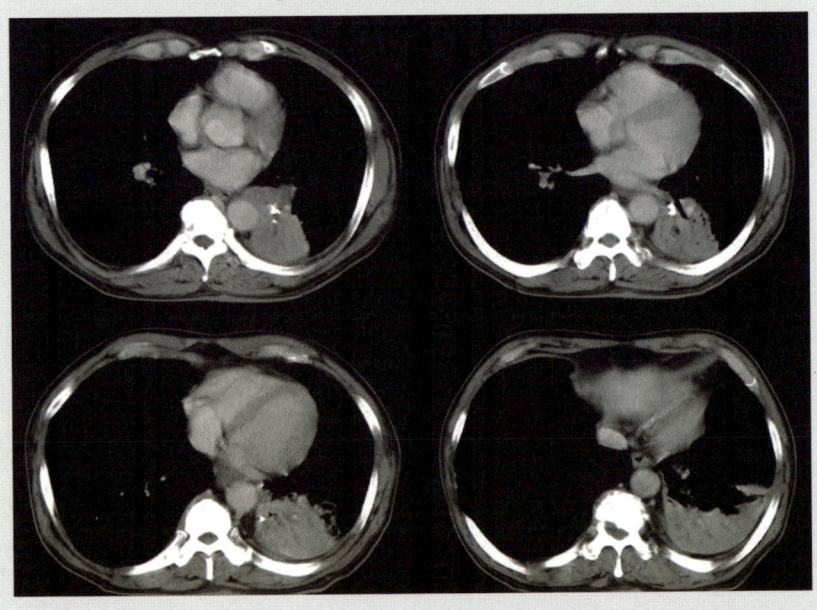

9.
"당신은 폐암이 아니라 위암"일 겁니다

"당신은 폐암이 아니라 위암일 겁니다. 호흡기내과가 아니라 소화기내과로 가세요."

2006년도에 있었던 일이다. 호흡기 증상으로 온 환자에게 흉부 CT와 기관지 내시경 검사를 통한 조직검사 후 폐암을 진단하였다. 진단한 진료 의뢰서를 작성해서 환자를 대학병원 호흡기내과로 보냈다. 며칠 후 그 환자는 얼굴이 상기된 표정으로 내게 와서 항의를 했다. "원장님! 저 폐암 아니고 위암이라는데요! 왜 폐암이라고 오진하셨어요?" 그 환자의 얼굴에는 분노가 가득했었다. 10년이 훨씬 지난 지금에도 그 환자의 독기 어린 눈빛을 잊을 수가 없다. "환자분, 그게 무슨 말씀이세요?"

환자는 모 대학병원의 호흡기내과에 가서 안암동에 위치한 고운숨결내과에서 폐암 진단을 받고 왔다고 했다. 그 소리를 들은 교수는 "개인의원에서 기관지 내시경 검사할 수 있는 장비도 없고, 기관지 내시경 검사를 해서 기관지 안의 암에 대하여 조직검사를 할 수 있는 개인의원은 우리나라에 없다. 당신은 위내시경 검사를 받고 위암인 것을 오해한 것이니 소화기내과로 가서서 진료 보세요"라고 말했던 것이다. 내가 환자의 입장이었어도 매우 화가 날 일이었을 것이다. 그리고 내가 환자였어도 대학병원의 교수가 하는 말을 더 믿었을 것이다. 개인의원의 원장이 한 말과 우리나라 Big7에 들어가는 대학병원의 호흡기내과 교수가 한 말이 완전히 틀리니 말이다.

나는 우선 환자에게 차분히 설명을 했다. "제가 진료의뢰서에 폐암이라고 명시했고, 검사 자료도 모두 동봉해서 보냈는데 대학병원 교수님이 제가 드린 자료와 진료의뢰서를 확인 안 하신 것 같고, 환자분이 폐암이라고 말하는 것을 듣고, 개인병원에서 기관지 내시경 검사를 한 것을 믿지 못해서 아마 위내시경 검사를 받은 것으로 그 교수님이 착각한 것 같습니다. 안타깝지만 환자분은 폐암이 100% 맞습니다. 다시 그 대학병원에 가서서 제가 드린 자료를 보시라고 말씀드리고요. 아니면 다른 대학병원의 호흡기내과에 가서서 검사한 자료를 보여 드리셔도 됩니다. 그 교수님이 실수한 거지요. 자료를 검토도 안 해본 것 같습니다. 죄송하지만, 환자분은 폐암이 맞습니다."

나는 2006년에 국내 개원의 가운데 처음으로 형광 기관지 내시경 검사를 시행했으며, 2018년 현재까지 국내 개원의 중에서 가장 많이 기관지 내시경 검사 시술을 했다. 이 내용은 장비의 구입 세금 계산서와 심사평가원에 기관지 내시경 검사 청구 건으로 통계가 다 있는 사실이다. 유명한 대학병원보다 수년 이상 먼저 형광 기관지 내시경 검사를 시작했다.

어떤 일이든지 처음 시도할 때는 어려움에 봉착할 수 있다. 특히 그 사회가 속해 있는 집단이 전문가 집단이고 자신들 스스로 권위가 있다는 착각 속에서 있을 때, 새로운 주장과 새로운 과학적 진실은 매도되고 인정되지 않는다. 지구가 둥글다고 주장했던 일이나 지구가 공전을 한다고 주장했던 과학적 위대한 진실들도 처음에는 인정되지 않았다. 지금은 모든 사람이 인정하고 알고 있는 이러한 위대한 진실의 주장도 처음에 그 사회에서는 인정은커녕 엄청난 박해를 받기도 했다.

하지만 지금은 21세기 아닌가. 나는 내과의사이고 호흡기내과 전문의다.

이런 전문가가 위암 환자를 폐암 환자라고 진료의뢰서에 작성하여 대학병원으로 보냈겠는가?

내가 형광 기관지 내시경 검사의 존재를 알게 된 것은 2006년 기관지 내시경 전문 해외 논문을 읽으면서였다. 이전에는 자가 형광 원리가 내시경에 도입된 적이 없었다. 2006년 그 논문을 읽고 나서 매우 흥미로운 검사 방법이라고 판단했다. 논문에 나와 있는 교신저자의 연락처로 메일을 보냈고, 형광 기관지 내시경을 개발한 캐나다에 있는 회사의 연락처를 알아내서 그 회사에 메일을 보냈다. 3일 후 답장이 왔다. 다행히 한국에 대리점이 있다고 해서 한국 대리점에 전화하여 영업 담당자를 보내 달라고 말했다. 그런데 전화한 지가 1주일이 지나도 담당자가 오지 않았다. 다시 한국 대리점에 연락을 했다. "왜 담당자가 안 오시죠?"

자초지종을 알아보니 담당자가 우리 병원 앞까지 왔다가 여긴 개인의원이라 형광 기관지 내시경 검사 장비를 구입할 일이 없을 것이라고 생각했다고 한다. 아마 근처 대학병원에서 요청이 온 것을 회사에서 착각했구나 하고 그냥 돌아갔었다고 한다. 그도 그럴 것이 2006년에는 개인의원에서 형광 기관지 내시경 검사를 할 수 있을 것이라고 아무도 생각하지 못했던 시절이었기 때문이다.

처음에 형광 기관지 내시경 검사의 유용성에 의문을 가지고 있던 교수들도 이제는 형광 기관지 내시경 검사를 시행한다. 개인의원에서 형광 기관지 내시경 검사를 한다는 사실을 도저히 믿지 못하던 교수들도 이제는 고운숨결내과에서 형광 기관지 내시경 검사를 시행하는 것을 알고 있다. 알고 있는 것과 인정한다는 것은 별개의 문제이다. 2018년 현재 상황에서도 어떤 교수들은 내가 개인의원에서 기관지 내시경 검사를 한다는 것에 대하여 비판적인 시각을 가지고 보는 교수들도 있다.

최근에는 개인병원도 전문화가 진행된 곳이 많다. 소화기내과, 내분비내과, 류마티스내과, 신장내과, 순환기내과 등의 전문화된 개인병원은 최신 장비와 훌륭한 인재들로 환자들에게 편리한 접근성을 제공하고 대학병원보다 저렴한 의료비용으로 양질의 의료를 제공하고 있다. 척추관절이나 무릎관절 분야는 이미 전문화가 진행된 지 오래되었고 많은 환자들이 혜택을 받고 있다. 대학병원은 전문화된 병원과의 경쟁을 하기보다는 협력관계를 맺어 나가야 한다. 원래 대학병원의 설립 목적은 입원할 정도의 중증환자 치료와 희귀난치성 환자 치료, 질환의 연구와 예비 의사들의 교육과 지역사회 의료시스템의 최후의 보루로서의 역할을 하기 위해서가 아니겠는가.

2018년 2월 12일 61세 남자 환자는 가래에 피가 나오는 '객혈'의 증상 때문에 내게 왔다. 모 대학병원에 먼저 방문했으나 입원실이 없으니 두 달

후 입원하여 검사해야 된다는 말을 들었다. 나는 그 환자에게 형광 기관지 내시경 검사를 시행했다. 검사 결과, 좌측 기관지 아래 부위에 있는 종양을 발견할 수 있었고 조직검사를 시행했다. 응급으로 해부 병리 선생님께 조직검사 판독을 의뢰하였다. 조직검사 결과는 폐암이었다. 흉부 CT 검사에서 기관지 내시경 검사의 조직검사로 폐암의 확진까지 불과 3일밖에 걸리지 않았다. 폐암을 진단하는 데 환자에게 두 달이라는 시간은 치료시기에 있어서 매우 중요한 시기이고 삶에 대한 예후가 변경될 수 있는 소중한 시간이다.

이러한 사실이 내가 우리 병원에서 흉부 CT와 기관지 내시경 검사를 시행하는 이유 중 하나이다. 개인병원에서 왜 기관지 내시경 검사를 하는가? "환자에게 절실하게 필요한 것이고, 내가 가장 자신 있게 할 수 있는 전문 영역이며, 한 환자의 삶에 대한 예후가 바뀔 수 있는 매우 중요한 순간이기 때문에 하는 것이다."

기관지 내시경 검사는 시술하는 의사에게 엄청난 스트레스와 긴장을 주는 검사이다. 특히 기관지 내시경 검사를 통한 조직검사를 하게 되면, 그날엔 저녁의 선약들도 대부분 취소한다. 극도의 피로감이 엄습해 오기 때문이다. 오늘도 나는 스스로에게 질문을 던진다. "내 건강을 위해서라도 이제 기관지 내시경 검사 시술은 줄여야 하지 않을까? 그동안 충분히 봉사했으니 나도 이제는 쉴 때도 되지 않았을까?" 이러한 물음에도 불구하고 기관지 내시경 검사가 필요한 환자를 만나게 되면, 나는 기관지 내시경 검사를 할 것이다. 환자의 생명이 걸려 있는 문제일 수 있고 그 환자의 삶의 질이 달라질 수 있음을 알기 때문이다.

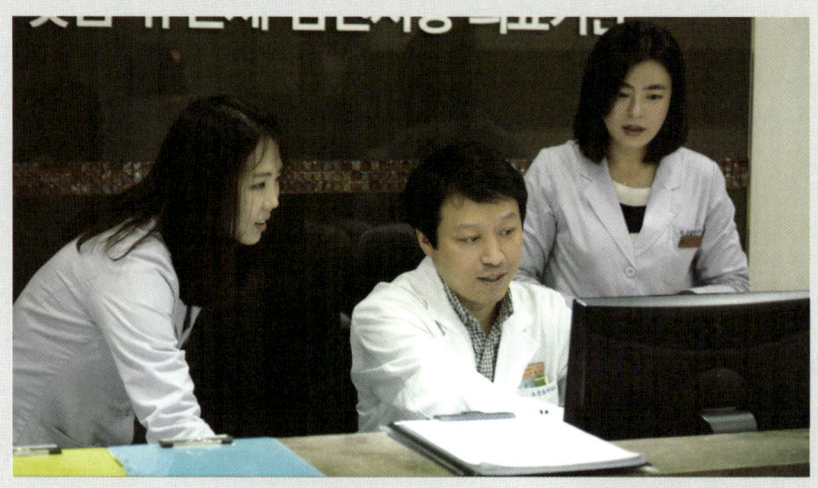

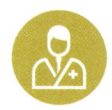

10.
숨 쉴 때마다 네가 필요해

'필요하다'는 말은 반드시 요구되는 바가 있다는 뜻이다. 필요하다는 말은 어떨 때는 필요하고 어떨 때는 필요하지 않아도 되는 것이 아니다. 항상 필요하다는 말이다. 조금 어려운 말로 하면 '최요하다'는 말이고 '절요하다'는 말이며, '긴하다'라는 말이다.

'최요하다'의 정확한 뜻은 가장 중요하다, 또는 가장 필요하다는 뜻이다. '절요하다'의 의미는 극히 중요하다 또는 아주 절실하게 필요하다는 뜻이다. '긴하다'라는 말의 사전적 의미도 비슷하다. 꼭 필요하고 매우 간절하다는 뜻이다.

'나는 네가 필요해'와 '나는 너면 충분해'라는 말을 들었다고 가정해 보자. 당신이 사랑하는 사람이 어떤 말로 고백하기를 원하는가? 미묘한 차이지만 뭔가 가슴 속에서 와 닿는 느낌이 다르지 않은가? 나만 그렇게 느끼는 것일까? '나는 네가 필요해'라고 고백을 듣는 것이 '나는 너면 충분해'라고 고백을 듣는 것보다 훨씬 더 간절한 마음이 전달되지 않을까?

숨 쉬는 것이 편안한 사람은 나를 필요로 하지 않는다. 그러한 사람들은 스스로 호흡을 잘할 수 있기 때문이다. 숨 쉬는 것이 힘들고 아픈 환자들은 나를 절실히 찾는다. 그냥 찾는 것이 아니다. 정말 절실하게 찾는다. 나는 호흡기 질환 환자들에게 필요한 호흡기내과 전문의이기 때문이다. 나는 환자들의 '숨'에 대하여 엄청난 연민을 가지고 있고, 아픈 '숨'을 치료하기 위해서 날마다 뼈저리게 노력하는 의사이다. 그들은 나의 마음과 나의 행동을 안다.

고운숨결내과로 확장하면서 직원들에게 강조했던 나의 첫 말은 "고마운 사람이 되지 말고 필요한 사람이 돼라"는 말이었고, 이 말은 내가 환자를 볼 때나 병원을 경영할 때나 강의를 할 때나 나의 좌우명이 되었다.

나의 삶은 현인의 삶과는 거리가 멀다. 살아오면서 많은 실수와 시행착오를 겪었다. 사람 사이의 관계에서도 상처를 많이 받았고, 내가 받은 상처보다 더 많은 상처를 주위 사람들에게 주었을 것이다. 나는 기본적으로 이기적이라는 것을 깨달았다. 평범한 사람들은 지극히 이기적이다. 하지만 이기적인 것이 나쁘다고 생각하지 않는다. 사람은 이기적이기 때문에 "고마움"에 대한 감정은 금방 잊어버린다. "고마움"이라는 감정이 나의 이기심과 충돌할 때는 언제나 고마움을 잊어버리는 것이 사람의 속성이라고 느끼게 되었다. 반면 "필요함"과 이기심은 공존한다는 것을 알았다. 사람은 기본적으로 이기적인 선택을 한다. 그러므로 인간은 "필요함"을 선택한다는 것을 알았다. 이런 가치관은 24년 동안 환자를 보면서 터득하게 된 것이고, 17년 동안 직원들을 겪으면서 알게 된 것이다.

호흡기 질환으로 고통받는 환자들이 우리 병원으로 많이 오신다. 전국에서 오는 환자들이 매우 많아서 대기시간이 길지만 그분들이 그 먼 길을 오셔서 오랫동안 기다리는 이유는 단 한 가지이다.

그분들이 나를 필요하다고 생각하고 판단했기 때문이다. 병원에 근무하는 직원들은 육체적으로 정신적으로 매우 힘든 일을 하는 사람들이다. 아픈 환자들을 대해야 하고 환자들의 보호자를 마주해야 하는 사람들이기 때문이며 병원의 친절과 환자의 권리가 강조되는 시대에 원장들의 눈치 아닌 눈치도 살피기 때문이다.

간호사들의 이직률은 매우 높고, 특히 3년 차 미만의 병원 직원들의 이직률은 상당하다. 보건산업진흥원에서 2013년 발표한 자료에 의하면, 간호사의 전체 이직률은 16.9%라고 발표한 바 있으며, 대한간호협회가 지난 2007년부터 2016년까지 간호사들의 실태조사 연구를 분석한 결과 2016년 기준으로 간호사 이직률은 상급종합병원 8.4%, 종합병원 17.2%, 병원 21.4%로 중소병원으로 갈수록 이직률이 높다. 1차 의료기관 근무하는 간호사의 이직률에 대한 정확한 통계는 없다. 대학병원은 대학병원 나름대로의 힘든 이유가 있고, 개인병원은 개인병원 나름의 이유가 있다.

우리 병원의 직원들은 처음 근무하면서부터 다른 병원보다 급여를 많이 받는다. 우리 병원 직원들은 휴가도 많이 간다. 사실 많이 간다고 자랑할 일도 아니다. 근로기준법에 명시한 대로 시행하는 것뿐이다. 하지만 근로기준법을 지키지 않는 우리 병원만의 내부 근무 지침도 있다.

근로기준법을 지키지 않는다는 것을 왜 공개하는가? 의아해하는 분들이 있을지 모른다. 사실 나도 이러한 내부 근무 지침이 근로기준법을 위반하는 것인지에 대하여 확실한 답을 알고 있는 것은 아니다. 노동부에 문의해 본 적도 없다. 그러나 우리 사회는 상식이라는 것이 있지 않은가? 내가 시행하고 있는 우리 병원의 내부 근무 지침은 '직원들을 위한' 것이다. 직원들을 위하는 규정에 어느 누가 뭐라고 할 것인가?

　우리 병원 직원들은 수습과정이 없다. 채용하면 바로 정규직이다. 요즈음 정규직 문제가 얼마나 시끄러운가? 솔직히 정규직 문제는 내가 왈가왈부할 수 있는 부분이 아니다. 우리 병원은 대기업처럼 근로자가 많은 것도 아니다. 나는 대기업이나 중소기업을 운영하시는 분들의 애로사항을 전혀 모른다. 다만 나는 수습기간을 시행하는 것이 우리 병원에 지원한 직원들에게 불리한 제도라고 생각하기 때문이다. 나는 노동 운동가가 아니다. 그냥 개인병원을 운영하고 있는 의사이다. 거창하게 생각해서 결정한 것은 아니지만 한 가지는 분명하다. 직원들은 수습기간이 없다는 것을 매우 좋아한다는 것이다. 같은 맥락에서 또 하나 근로기준법을 지키지 않고 있는 내부 규정이 있다. 근로기준법의 기준으로는 근무한 지 1년이 지나야 휴가를 간다. 우리 병원은 그런 근로기준법은 무시한다. 우리 병원의 직원들이 휴가를 가는 절기는 여름과 겨울이다. 예를 들어 보겠다. 내가 새로운 직원을 2018년 6월 29일 금요일에 채용했다고 치자. 우리 병원의 여름휴가 시즌은 7월 1일부터 8월 31일까지이다. 이 기간에 직원들은 일정을 조절해서 각자 가고 싶은 날짜에 휴가를 간다. 새로운 직원은 어떻게 되는 것일까?

　근로기준법에 의하면 2018년 6월 29일에 새로 채용된 직원은 2018년 7월 1일부터 시작되는 휴가를 주지 않아도 된다. 새로 병원에 들어왔는데

3일 만에 휴가를 가라고 한다면 당사자도 황당하지 않겠는가? 나는 17년 동안 근무하기 좋은 직장을 만들고자 무진장 애를 써왔다. 직원들에게 비전을 제시하였고 월급을 다른 곳보다 많이 지급했다. 근무한 지 얼마 안 되는 직원들에게는 오래 근무한 실장들을 본받으라면서 격려하였다. 우리 병원의 실장들은 다른 의료기관과 비교해 보면 높은 연봉을 받는다. 높은 연봉과 충분한 휴가를 주어도 적응을 잘하지 못하는 직원들도 많았다.

직원들에게 월급이 전부가 아니라는 사실을 깨닫게 되기까지는 오랜 시간이 걸렸다. 말로는 늘 "필요함"을 강조해 온 나였지만 그들이 진정으로 무엇을 원하는지 알아채지 못했던 것이다. 필요함이라는 것은 하나의 단면만을 충족시켜서 얻을 수 없다는 것을 알았다. 하나의 필요함이 채워지면 또 다른 하나의 필요함을 추구하는 것이 인간의 속성이라는 것도 알았다.

병원의 직원들은 너무 많은 '의무감'으로 인해 지쳐 가고 이직이 잦아진다는 것을 깨달았다. 돈도 중요하고 휴가도 중요하지만, 그들에게 더 중요한 것은 즐거움을 제시할 수 있는 기회였다. 인간은 누구나 편견을 가질 수 있고 나 또한 많은 편견을 가지고 있으나 직업에 대한 편견만큼 강력한 것은 없는 것 같다. 소방관의 희생과 헌신을 당연하게 생각하는 경향이 있고 항공사 승무원은 늘 천사의 미소를 보여야 하며, 의사와 간호사는 사명감에 불타야 하고 목사님과 신부님은 지고지순한 순례자의 마음으로 가득해야 하는 생각들이다.

이러한 직종에 근무하는 사람들은 너무 많은 '의무감'으로 인해 지쳐 있는 상황일 수 있다. 현재 상황이 그렇다는 것은 이미 '의무감 충만'한 삶을 살고 있기 때문이다.

얼마 전부터 나는 우리 병원에 커다란 혁신적 모험을 시행해 왔다. 개인 병원에서는 파격적이라고 할 수 있는 시도를 한 것이다. 혁신은 공짜로 만들어지지 않는다. 우리 병원도 그랬다. 이러한 시도를 쉽게 결정한 것은 아니었다. 가장 마음에 걸리는 것은 환자들이었다. 병원의 경영 때문에 마음이 쓰인 것이 아니라 환자들이 겪어야 할 불편함 때문에 고민이 되었다. 환자는 언제 아플지 모른다. 건강했던 사람도 갑자기 아플 수 있고 기존의 어떤 질환을 갖고 있던 환자도 갑자기 그 질환이 악화될 수도 있다. 따라서 환자 입장에서는 언제든지 병원에 갈 수 있는 상황이 좋다. 고민은 길었으나 결정을 내린 후에는 신속하게 시행하였다. 4가지 혁신적 시도를 시행하였다.

첫 번째 평일 진료 마감시간을 오후 6시에서 오후 5시로 한 시간 줄였다. 두 번째로 매주 수요일마다 휴진(진료하지 않고 모든 직원이 쉬는 것)하였다. 수요일 휴진을 한다고 해서 평일 야간 진료를 추가하거나 일요일이나 공휴일 진료를 추가하지 않았다. 월요일, 화요일 근무하고 수요일은 쉬고 목요일, 금요일 근무하면 토요일엔 오전 근무만 한다. 매주 한 번씩 휴일이 있는 것이다. 우리 병원의 근로 근무시간은 주당 36시간이다. 세 번째로 점심시간을 1시간에서 1시간 30분으로 연장했다.

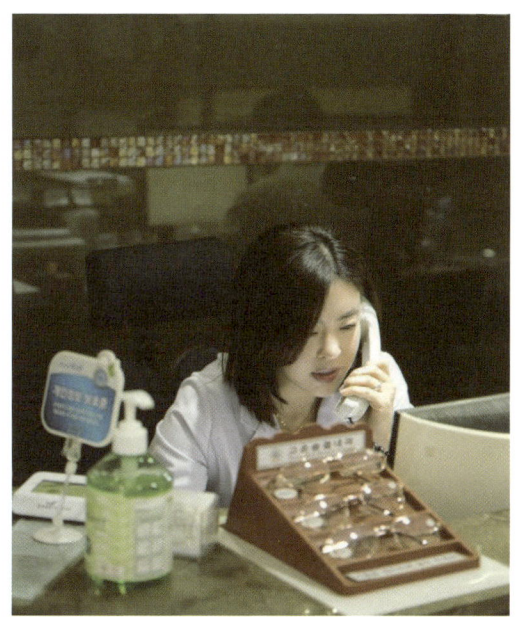
네 번째로 점심시간 (오후 12시 30분~2시) 동안에는 병원으로 걸려오는 일체의 전화를 받지 않는다. 이전에는 직원들이 점심시간에 걸려오는 전화를 받느라고 점심도 편안하게 식사하지 못했고, 점심 식사 후에도 휴식을 취할 수가 없었다. 점심시간에 전화를 받지 말고 휴식을 취하라고 결정한 것은 정말 잘한 일이라 생각한다.

2018년 2월 13일 중앙일보에 게재된 기사에 의하면 통신사의 콜 센터 직원들에게 점심을 편안하게 먹을 수 있도록 일반 상담 전화는 받지 않도록 결정했다는 내용이 보도되었다. 콜 센터 직원들도 대표적인 감정 노동자이다. 방송통신위원회가 SK 텔레콤, KT, LG 유플러스, SK 브로드밴드 등 통신 4사와 협의해 2018년 4월부터 평일 점심시간(오후 12시~1시) 동안 고객센터의 일반 상담 업무를 중단하기로 했다고 2018년 2월 12일 발표하였다. 우리가 2016년부터 시행해 온 점심시간 전화 안 받기 캠페인이 감정 노동자들이 근무하는 다양한 직종에서 시행되기를 기대해 본다. 환자 입장에서는 불편함이 증가된 일이다. 수요일 진료를 하지 않고, 점심시간에 전화를 일체 받지 않으며(점심시간에 오는 전화는 전화에서 안내방송만 나온다), 오후 진료도 5시에 마감하기 때문이다. 하지만 이러한 선택을 하게 된 가장 중요한 이유는 환자들을 위해서이다. 병원에 근무하는 직원이 건강하고 행복해야 환자가 행복해진다는 것을 깨달았기 때문이다.

나는 '꿈의 직장'을 만들고자 17년 동안 애를 써왔다. 환자를 보살피는 것은 의사의 기본적인 의무이다. 직원을 보살피는 것은 경영자의 책무가 아닌가? 아직도 우리 병원을 '꿈의 직장'이라고 말하기에는 부족한 부분이 많다. 하지만 분명한 것은 있다. 시간이 갈수록 우리 고운숨결내과는 근무하기 좋은 직장이 될 것이라는 사실이다.

원장과 직원 사이에 가장 중요한 것은 '상호존중'이다. 상호존중이 성립되려면 서로가 상대방의 입장에서 생각해 봐야 한다. 예전에 나는 직원을 '인력'이라고 생각했고 직원들은 나를 '월급 주는 원장'이라고 생각했을 것이다. 지금은 달라졌다. 직원들은 진심으로 나의 스트레스와 건강에 대해서 염려한다. 나는 직원들의 입장에서 생각해 보려고 노력한다. 마태복음 7장 12절에는 이렇게 기록되어 있다. '그러므로 무엇이든지 남에게 대접을 받고자 하는 대로 너희도 남을 대접하라 이것이 율법이요 선지자니라.' 이것은 소위 황금률이라고 불리는 진리이다.

나는 2001년 2월에 진성림 내과의원을 열었다. 그 당시 진료시간은 지금 생각해도 스스로 놀란다. 어떻게 그렇게 일할 수 있었을까? 처음 시작할 때 평일(월요일~금요일)에는 오전 9시부터 밤 8시까지 진료했다. 토요일에는 오전 9시부터 오후 5시까지 진료했다. 여기가 끝이 아니다. 일요일에도 근무를 했다. 일요일은 오후 1시부터 오후 5시까지 4시간 동안 진료를 했다.

도대체 언제 쉬었냐고?

공휴일만 쉬었다. 그때 처음 근무해 주었던 사람은 두 사람이다. 한 사람은 간호사였고 한 사람은 임상병리사였다. 지금은 그 사람들과 직접적인 연락을 주고받지 않는다. 17년이라는 세월이 흐른 지금, 늦게나마 그 두 사람에게 감사의 말을 전하고 싶다.

신기하다. 그 당시 근무시간은 지금과 비교할 수도 없이 긴긴 시간이었다. 하지만 나는 지금 현재가 훨씬 더 피곤하다. 그때는 젊은 30대 중반의 나이였기 때문일 수도 있다. 현재 나는 53세이다. 곰곰이 생각해 보면 더 큰 이유가 있는 것 같다. 그것은 나를 찾아오는 환자들의 질환이 변했기 때문이다. 그 당시에 나에게 오셨던 환자분들은 대부분 안암동에 거주하시는 분들이었고 심각한 질환을 갖고 계신 분들도 거의 없었다. 지금 오시는 분들은 전국에서 심각한 질환을 가지고 오시는 분들이 많다. 오시는 환자들의 중증도(심각한 정도)가 완전히 바뀌었으니 피곤하지 않다면 오히려 이상한 것이다.

나도 가끔은 숨을 쉴 때 답답하고 가슴도 아파오고 마음도 저릴 때가 있다. 의학적 질환이 있어서가 아니다. 누군가가 나의 진심을 몰라주거나, 어떤 사람의 말이나 행동이 나를 서운하게 할 때 그러한 증상을 느낀다. 나와 가까운 사람의 말과 행동에서 섭섭함을 느낄 때면 더 그렇다.

　기대를 갖다가 그 기대가 무너지면 실망과 서운함과 답답함이 생긴다. 환자들이 '숨 쉴 때마다 원장님이 필요해요'라고 말하는 것은 실로 엄청난 고백이다. 고백이 아니라 선언 같다. 이런 말은 나를 흐트러질 수 없게 만든다. 이러한 고백은 내가 쉴 수 없도록 만든다. 최근 1년 사이에 나를 잘 아는 지인들은 한결같은 목소리로 내게 말한다. 이제 쉬어 줘야 한다고. 내가 느끼기에도 나는 너무 오랫동안 휴식의 시간을 제대로 갖지 못하고 열심히 살아왔다.

　지금은 나의 육체적인 건강 상태에만 문제가 있는 것이 아니다. 나의 정신적 스트레스가 극에 달한 상태라는 것을 느낀다. 지치고 힘들 때 정신이 가장 먼저 힘들다는 것을 알게 되고 나중에 몸에 이상이 있는 것으로 나타나는 것이 아닐까?

　현재의 나는 육체적으로나 정신적으로 스트레스가 누적된 지 오래되었다. 아무런 고민 없이 활짝 웃고 떠들어 본 적이 언제인지 기억도 나지 않는다. 나의 몸은 항상 긴장 상태이고 매일 아침 나의 정신은 스트레스의 세계 속으로 빠져들어 간다. 누구도 나의 직업적인 고뇌를 해결해 줄 수 있는 사람은 없다. 나는 매일 아픈 환자들의 고통을 마주해야 했고, 말이 안 통하게 막무가내로 떼를 쓰는 환자들과 싸우기도 했다.

　직원들의 한마디와 직원들의 행동 하나에 쉽게 상처를 받았다. 아무리 내 주위를 돌아보아도 나를 위로해 주는 사람은 없는 것 같았다. '열 길 물속은 알아도 한 길 사람 속은 모른다'라는 속담이 있다. '열 길' 또는 '한 길'

에서 '길'은 우리가 걸어 다니는 길이라는 뜻이 아니다. 여기서 '길'은 물건의 높이나 길이, 깊이 등을 어림잡는 데 쓰였던 단위이다. '한 길'이라 고 하면 보통 사람의 키 정도 되는 길이이다. '열 길 물속'이라고 하면 물의 깊이가 사람 키의 10배만큼 깊다는 뜻이다.

이 속담이 우리에게 말하는 바가 무엇인가? 사람의 마음을 아는 것은 어려운 일이라는 정도의 뜻일까? 그렇다면 언제 사람의 진짜 마음을 알 수가 있을까? 사람은 기본적으로 이기적이다. 나도 그렇다. 이득을 얻을 수 있는 관계일 때 가진 마음은 진심이 아닐 수도 있다. 두 사람이 처음 사랑에 빠졌을 때는 각자의 사랑이 진심인지 잘 알 수 없다. 진심을 알 수 있는 것은 이별 이후다. 헤어져 보면 그 사람의 진심과 나의 진심이 무엇이었는지 알게 된다.

병원을 운영한 지 17년이 넘었다. 17년 동안 안암동 근처에 살던 환자 중 많은 분들이 멀리 이사를 가셨다. 어떤 환자는 인천으로 이사를 가셨고, 어떤 환자는 청주로 이사를 가셨다. 멀리는 포항과 부산, 목포와 여수로 이사를 가신 분들도 있다. 이사를 가실 때 대부분 환자들이 내게 말씀을 해주신다.

어떤 환자는 "원장님. 그동안 절 치료해 주셔서 정말 고맙습니다. 원장님도 건강에 신경 좀 쓰세요. 원장님이 건강해야 환자가 건강해요"라는 위로의 말씀을 주신다.

어떤 환자는 "원장님. 저 멀리 이사를 가요. 그런데 이사 가도 원장님께 진료 보러 올라올 예정입니다. 제가 숨을 쉴 수 있는 것은 원장님 덕분이에요. 숨 쉴 때마다 원장님이 필요하다는 것을 알아요"라는 말씀을 하신다.

말만 그렇게 하는 것이 아니라 꼬박꼬박 석 달마다 내게 오셔서 진료를 보신다. 헤어지는 순간에 그 환자의 진심을 알게 되었다. 인간은 헤어짐이라는 운명을 가지고 세상을 살아간다. 대부분의 헤어짐은 아픔이고 서운한 것이다. 하지만 때로는 헤어짐의 순간을 통해서 '관계'의 진실을 바라보게 되기도 한다.

숨을 쉴 때마다 "원장님"이 필요하다고 고백했던 그 환자는 오늘도 내가 치열한 삶을 살 수 있도록 해주신 고마운 환자이다. 나는 석 달마다 멀리서 올라오시는 그 환자를 기다린다. 그분을 만나는 것은 내가 살아서 숨을 쉬고 있다는 사실을 느끼게 해준다. 여태까지는 내가 그 환자에게 필요한 존재라고 생각했었다. 실상은 그 반대가 아닐까? 그분이 내게 꼭 필요한 존재가 아닐까? 그분이 내게 했던 말씀은 의사로서 살아가는 내게 또 다른 히포크라테스 선언문인 것이다. 아, 나는 너무나 많은 축복을 받은 의사이다. 내 삶의 잔이 넘치는 순간이 아닌가?

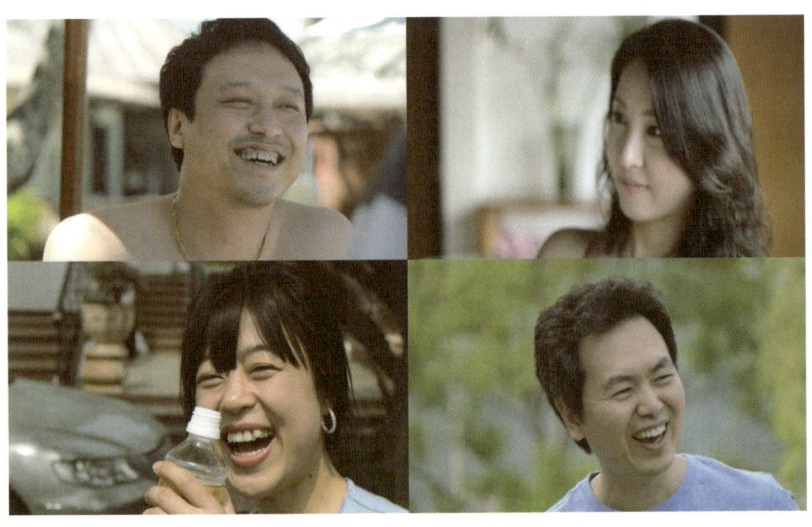

나는 축복받은 의사이다

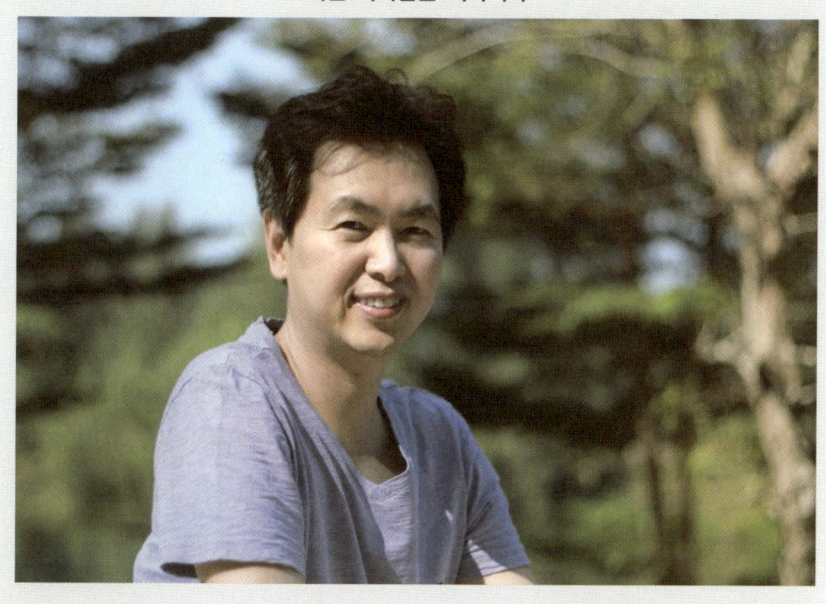

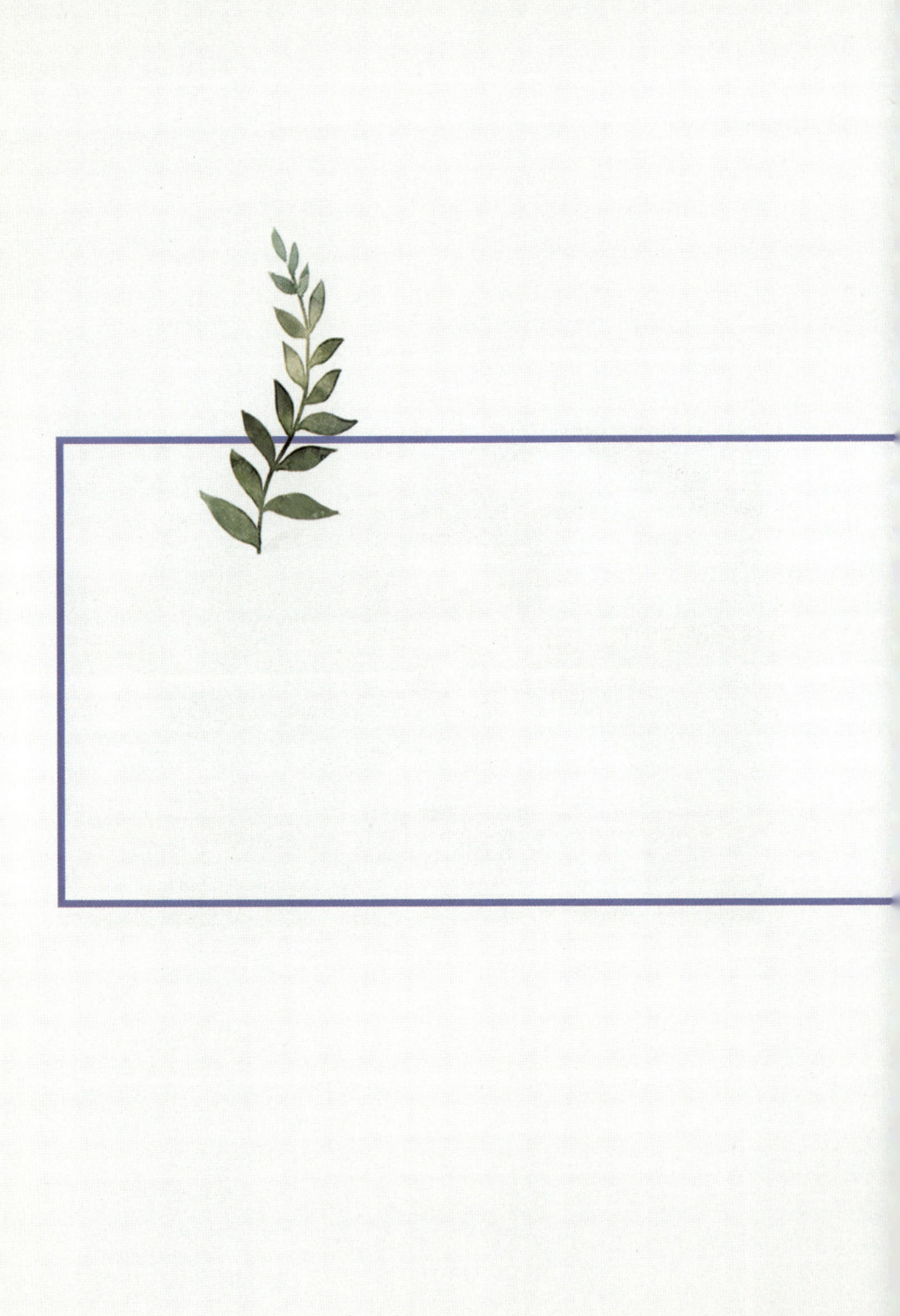

제2부

'아픔'은 애절하다

천식환자는 증가하고 있으나
천식으로 인한 사망률과 입원 환자 수는 급격히 감소한
핀란드의 성공사례

천식관리 성공모델 핀란드

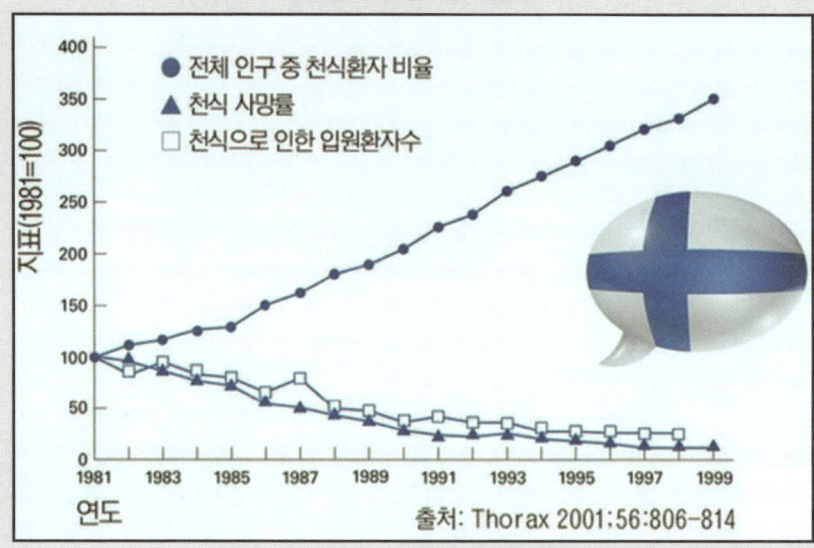

출처: 흉부학회지(2001;56:806-814)

한국 천식환자의 현황

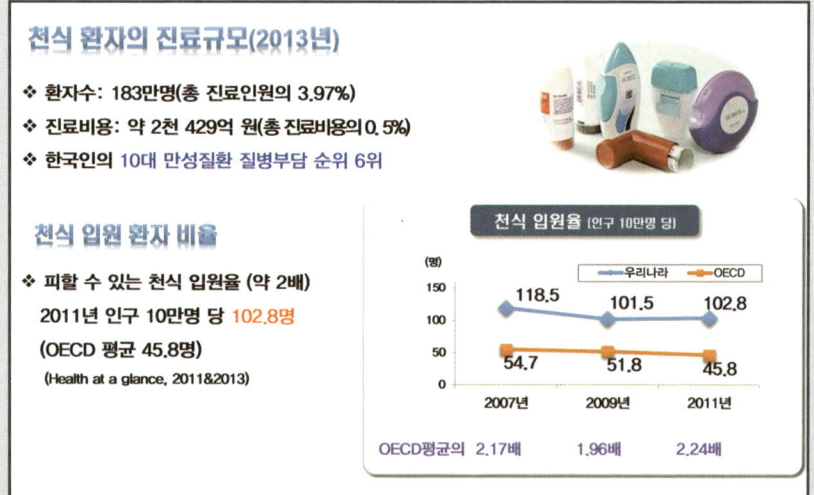

출처: 대한 결핵 및 호흡기학회 천식 진료지침

1.
천식의 진실을 논하다

진실을 사랑하게 되면 천국에서는 물론이고
이 땅에서도 보답을 받게 된다.　　　　　　　　　　　　　　-니체-

　천식이라는 말의 어원은 라틴어의 '날카로운 호흡'이라는 뜻에서 유래했다. 호흡은 편안해야 하고 우리가 호흡하는 것을 느끼지 못하듯이 고운 숨결로 호흡하는 것이 정상이다. 진성림 내과에서 호흡기내과 전문 의료기관으로 확장할 때 가장 고민했던 것 중의 하나가 바로 병원 이름이었다. 내과의 전반적인 질환들에 대한 진단과 치료는 기본이고 특히 호흡기내과를 특화시켜 발전하기 위해서 우선 병원 이름과 정체성을 잘 표현하기 위해 고민했다.

　'고운숨결내과'로 병원 이름을 결정하는 데에는 천식 증상의 특징 중 하나인 천명음의 쌕쌕거리는 숨소리가 결정적인 역할을 하였다. '고운숨결'의 의미는 편안한 호흡을 통하여 숨 편한 세상을 만들기 위한 우리 병원의 비전이 담긴 이름이다.

　천식의 어원이 왜 날카로운 호흡일까? 천식은 얼마나 고통스러운 병일까? 천식은 불치의 병인가? 천식은 도대체 왜 생기는 것일까? 천식은 다른 사람에게 전염시킬 수 있는 병일까? 천식은 어떤 원인(알레르기나 다른 자극물질)에 의한 기관지의 만성적인 염증으로 인해 기관지가 수축되어 기침, 호흡곤란, 천명음 등의 증상이 나타나는 질환이다. 이러한 기관지의 반응은 가역적(호전과 악화가 반복)이어서 치료제가 들어가면 증상이 좋아진다. 그러나 숨이 차고 쌕쌕거리는 증상이 좋아지면 환자는 병이 다 완쾌된 줄 알고 치료를 중단하는 경우가 많고, 그 경우 거의 대부분 재발한다. 호전과 악화를 반복하게 되면 기관지의 영구적인 기도개형(기관지가 치료에 반응하지 않는 상태)이 동반되어 치료에 반응을 안 하게 된다. 천식은 의사를 명의로 만들어 주는 질환이지만, 의사를 난감한 곤경으로 빠지게도 한다.

천명음의 증상이 이런 오류에 빠지게 하는데 천명음과 기침, 호흡곤란의 증상이 있는 경우 처음 떠오르는 질환이 천식이라 의사 입장에서는 검사 없이도 천식에 대한 경험적 치료를 시작하게 되고 이러한 경험적 치료는 교과서에서도 권고되고 있는 실정이다. 하지만 천명음과 기침, 호흡곤란을 유발할 수 있는 원인은 천식뿐 아니라 기관지 결핵, 심장이 붓는 심부전, 심지어 폐암과 기관지암도 같은 증상을 일으킬 수 있다. 따라서 천식에 대한 경험적 치료 후 반드시 환자의 증상이 좋아졌는지 경과 관찰이 필요하다. 천식에 대하여 인터넷 검색을 해보면 온갖 민간요법들이 소개되고 있다. 재발이 잘되고 혹자는 거의 불치병이라는 잘못된 인식을 갖고 있기 때문에 다양한 치료방법과 개인적인 경험들, 근거 없는 상업적인 안내들이 난무한다.

나는 이 자리에서 분명하고 단호하게 말할 수 있다. 내과 전문의이며 호흡기내과 전문의인 내가 만일 천식환자라면 치료약제로 가장 먼저 선택할 약제는 스테로이드 흡입제 또는 스테로이드 흡입제와 기관지 확장제가 혼합되어 있는 흡입제 치료제를 선택할 것이다. 천식 환자에게 20년 동안 이러한 흡입제 치료제를 처방하여 천식 환자를 치료해 왔다. WHO(세계보건기구)와 세계 유수의 호흡기, 알레르기학회, 대한 결핵 및 호흡기학회와 대한 알레르기천식학회 등 전문가들이 모인 협회에서 한목소리로 기관지 천식의 1차 치료제는 흡입기 치료라고 권고한다.

의사들의 처방을 심사하는 심사평가원에서는 천식 치료를 잘하는 의료기관을 평가하는 항목에 흡입기 처방률을 평가항목으로 포함하여 의료기관에서 천식 치료 시 흡입기 처방을 잘하도록 권고하고 있다. 그러나 우리나라에서 천식환자에게 흡입기 약을 처방하는 경우가 개인의원에서 몇 %인지 알면 깜짝 놀랄 것이다. 개원가에서 천식환자에게 흡입기를 처방하는 비율은 20.09%이다. 대학병원에서 천식환자에게 흡입제를 처방하는 비율은 거의 90%이다. 천식환자는 개인의원에서 훨씬 더 많이 진료한다(개원가에서 약 80% 천식환자를 본다). 그러나 국내 전체 천식환자의 흡입제 처방률은 약 28%이다. OECD(경제개발 협력기구) 국가들과 비교하면 꼴찌다. 동남아시아 국가들보다도 낮다.

왜 이런 말도 안 되는 상황이 벌어지고 있을까? 개인적인 생각으로는 그 첫 번째 이유는 의사들의 사명감 부족이라고 감히 말할 수 있다. 하지만 의사들에게 사명감만 강조할 수는 없다. 흡입제는 경구용(입을 통하여 먹는) 약처럼 그냥 꿀꺽 삼키면 되는 것이 아니기 때문에 환자에게 흡입기 사용을 위한 교육이 필요하다. 특히 우리나라 환자들은 주사제와 먹는 약을 선호하는 문화가 팽배하여 생소한 흡입제를 처방받는 것에 대해 거부감을 많이 나타낸다. 흡입제를 사용하는 방법에 대한 교육뿐 아니라 왜 흡입제가 중요한 치료제인지 설명하고 설득하는 과정이 필요하다. 그러나 흡입제를 설명하고 교육하는 의사의 노력에 대한 보상은 없다.

2017년 대한 결핵 및 호흡기학회와 대한 천식 알레르기학회는 정부에 줄기차게 흡입제 교육 수가의 중요성과 당위성에 대하여 알려왔다. 2018년 2월 현재까지도 논의 중이지 결정된 바는 없다. 흡입제의 교육에 대한 의료진의 노력에 대한 보상을 책정해서 천식의 사회적인 비용을 획기적으로 줄인 나라들이 있다. 대표적인 나라가 호주와 핀란드이다. 이들 나라 역시 예전에는 천식환자들에게 흡입제를 처방하는 비율이 낮았는데 정부에서 의료진에게 흡입제 교육과 천식환자 교육에 대한 수가를 정해 주고 난 후에 흡입제 처방률이 비약적으로 상승되었고 이러한 효과는 결국 천식환자들이 응급실로 방문하거나 천식으로 입원하는 비율을 낮추어 사회경제적으로 천식으로 인한 의료비 지출이 억제되는 효과를 가져 왔다.

천식환자 개인으로서도 치료가 잘되고, 천식의 재발이 안 되어 좋다. 의사도 자신의 노력에 대한 정당한 대가를 받으니 좋고 정부도 의료비 지출이 줄어 의료재정의 부담이 줄어드니 좋은 것이다. 그렇게 천식의 의료비 전체 지출이 줄어들어 남은 재정으로 다른 희귀성 난치질환이나 중환자, 암 환자들에게 의료비를 지원할 수 있다면 얼마나 좋은 일인가?

일석이조가 아니라 일석사조의 효과가 있는 것이다. 이렇게 좋은 방법이 있는데 왜 우리나라 정부는 시행하고 있지 않는 것인가?

둘째는 심사평가원의 이중적인 잣대 때문이다. 천식질환을 잘 진단하고 치료하는지에 대한 평가는 심사평가원의 만성질환 평가부서에서 담당한다. 천식의 적정성평가 항목에 흡입제 처방을 권고한다. 의사가 천식 치료를 할 때, 먹는 약보다 흡입제를 처방하는 비율이 높으면 좋은 평가를 준다. 심사평가원의 약제 평가부서에서는 고가 약(비싼 약)을 처방하지 말라면서 경고성 평가를 병원에 보낸다.

참으로 어느 장단에 맞추라는 말인가? 흡입제는 경구제보다 더 비싸다. 천식환자에게 흡입제를 처방하면 약제비가 올라간다. 우리 병원은 심사평가원에서 천식 질 관리평가를 시작한 이후 한 번도 빠지지 않고 "양호" 평가를 받았다. 같은 기간에 한 번도 빠지지 않고 약제비 5등급(고가 약 처방 최고 등급: 비싼 약을 처방하는 병원)을 받았다.

이제 독자들에게 물어볼 차례다. 당신이 만일 천식 환자라면 흡입제를 처방하는 병원을 선택할 것인가? 흡입제 없이 경구제만 처방하는 병원을 선택할 것인가? 개인의원에서 스테로이드 흡입제 처방률이 낮은 이유로 심사평가원은 천식의 중증도가 경미한 환자가 개인의원에 가서 흡입제 처방이 낮은 것이고 대학병원은 심한 천식환자가 많아서 흡입제 처방이 높은 것이라고 말한다. 이러한 생각은 진료현장에서 천식환자를 직접 진료하지 않은 사람의 탁상공론에 불과하고 천식 치료의 가이드라인을 전혀 이해하지 못하고 말하는 것이다.

개인의원에 경미한 천식환자는 아예 내원하지 않는다. 1차 의료기관에 내원하는 천식환자는 세계천식기구에서 분류한 천식의 중증도 단계 1~5단계 환자 중 최소한 2단계 이상의 환자들이며, 2단계 이상의 환자들에게 첫 치료의 권고는 흡입용 스테로이드제이다. 따라서 천식의 중증도가 낮아 개인의원에서 흡입제 처방이 낮다는 심사평가원의 인식은 근본부터 잘못된 것이다. 천식의 2단계부터 5단계까지 모두 흡입용 스테로이드제가 치료제로 포함되는 것이고 단계가 높을수록 새로운 약제가 추가되는 것이다.

앞에서 말했지만 천식의 문제는 우리나라만 고민해 온 것이 아니다. 말했듯이 호주와 핀란드는 천식환자의 적절한 치료를 위해서 국가 차원에서 고민해 왔다. 1차 의료 기관에서 천식 관리가 실패하면 국가적으로 의료비가 매우 상승한다는 것은 통계적 수치로 나와 있다. 내가 환자라면 나는 당연히 흡입제를 처방하는 병원을 선택한다. 그것이 천식을 치료하는 지름길이기 때문이다. 이것은 생명과 관련된 문제이고 건강한 삶의 질과 직결되는 문제이다. 천식의 근본 원인이 기관지의 만성 염증이기에 항염증 효과가 탁월하고 전신 부작용이 적은 흡입용 스테로이드 약제가 포함된 흡입제가 답이다. 그러니 독자들이여! 흡입제(흡입용 스테로이드가 포함된 흡입제)가 천식의 1차 치료제임을 기억하자.

흡입제 중에서 스테로이드약이 들어 있지 않고 속효성 기관지 확장제만 들어가 있는 흡입제가 있다. 이것은 기관지의 수축이 심해질 때만 임시방편으로 사용하는 '증상완화제'이다. '증상완화제인 속효성 기관지 확장제'는 천식의 발생 원인인 기관지염증을 치료해 주는 효과는 없다. 천식의 근본 원인인 기관지 안의 염증을 치료하기 위해서는 반드시 항염증 효과가 있는 스테로이드 흡입제로 치료를 해야 한다. 증상완화제인 '속효성 기관지 확장제'도 중요한 역할이 있다. 응급 천식 발작이 왔을 때나 운동 유발성 천식이 있을 경우에는 반드시 '속효성 기관지 확장제'가 필요하다.

헷갈리지 말고 잘 기억하자. 천식은 기관지의 만성적인 염증으로 인해 기관지의 수축반응이 일어나서 발생한다. 증상은 기침, 호흡곤란, 쌕쌕거림이다. 1차 치료제는 염증을 치료해 주는 흡입용 스테로이드제 또는 흡입용 스테로이드제와 지속성 기관지 확장제가 복합되어 있는 흡입제가 제일 중요한 치료제이다. 천식환자가 숨이 매우 차게 되는 응급 천식 발작이 발생하게 되면 위에 말한 흡입제만 사용해서는 안 되고 수축된 기관지를 빨리 확장시켜 주는 속효성 기관지 확장제 흡입제를 사용해야 한다. 아무리 반복해서 말해도 부족함이 없는 말이다.

흉부 CT로 진단한 좌측 폐의 폐암 소견

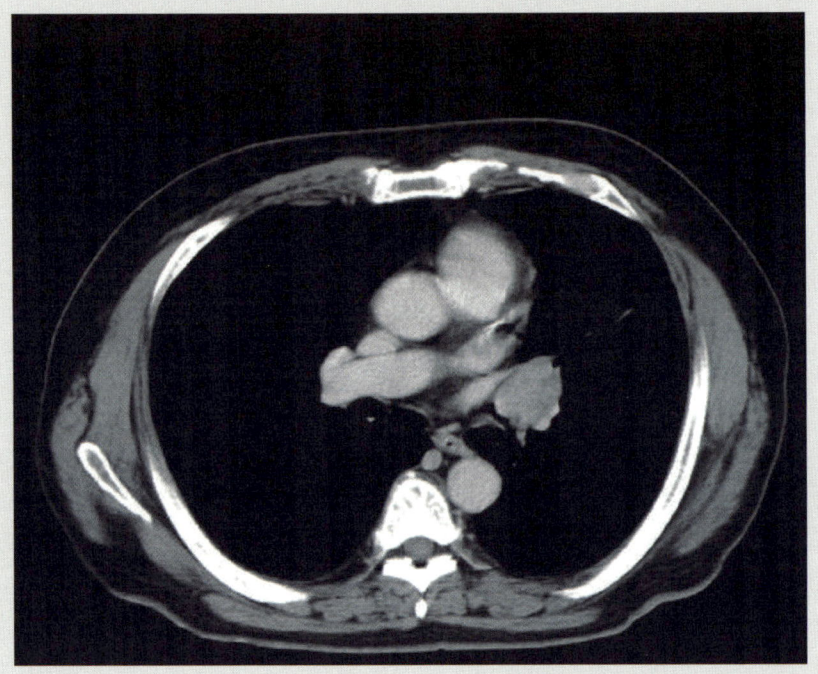

기관지 내시경으로 진단한 폐암 소견

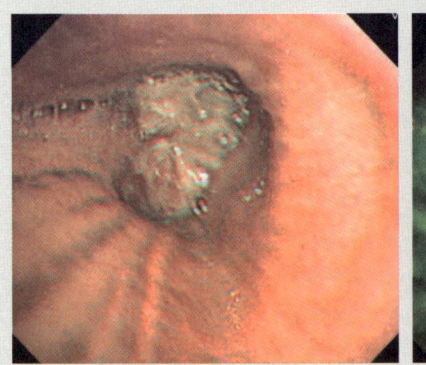 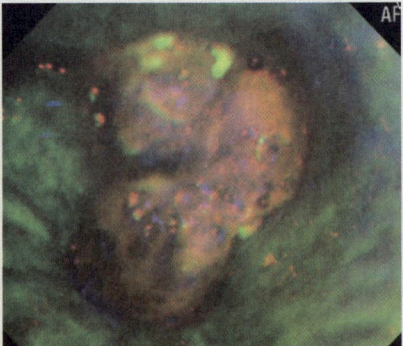

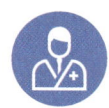

2.
사망률 1위의 암! 에 대하여

　암에 걸리면 얼마나 무서울까? 암에 걸리면 얼마나 고통스러울까? 왜 착한 사람도 암에 걸려 죽는 것일까? 왜 타인을 위해서 헌신하는 사람도 암에 걸리는 고통을 겪을까? 도대체 암은 언제부터 생겼으며 암은 왜 생기는 걸까? 암 중에서 가장 고통스러운 암은 뭘까? 걸리면 죽게 되는 암은 뭘까? 암에 걸려도 오래 살 수 있는 암도 있을까? 온갖 종류의 암이 많지만 내가 가장 가까이서 보는 암은 바로 폐암이다. 폐암은 위에서 던진 질문에 여러 가지가 해당되는 암이다. 폐암에 걸리면 일단 무섭다. 공포감을 가지게 된다. 왜냐하면 폐암은 사망률이 매우 높은 암이기 때문이다. 2016년 통계에 의하면 암 사망률 1위의 암이 바로 폐암이다. 폐암은 고통이다. 폐암이 진행되면 호흡곤란이 심해지고 통증도 심해진다. 숨이 막힐 것 같은 고통은 겪어보지 않으면 모를 것이다. 폐암은 착한 사람도 걸릴 수 있고, 헌신하는 사람도 걸릴 수 있다. 원인 없는 결과는 없다. 이유가 없는 결과가 어디 있겠는가? 사물의 법칙에도 모두 이유가 있고 자연의 섭리에도 모두 이유가 있다. 인간의 행동에도 반드시 이유가 있기 마련이다.

　폐암이 사망률 1위의 암이 된 이유도 당연히 있다. 폐암이 사망률 1위의 암이 된 이유는 과연 뭘까? 어쩌다 한 번 사망률 1등이면 우연이라고 생각할 수도 있는데 그렇지 않다. 계속 사망률 1등을 차지하고 있다. 수수께끼 같은 질문을 해보겠다.

사람들이 흔히 아는 주요 암의 5년 생존율에 대한 질문이다. 문제를 풀어보자. 6가지의 암의 이름이 나열될 것이다. 나열되는 순서에 답을 눈치챌 수 없도록 순서는 무작위로 선정하였다. 문제 속에 답이 보이면 문제가 아니지 않은가?

1번〉 위암
2번〉 대장암
3번〉 폐암
4번〉 갑상선암
5번〉 유방암
6번〉 간암

첫 번째 문제이다. 위에 열거한 6가지 암 중에서 몇 번이 5년 생존율이 가장 좋은 암일까? 다시 풀어서 물으면 6가지 암 중에서 어떤 암이 가장 심각하지 않은 암일까?

두 번째 문제이다. 위에 열거한 6가지 암 중에서 몇 번이 가장 사망률이 높은 암일까? 다시 물으면 어떤 암이 가장 심각할까?

첫 번째 문제에 대한 답은 무엇일까? 위에 열거한 암 중에서 5년 생존율이 가장 좋은 암은 갑상선 암이다.

두 번째 문제에 대한 답은 무엇일까? 6가지 열거한 암 중에서 가장 사망률이 높은 암은 폐암이다. 폐암의 사망률이 왜 1위인가? 이유는 크게 두 가지이다.

첫 번째 이유는 폐암은 일찍 발견하기가 매우 힘들기 때문이다. 어? 병원에 가면 흉부 사진을 촬영하고 건강검진에서도 검사받는 사람들은 거의 대부분 흉부 X-ray 사진을 찍지 않나? 그런데 왜 폐암을 발견하기가 힘들지? 당연한 의구심이다. 하지만 명백한 사실이다. 정확한 이야기다. 단순 흉부 X-ray 사진으로는 폐암을 조기에 발견하지 못한다. 단순 흉부 X-ray에서 보이는 폐암은 거의 진행이 된 후에 발견이 된다. 폐 주위에는 혈관도 많고 임파절도 많다. 그래서 암을 늦게 발견하게 되면, 암세포가 혈관을 타고 다른 장기로 퍼지게 되고, 임파절로 전이되고, 임파관을 타고 멀리까지 전이가 되는 것이다.

두 번째 이유는 폐암 자체의 분자생물학적인 성질 때문이다. 폐암 자체가 다른 암보다 공격적인 성질을 갖고 있기 때문이다. 이렇게 폐암이 모든 암 중에서 사망률이 1위인 이유에 대해서 알게 되었다. 이제 어떻게 하면 되겠는가? 간단하지 않은가? 우리가 해결할 수 있는 부분은 한 가지이다. 두 번째 이유인 폐암의 성질이 그런 것은 어쩔 수가 없다. 사람의 타고난 DNA는 바꿀 수가 없듯이 폐암의 유전자를 바꾸어서 순한 암으로 변경할 수 없다. 그럼 어떻게 해야 할까? 사망률 1위의 폐암을 두 손 놓고 "너는 계속 1등 해라. 장하다" 칭찬해 줄 수는 없지 않은가?

방법을 찾아야 한다. 방법을 찾기 위해 세계의 똑똑한 의사들이 고민하고 연구했다. 1970년대부터 그러한 연구를 수없이 많이 했다. 아, 너무 실망스럽지 않은가? 인간은 1960년대에 이미 달나라를 갔다 왔고 2018년 현재 화성도 탐사하고 우주정거장이 건설되고 있는 이 시점에서 어떻게 폐암을 조기 진단하는 방법을 못 찾았단 말인가? 도저히 믿어지지 않는다. 이제부터 3가지 글을 보여드리고자 한다.

하나.

증상이 나타나기 전에 건강검진으로 폐암을 조기에 발견할 수 있는 공인된 선별검사 방법은 현재까지도 나오지 않고 있다. 가슴 부위의 전산화단층 촬영(CT)을 이용한 폐암의 조기 검진에 대한 연구가 활발히 이루어지고 있으나, 아직 유효함을 입증하지 못하였다. 즉 CT로 폐암에 대한 건강검진을 받은 경우가 그렇지 않은 사람들보다 폐암으로 인한 사망률을 줄인다는 것을 입증하지 못하였다.

－2018년 3월 1일 네이버 지식백과 발췌－ 저자/제공처: ○○대학교병원

둘.

폐암 검진에 어떤 검사가 유용한지, 또한 생존율의 증가를 가져오는지에 대해서는 논란이 있었다. 그러다가 2010년 발표된 미국의 국가폐암검진연구(National Lung Screening Trial, NLST)에서 효과가 증명되었다. 미국의 국가폐암검진연구는 폐암 고위험군을 대상으로 한 연구이다.

즉 55세~74세이면서 30갑년 이상의 흡연력을 가진 고위험군을 대상으로 했다. 매년 저선량 흉부 CT를 이용한 폐암 검진을 3차례 시행한 결과 폐암 사망률을 20% 이상, 그리고 전체 사망률을 7% 이상 줄일 수 있었다.

－2018년 3월 1일 네이버 지식백과 발췌－ 저자/제공처; ○○대학교병원

셋.

폐암, 55세 이상 흡연자는 조기 검진 필수.

미국 대단위 임상 연구 결과에 따르면, 55세부터 74세까지 하루 1갑씩 30년 이상 흡연한 흡연가들을 저선량 흉부 컴퓨터 촬영 검사로 조기에 폐암을 발견해 수술적인 치료로 약 20% 정도 폐암으로 인한 사망률을 낮췄다는 보고가 있다.

따라서 55세 이상이면서 평균 하루 1갑씩 30년 정도 흡연을 하였거나, 금연한 지 15년이 지나지 않은 경우에는 저선량 흉부 컴퓨터 촬영을 통해 조기에 폐암을 발견해 치료하면 완치를 기대할 수 있다.

−2018년 3월 1일 네이버 지식백과 발췌− 저자/제공처: ○○대학교병원

위 내용들은 2018년 3월 1일 저녁 8시 23분에 확인한 내용이다.

폐암은 두렵다. 특히 흡연하는 사람은 폐암 발병에 대하여 두려움이 크다. 최근에는 흡연하지 않는 사람에게도 폐암의 발병이 문제가 되고 있다. 특히 여성에게서 폐암이 증가하고 있다.

독자들은 어떤 내용이 올바른 정보라고 생각이 들까? 힌트는 주어져 있지 않은가? 조기 폐암검진이 도움이 된다는 내용이 둘이고 도움이 안 된다는 내용이 하나이다. 다수결의 법칙에 따르면 2:1이다. 그런데 첫 번째 내용의 출처 병원과 두 번째 내용의 출처 병원이 같은 병원이다. 여기까지 말하면 눈치가 있는 독자들은 이미 알아차릴 수 있을 것이다. 아하! 같은 병원에서 쓴 상이한 글이 네이버 지식백과에 게재되어 있다고? 그럼 첫 번째 내용을 다시 보자, 뭐라고 쓰여 있는지. 오호! 아직까지 유효함을 입증

하지 못했다고 쓰여 있다. 그렇지! 그럼 두 번째 내용을 보자. 2010년 미국의 국가폐암검진연구에서 저선량 흉부 CT 검사로서 폐암의 사망률을 20% 이상 낮추었음이 입증되었다고 기술되어 있다. 음… 이건 첫 번째 내용의 글이, 2010년 이전에 작성된 글이겠구나 하는 생각이 든다. 내용이 수정이 안 된 것이라고 추측된다.

세 번째 내용의 출처는 다른 병원의 호흡기내과 교수가 작성한 글이다. 역시! 그렇구나. 2018년 현재의 기준으로 판단하면 폐암 발병의 고위험군에서 폐암을 초기에 발견하는 방법이 있구나. 그 방법은 저선량 흉부 CT이구나. 근데 궁금한 게 생길 것이다. 우선 흡연력이 30갑년 이상이라고 쓰여 있는데 저게 뭐지? 그리고 CT는 알겠는데, 저선량 CT는 뭘까?

우선 '갑년'이라는 말은 욕이 아니다. '갑년'은 흡연의 양에 대한 단위이다. 평생 흡연력을 표시하는 단위로서 하루에 피우는 담뱃갑 수와 흡연한 기간을 곱하여 계산한다. '30갑년'이라는 말은 담배를 하루 한 갑씩 피운 기간이 30년이라는 말이다. 하루에 두 갑씩 30년 동안 흡연을 했다면 '60갑년'이 되는 것이다. 그럼 하루에 두 갑의 담배를 피운 사람은 몇 년을 피워야 30갑년이 될까? 수학을 못 하는 나도 이런 문제는 풀 수 있다. 이건 산수이다. 15년을 피우면 '30갑년'이다. '갑년'에 대한 궁금증은 간단하게 풀렸을 것이다.

이제 저선량 흉부 CT가 무엇인지 간단하게 알아보자. CT는 단순 X-ray보다 정밀하게 인체 내의 장기에 대한 정보를 얻을 수 있는 검사방법이다. 기존의 흉부 CT의 문제점 중 하나가 환자가 노출되는 방사선 피폭의 문제였다. 저선량 흉부 CT는 일반적인 흉부 CT의 방사선 양보다 약 1/5~1/6 수준으로 낮다. 그래서 검사 방법의 이름이 '저선량'인 것이다. 선량이라는 말이 방사선에 노출되는 양을 뜻하는데 방사선의 노출이 적은 방법이어서 '저선량 흉부 CT'인 것이다. 하지만 여기서 주의할 점이 있다. 저선량 흉부 CT에 단점도 있다는 것을 알아야 한다. 종양의 혈관 침범 여부나 주위 임파절이나 종격동 부위로의 전이 상태는 저선량 흉부 CT로 알 수가 없다. 그러한 부위에 대한 자세한 검사를 위해서는 조영제 흉부 CT를 촬영해야 한다. 또 다르게 촬영하는 CT 방법도 있다. 그것은 '고해상도 흉부 CT' 촬영이다. 이름이 어렵지만 간단하다. 이름 그대로 화질의 해상도를 높여서 촬영하는 것이 '고해상도 흉부 CT' 촬영이다. 이름만 들으면 '고해상도 흉부 CT'가 제일 좋아 보일 수도 있다. 카메라도 고화질, 핸드폰도 고화질, TV도 고화질이 좋은 것이지 않은가? 하지만 고해상도 흉부 CT도 단점이 있다. 방사선 피폭의 양이 많다는 것이다.

조직학적 분류에 따른 폐암의 종류

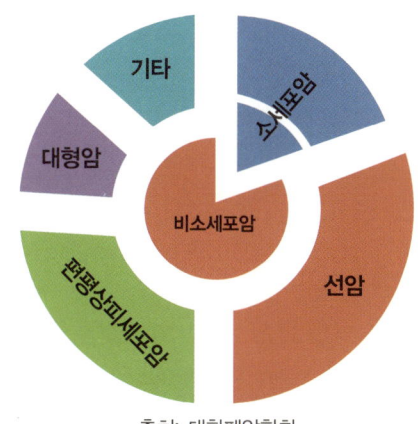

출처: 대한폐암학회

폐암은 흉부 CT만으로 확진을 못 한다. 흉부 CT를 촬영해서 폐에 악성결절이나 악성 종양이 발견되면 조직검사를 해야 한다. 폐암은 한 가지 종류가 아니다. 소세포폐암(Small Cell Lung Cancer)과 비소세포폐암(Non-Small Cell Lung Cancer)으로 나눈다. 비소세포폐암의 종류는 다시 편평상피세포암과 선암, 기관지폐포암으로 나눈다. 소세포폐암은 수술이 안 되고, 비소세포폐암의 경우 3A기 이내의 병기는 수술이 원칙이다. 폐암은 병의 진행 상태에 따라 폐암의 병기를 결정한다. 소세포폐암의 병기는 제한기와 확장기로 나누고 비소세포 폐암은 1기~4기로 나눈다. 어렵고 복잡해 보이지만 표로 만들어 보면 간단하다. 그림으로 봐도 간단하다.

폐암의 병기 분류

■ 비소세포폐암의 병기

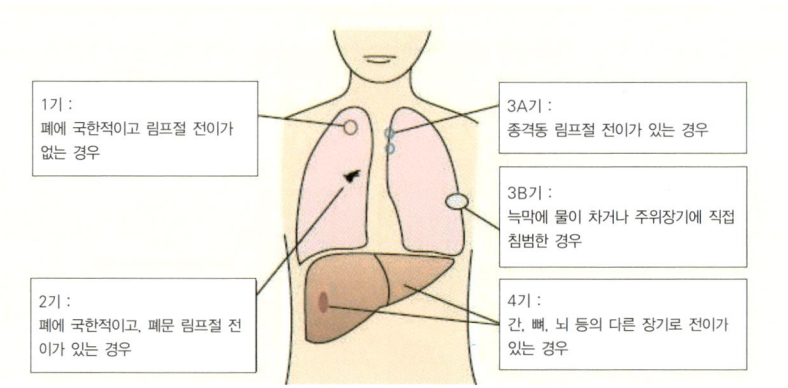

■ 소세포폐암의 병기

제한성병기	암이 종격동을 포함해서 폐의 한쪽에만 국한된 경우
확장성병기	암이 반대편 폐나 다른 장기로 전이된 경우

출처: 대한폐암학회

우리나라에서 한해에 폐암으로 사망하는 환자가 1만 7,400명이다. 30분당 한 명꼴이다. 소세포폐암과 비소세포폐암 중에 어떤 암이 더 흔할까? 비소세포폐암이 훨씬 많다. 폐암도 개인적인 질환으로 끝나지 않는다. 폐암 환자의 가족 전체의 문제가 되고 사회문제가 된다. 따라서 국가가 나서야 한다. 2019년부터 국민건강검진의 검진 항목에 폐암의 '고위험군'을 대상으로 무료로 저선량 흉부 CT 검진을 실시하기로 결정한 것은 국가 차원에서 폐암을 관리하겠다는 의지이다. 환영할 만한 일이다. 폐암의 조기진단보다 더 중요한 것이 있다. 바로 금연이다. 흡연과 상관없이 발생하는 폐암도 있으나 폐암의 가장 강력한 유발인자는 '흡연'이다. 소 잃고 외양간 고치면 후회하지 않겠는가?

폐암을 예방할 수 있는 가장 효과 있는 방법은 금연이다. 애연가에게 대단히 죄송스러운 마음이지만 이제는 간접흡연에 대하여도 국가가 나서서 규제하고 있지 않은가? 비흡연자들의 건강권이 강조되고 있는 것은 비단 우리나라만의 현상이 아니다. 세계적인 흐름이다. 금연에 대하여도 보건복지부는 금연지원 사업을 실시하고 있다. 보건소나 가까운 동네 의원에서도 금연상담과 금연치료제를 처방받을 수 있다. 사람은 누구나 죽음을 맞이한다. 하지만 폐암 환자의 고통을 보는 것은 너무 안타깝고 가슴이 아프다.

나도 폐암 환자의 보호자였다. 그래서 더욱 폐암은 피해야 할 질환이라고 뼈저리게 느낀다. 진료실에서 내가 제일 잘하는 말 중의 하나가 "힘드시지요? 하지만 조금만 더 노력하셔서 담배 끊으셔야 해요"이다. '흡연은 질병입니다', '치료는 금연입니다' 이 문구들은 대한민국 보건복지부에서 만든 공익광고 중에서 단연코 최고의 공익광고 문구이다. '스스로 구입한 질병'이라고 몰아세우면 금연에 성공하지 못한다. 흡연자들의 애환을 이해하고 응원해 줘야 한다. 공통된 애환은 한결같다. '스트레스' 때문이다. '행복하지 않아서'이다. '불안해서'이다. 흡연은 질병이지만 흡연은 사회구조적인 문제가 야기하는 측면도 있다. 최근에는 '저녁이 있는 삶'의 캠페인이 일어나고 있다. 진정한 '저녁이 있는 삶'이 되려면 '건강한 삶'이 전제되어야 한다. 폐암은 우리의 육체를 아프게 하고 우리의 정신을 갉아먹는다. 국가와 의료계와 국민들이 똘똘 뭉쳐서 폐암의 고통에서 벗어나는 일은 상상만 해도 흐뭇하다. 폐암 환자의 고통은 상상 외로 오래간다. 가족들에게도 그 아픔은 오래간다.

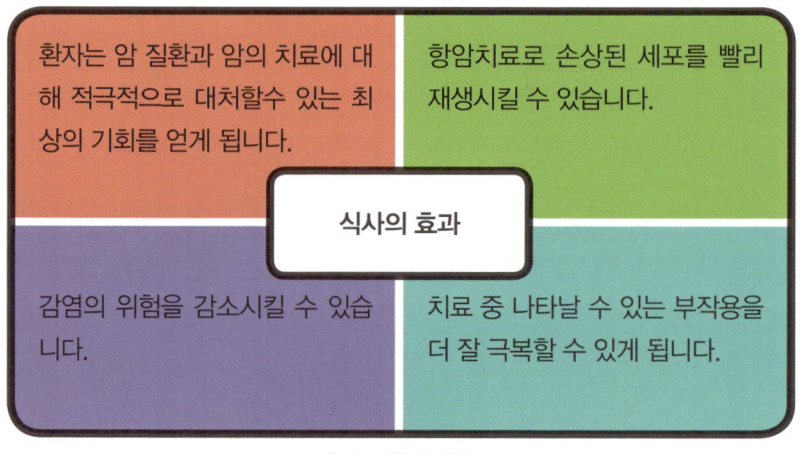

출처: 대한폐암학회

아버님이 폐암으로 세상을 떠나신 지 만 6년이 흘렀지만 지금도 내게는 현재진행형인 아픔이다. 폐암. 걸리지 말자. 혹시나 발병해도 조기에 발견하자. 폐암으로 투병 중인 환자분들에게 한없는 위로와 응원을 보낸다. 그 가족들에게 진심 어린 연민의 마음을 전한다. 그들의 아픔은 내게는 추상적이지 않다. 구체적이고 실제적이다. 그래서 다시 한번 나의 진심을 다해서 따뜻한 마음을 전하고 싶다. "아프시고 숨이 차고 두려우시지요. 조금만 참으시라고 말하는 것도 어렵습니다." 아, 가슴이 저려온다.

기관지 내시경 검사를 시술 중인 진성림 원장

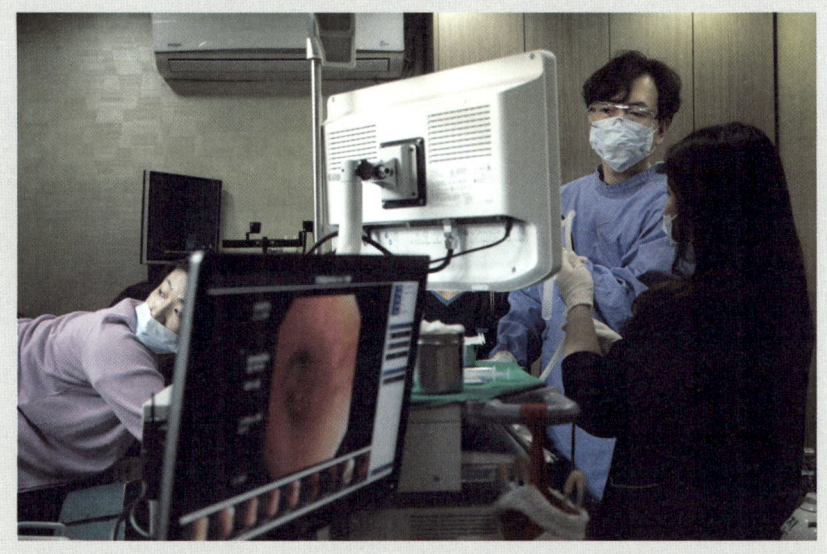

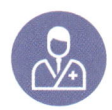

3.
당신은 위험을 감수해야 합니다

당신은 위험을 감수해야 합니다.
예상치 못한 일이 일어날 때 삶의 기적을 완전히 이해할 것입니다.   −파울로 코엘료−

'원장님 덕분에 아들을 만나고 왔어요.'

"Saturation(산소포화도 수치)?"
"100%입니다."
"Saline please(생리 식염수 주세요)."
"Pulse rate(심장 박동 수는)?"
"78회입니다."
"Left upper bronchus active bleeding focus finding(좌측 상엽 기관지에 출혈소견)."
"Washing please(생리식염수 세척)."
"BP는(혈압은)?"
"120/70입니다.(수축기 혈압이 120이고 이완기 혈압은 70이라는 뜻: 정상 범위이다. 혈압의 정상 범위는 이완기 혈압 80mmHg미만, 수축기 혈압 120mmHg미만이다.)"

메디컬 드라마 촬영 장면 같다. 영화 속 한 장면 같기도 하다. 이 이야기는 우리 병원에서 일어난 실제 상황을 글로 표현한 것이다.

기관지 세척을 하는 동안 나의 우측 두 번째 손가락에 환자가 숨을 쉴 때 느껴오는 감각이 오지 않았다. 수많은 증례의 기관지 내시경 검사를 하면서 안전에 대한 노하우를 터득했다. 환자의 산소포화도 감시 장치는 기관지 내시경 검사를 할 때 매우 중요한 환자 감시 장치이다.

산소포화도 감시 장치로 환자의 산소수치 값과 혈압, 심박 수에 대한 정보와 부정맥이 동반되는지에 대한 정보를 초 단위로 보고를 받고 확인을 하면서 기관지 내시경 검사를 시행한다. 기관지 내시경 검사가 위내시경이나 대장 내시경 검사보다 시술자에게 힘든 이유는 환자의 기도 내로 직접 내시경이 들어가서 기관지 안의 많은 가지들을 확인해야 하고, 기관지의 가지들은 우측과 좌측에 여러 갈래로 나뉘기 때문에 기도 해부학에 정확한 지식이 있어야 하며, 응급상황 발생을 조기 진단해서 응급상황에 대한 ABC, 즉 Airway(기도 확보), Breathing(호흡), Circulation(혈액순환) 치료를 할 수 있는 능력이 필요하기 때문이다.

그날 재발되는 객혈로 내원하였던 40대 후반의 환자는 별문제 없이 기관지 내시경 검사를 받고 있었다. 기관지 내시경 검사는 언제나 긴장감이 최고조에 달하는 검사이다. 내과 영역에서 최고의 난이도를 가지고 있는 내시경 검사이고 조직검사 등의 시술 시에 합병증의 위험이 발생할 수 있는 검사이다. 온몸의 신경이 곤두선 상태에서 기관지 내시경 검사를 시술한다. 그날 나는 검사 도중에 환자가 숨을 잘 쉬지 않고 기관지가 수축되어 기관지 반사가 일어나지 않는다는 것을 느끼게 되었다. 그 순간에도 환자 감시 장치에서 환자의 산소포화도는 모두 100%였다. 환자에게 환자 감시 장치를 한 개만 부착하는 것이 아니다. 손가락 끝에 연결된 환자 감시 장치와 발가락 끝에 연결한 환자 감시 장치 2개를 사용한다. 혹시나 장비 하나가 고장 나거나 오류를 일으킬 수 있는 것에 대한 백업 안전장치로 2개의 감시 장비를 사용한다. 2개의 감시 장치가 모두 산소포화도를 100% 정상값으로 알려주고 있었으나 나는 즉시 기관지 내시경관을 환자의 기관지에서 빼냈다.

"Left decubitus position(환자를 좌측 폐가 아래로 오게 옆으로 눕히기)!"
"Oral suction(환자의 구강 안에 고인 가래와 침을 흡인하기)!"
"Saturation(산소포화도는)?"
"90%입니다. 85%입니다. 80%입니다."
"O2 5L/min supply (코에 연결된 산소 줄을 통해서 산소탱크에서 분당 5L 산소 공급)"
"Hydrocortisone 200mg IV(스테로이드 정맥주사)."
"Pulse rate?, BP?"
"120회입니다. 70/40mmHg입니다."
아, 이제 이 환자는 응급상황에 빠지고 있음을 직감했다.
"생리식염수 대량 주입!"
"Dopamine 정맥주사(혈압 상승제 주사)."

응급치료에도 불구하고 환자의 산소포화도는 뚝뚝 떨어졌으며, 혈압도 떨어지고, 심장박동 수는 증가하다가 떨어지기 시작했다. 곧 심정지가 올 수 있는 매우 위급한 상황이었다.

이런 상황에서 3~4분 이내에 환자의 문제를 해결하지 못하면 환자는 죽는다. 119 구급차를 불러서 대학병원으로 이송하기에는 시간이 너무 촉박했다. 여기서 3분 이내에 내가 해결하지 못하면 이 환자는 죽는다. 등에서 식은땀이 났고 나의 심장이 방망이질하기 시작했다. 내 몸 안의 온갖 스트레스 호르몬이 폭발적으로 나왔고 나는 그 환자를 살리기 위해 내가 가지고 있는 모든 응급상황에 대한 조치를 다 했다. 그러나 그 환자의 산소포화도는 0%를 보였고 심전도의 심장파형은 심정지 상태였으며, 혈압은 잡히지 않았고, 환자의 입술은 청색증이 왔으며, 얼굴빛은 회색으로 되었다. 심장이 멈춘 것이다. 그 환자는 죽음에 다다르고 있는 것이었다.

심정지 후 예후가 좋으려면 CPR(심폐소생술)도 무조건 초기에 반응이 와야 한다. 심폐소생술(CPR)을 했으나 반응이 없었다. 수없이 많은 응급환자를 보고 치료했으나 이번 상황은 나를 깊은 나락으로 빠트리는 것이었다. 내 가슴도 멈추어져 가는 느낌이었고 머릿속은 암흑 그 자체였다. 호흡기내과 의사는 필연적으로 응급상황을 마주할 수밖에 없다. 그것이 운명이다. 응급환자가 발생했을 때 모든 의사는 필사적으로 노력한다. 나 역시 그랬다. 필사적으로 매달렸다. 환자를 이렇게 가게 할 수는 없었다. 앞으로 남은 시간은 60초였다.

60초 안에 이 환자의 심정지 상태가 정상으로 돌아오지 못한다면, 이 환자는 사망하거나 살아도 뇌사 상태가 될 것이다. 그 60초의 시간은 내 인생에 있어서 가장 힘들고 긴 고통의 시간이었고, 가장 가슴 졸이는 순간이었다. 골든타임 20여 초를 남기고 마침내 그 환자의 정지했던 심장 박동이 뚜! 뚜! 뚜! 환자 감시용 모니터에서 뛰기 시작했고 산소포화도도 30%, 40%, 50%씩 증가했다. 1분 후 언제 그랬냐는 듯이 그 환자의 모든 검사 측정치는 정상을 나타냈다. 그 환자는 조금 있다가 눈을 떴다. "언제 검사가 끝났나요?" 환자는 아무런 일도 일어나지 않은 것처럼 말을 했다. 그리고 말했다. "원장님 덕분에 푹 잠도 자고 꿈도 꾸었어요. 꿈에서 아들도 만났어요."

"아, 그래요? 환자분 검사 도중에 산소포화도가 떨어지고 심장이 잠깐 멈추었는데 다행히 응급조치 후 돌아오셨습니다. 정말 큰일 날 뻔했어요. 다음부터는 환자분은 수면마취 내시경 검사를 절대로 받아서는 안 됩니다. 수면유도제 약제에 대해 과민반응으로 혈압이 떨어지는 부작용이 있습니다. 앞으로 내시경 검사 시 수면 내시경 검사는 받지 마세요." 주의사항을 알려주고 검사한 기관지 사진을 보여 주면서 물었다. "그런데 꿈에서 아드님이 뭐라고 했어요?" 그 환자의 대답을 들은 후 나는 온몸에 소름이 돋았다. "아들이 5년 전에 사고로 죽었거든요…. 근데 아직 엄마가 올 때가 아니라고 왜 날 만나러 오냐고 어서 가라고 말했어요." 전율을 느꼈다. 그 환자는 정말 죽었다가 다시 살아난 것이다.

의사는 죽음을 자주 마주하게 된다. 그날처럼 사후 세계에 대해 구체적인 느낌을 받은 적은 없었다. 죽음과 삶. 나는 그날 점심시간에 식사도 못하고 엄청난 고민에 빠지게 되었다. 기관지 내시경 검사. 이 시술을 계속할 것인가? 너무나 스트레스가 심하지 않은가? 사람은 행복감과 기쁜 일은 금방 잊어버리지만 나쁜 기억은 정신적으로 상처가 된다. 외상 후 스트레스 증후군은 기쁜 일이나 행복한 일로 발생하지 않는다. 슬픔이나 고통, 공포에 노출되었을 때 겪게 된다. 응급상황이 일어난 그날 오후 2시에는 기관지 내시경 검사가 또 예약되어 있었다. 폐에 종양이 있는 환자였다. 대학병원에서 한 달을 기다려야 한다는 말을 듣고 우리 병원으로 기관지 내시경 검사를 받기 위해 오는 환자였다. 직원들은 기관지 내시경 검사를 취소해야 한다고 말했다. 나의 스트레스를 걱정해서 그랬던 것이다. 극심한 스트레스를 겪고 난 후, 기관지 내시경 검사를 다시 실시하는 것은 무모한 일일 수도 있었다.

하지만 그날 예약되어 있던 기관지 내시경 검사를 취소했다면 나는 정신적 고통과 위축을 극복할 수 없었을 것이다. 기관지 내시경 검사는 경험 많은 호흡기내과 전문의가 시행할 때는 매우 안전한 검사이다. 아무리 안전한 검사라고 해도 부작용은 생길 수 있다. 의료 시술 중에 부작용이 전혀 없는 검사는 거의 없다. 특히 인체 내로 의료기구가 들어가는 침습적인 검사는 합병증이 나타날 수 있다. 부작용은 의사의 과실과 연관이 있을 수도 있고, 의사의 어떠한 과실 없이도 일어날 수 있다. 예측이 불가능한 경우가 많다.

중요한 것은 부작용이 나타나게 될 경우 대처이다. 그 환자도 기관지 내시경 검사 자체의 부작용이 아니라 수면유도제인 약에 대한 부작용이 나타났던 것이다. 부작용에 대한 대처가 제대로 시행되어도 간혹 환자를 잃게 되는 일이 생길 수도 있다. 그래서 오늘도 의사들은 혹시 생길 수도 있는 합병증의 위험성을 안고서 검사를 하고 시술을 한다. 의사들이 발생할 수 있는 부작용이 두려워서 검사나 시술을 포기한다면 그때부터 의사가 아닌 것이다. 임상의사는 언제나 용기를 갖고 환자에게 최선의 치료를 다 해야한다. 특히 Bronchoscopist(기관지 내시경 시술 의사)는 응급상황을 언제 마주할지 모르는 숙명을 갖고 있다.

4.
두려움을 극복하는 것이 인생을 보람차게 만든다

두려움을 극복하는 것이 인생을 보람차게 만든다.　　　　　　－비트겐슈타인－

　　의사인 내게도 큰 두려움을 주었던 질환이 있다. 호흡기내과 전문의이기 때문에 더 두려움이 있었다. 그들의 정체는 바로 "신종플루"와 "메르스"이다. 이들은 증상의 발현이 고열과 기침을 동반하는 호흡기 증상으로 나타난다. 호흡기내과 전문의인 내게는 사전에 어떤 경고도 없이 갑자기 찾아올 수 있는 최악의 불청객인 것이다. 이들은 대부분 감기라는 '위장'을 하고 나타난다. 눈치 빠르게 대처하지 않으면, 환자도 문제가 될 수 있고, 나도 위험에 빠질 수 있다. 이 질환들의 원인은 바이러스이다. 바이러스의 가장 큰 특징은 '변신의 귀재'라는 것이다.

　　이들을 조기에 진단할 수 있는 가장 큰 무기는 검사가 아니다. 이 바이러스의 감염을 '의심'하는 것이 가장 중요한 조기 진단 방법이다. 의심을 한 후에 정체를 확인하기 위해서 '검사'를 해야 한다.

17년 동안에 보건사회학적으로 매우 큰 역사적인 위기의 순간이 2차례 있었다. 첫 번째 사건은 2009년 9월부터 대유행을 하였던 "신종플루"였고 두 번째 사건은 "메르스"였다. 신종플루는 높은 감염력으로 2009년 가을, 우리나라를 강타했고, 1918년 스페인 독감이 전 세계를 강타했을 때처럼 우리에게 커다란 공포를 주었다.

스페인 독감은 1918년에 처음 발생해 2년 동안 전 세계에서 엄청나게 많은 사람의 목숨을 빼앗아간 인류 최대의 재앙이었다. 우리나라에서도 약 740만 명이 감염되었고, 감염된 사람들 중에 14만여 명이 사망한 것으로 알려져 있다. 당시에는 바이러스를 분리, 보존하는 기술이 없어 스페인 독감의 정확한 원인 바이러스는 밝혀지지 않았다.

2005년 미국의 한 연구팀이 알래스카에 묻혀 있던 한 여성의 폐 조직에서 스페인 독감 바이러스를 분리해 재생하는 데 성공하였다. '스페인 독감'이라고 알려져서 스페인에서 처음 발생한 것처럼 생각할 수 있으나 최초의 발생지는 미국 시카고이다. 스페인 독감이 아니라 '미국 독감'인 셈이다. 그 당시 제1차 세계대전으로 전시 보도 검열이 있었는데 전시 보도 검열이 없었던 스페인에서는 언론이 깊이 다루었기 때문에 '스페인 독감'이라고 이름 지어진 것이다. 당시 전 세계 인구가 약 16억 명이었는데, 스페인 독감 감염자가 약 6억 명 정도 되었고 사망자는 최소 2,500만 명에서 최대 1억 명에 달했다고 추정한다. 사망자가 이렇게 차이가 나는 이유는 진단할 겨를도 없이 야전에서 사망한 군인들과 폐렴 합병증으로 죽은 사망자를 포함하지 않았거나, 당시 제대로 된 통계가 없어 사망자를 추정할 수도 없었던 나라가 있기 때문이다.

두 번째 질환을 말하기 전에 "질병관리본부"에 대한 이야기를 하고자 한다. 질병관리본부는 국가 전염병의 연구 및 관리와 생명과학 연구를 수행하는 보건복지부 소속 기관으로 2004년 1월에 신속하고 정확한 질병정보의 전달과 과학적 근거가 있는 정보를 제공하고 질병의 발생과 감염의 위험 감소를 목적으로 설립된 기관이다. 1개의 국립보건연구원과 감염병 관리센터, 질병예방센터, 장기이식관리센터 등 3개의 센터와 13개의 국립검역소 규모로 운영되고 있으며 감염병의 조사와 질병 감시, 실험실 감시, 역학조사를 통한 과학적인 대안 마련, 질병 정보 및 비상상황에 대비한 대책과 예방의 활동을 한다. 국가의 보건 비상사태가 발생하면 핵심적인 실무적 역할을 하는 질병관리본부에서 다음과 같은 시체 처리 지침을 발표했다.

1. 시체 이송자의 처리 관련자는 반드시 개인보호 장비 착용
2. 사망 병실에서 시체를 세척하거나 닦지 말고 탈의도 하지 말 것
3. 시체를 방수용 시체 백에 넣고 환자에게 침습적으로 사용된 관(정맥 주사관, 기관지 내관 등)은 제거하지 말고 시체 백에 함께 넣음
4. 시체 백 표면 소독
5. 또 다른 시체 백으로 처음의 시체 백을 넣고 2중 패킹
6. 시체 백 표면 소독(70% 이상 알코올) 및 공기 건조해 이동
7. 별도의 이송용 침대를 이용해 시체 이송
8. 병원 영안실로 이송
9. 이송된 시체는 백을 열지 말고 그대로 밀폐된 관에 배치(시체는 염 및 방부처리 금지)
10. 시체는 화장처리

우리나라는 가족이 사망하면 최소한 3일장을 치른다. 하지만 질병관리본부에서의 지침은 시신의 염이나 방부처리를 금지하고 24시간 이내 화장할 것을 요구했다.

대전에 사는 노부부가 있었다. 82세의 남편이 사망하고 보름 후 81세의 아내가 사망했다. 노부부는 같은 질환으로 사망했다. 노부부에게는 3남 1녀의 자녀들이 있었지만 자녀들은 마지막 순간 어머니의 임종도 지켜보지 못했고 장례에도 동행하지 못했다. 자녀들 모두 '자택격리'되어 나올 수 없었기 때문이다. 도대체 어떤 일이 벌어진 것인가?

무슨 일이 일어났기에 사랑하는 어머니의 임종도 지켜보지 못하고 장례에도 동행하지 못했던 것인가? 너무나 비극적인 일이다. 부모님을 보름 사이에 떠나보낸 것도 억장이 무너질 슬픔인데 장례에도 참석을 못 하고 떠나보내야 했던 가족들의 마음을 어찌 표현할 수 있을까? 이러한 비극의 시작은 2015년 5월 20일 시작되었다.

대한민국을 패닉 상태에 빠트렸던 질환. 과거에는 의학교과서나 해외 저널에서나 접했던 이 질환을 이제 모르는 대한민국 국민은 없을 것이다. 코로나바이러스의 감염으로 인한 중증 급성 호흡기 질환으로 주로 아라비아반도를 중심으로 감염환자가 발생하여 "중동호흡기증후군: Middle East Respiratory Syndrome: MERS)" 메르스라고 한다. 발열을 동반한 기침, 호흡곤란, 가래 등의 호흡기 증상과 두통, 오한, 근육통 등의 증상이 나타나고 심한 경우 사망하게 된다. 메르스가 무서웠던 것은 높은 치사율 때문이었다. 처음 메르스가 우리나라에서 발생했을 당시 어떤 언론에서는 메르스의 치사율이 무려 40%라고 보도했다. 40% 치사율이라는 뜻은, 그 병에 걸리면 둘 중의 한 명은 죽는다는 말이다.

  치사율에 대한 과장된 보도의 문제가 있었지만 메르스는 2015년 우리나라 국민들 모두에게 심각한 공포를 주었으며, 그 사건을 계기로 병원 내 감염에 대한 인식과 우리나라 응급실의 실상에 대한 관심, 병문안 문화에 대한 문제점들이 사회적으로 이슈가 되었다. 감염과 예방에 대하여 국민적 인식의 전환이 일어난 계기가 되었다.

  2009년 신종플루 사태 때 나는 진료현장에 있었고, 2015년 메르스 사태 때에도 진료 현장을 지키며 환자를 보고 있었다. 의사, 간호사, 간호조무사, 119 응급 구조대원, 임상병리사, 방사선사, 약사, 병원에서 행정을 보는 직원들 모두가 감염병의 유행이 있을 때, 감염의 위험에 노출이 된다. 보건의료직에 종사하는 사람들은 각종 감염병의 감염에 노출이 되는 위험을 무릅쓰고 일을 하는 것이다. 전쟁이 일어났을 때 아무리 좋은 무기를 가지고 있어도 그 무기를 사용할 군인이 없으면 전쟁에서 승리할 수가 없다. 아무리 좋은 약들이 준비되어 있어도 최일선에서 바이러스나 세균과 싸우는 의료진이 없으면 감염병과의 전쟁에서 패배한다. 전염성 질환과의 전쟁에서 패배하는 것은 즉시 국가적 재앙으로 연결이 된다. 모든 것을 잃게 될 수 있다. 질환은 치료하는 것도 중요하지만 예방하는 것이 가장 중요하다. 《손자병법》에서 최고의 승리는 '싸우지 않고 적을 이기는 것'이라고 했다. 싸우지 않고도 전염성 질환을 이기는 것은 예방이다. 매년 국가 차원에서 가을철이 되면, 독감 예방접종을 홍보하고 의료기관에서 예방접종을 시행하는 것이 매우 중요하다.

  메르스는 아직 예방접종이 없다. 예방접종이 없는 감염성 질환에 대한 최선의 예방책은 '조기 발견' 체계를 갖추는 것이다. 현재 우리나라는 법정 전염병을 제1군 6종, 제2군 10종, 제3군 18종, 제4군 19종을 규정하고 있다. 1군과 2군 전염병은 환자를 진단 즉시, 보건기관에 신고하도록 되어있다. 3군의 경우에는 월 1회 보고하도록 되어 있다.

무슨 전염성 질환의 종류가 이렇게 많은가? 신고해야 하는 전염성 질환의 종류만 해도 53종류이지 않은가? 보건의료직에 종사하는 사람들은 저렇게 다양한 전염성 질환의 노출을 감수하고 일하고 있는 것이다. 주위에 친구나 지인이나 가족들이 보건의료 분야에서 일하고 있다면, 따뜻한 격려의 말을 남겨 주자. '수고하고 있다고. 당신의 건강도 보살피라고.'

5.
기침은 숨길 수 없으나 가면이다
−기침에 대한 두 번째 생각

아침 7시 50분. "콜록콜록", "컹컹" 이 소리는 강아지가 짖는 소리가 아니다. 사람의 기침소리이다. 매일 이른 아침부터 나는 이런 기침 소리를 들으면서 하루를 시작한다. 기침은 숨길 수가 없는 증상이다. 배가 아프거나 통증이 심할 경우에는 주위 사람이 눈치를 챌 수 있으나 심하지 않을 경우에는 당사자가 표현하지 않으면 숨길 수 있다. 혈압이나 혈당이나 콜레스테롤 수치 등도 겉으로 드러나는 증상이 아니므로 숨길 수 있다.

기침은 도저히 숨길 수가 없다. 기침은 소리가 나기 때문이다. 환자들은 다양한 증상으로 병원에 온다. 심한 기침을 경험해 본 사람은 기침이 얼마나 힘들고 두려운 증상인지 안다. 옆에서 기침을 심하게 하는 환자를 보게 되면 호흡기내과 전문의인 나조차도 마음이 급해지고 불안해진다. "밤새도록 기침 때문에 못 자요.", "기침이 너무 심한데 폐암이면 어쩌죠?", "결핵이면 어쩌죠?", "천식일까 봐 걱정돼요." 요즘은 인터넷의 영향으로 대부분의 환자들이 자신의 증상에 대해서 검색을 하고 나름대로 스스로 진단을 내리고 온다. 고혈압약이나 당뇨약을 처방받으시는 재진(두 번 이상 병원에 오신 분) 환자가 아니고 처음으로 병원을 내원하는 초진 환자가 진료실 문을 열고 들어올 때 나의 첫마디는 "안녕하세요? 어디가 불편해서 오셨어요?"이다. 이때 거의 대부분의 환자들은 "감기 때문에요"라고 대답한다.

나는 다시 질문해야 한다. "증상이 뭐가 있으세요?" 그때야 환자는 "기침이 심해요, 숨도 차요, 목이 아파요"라고 말을 한다. 간혹 환자는 전문적인 진단명을 말하기도 한다. "만성폐쇄성폐질환 때문에 내원했어요." 이러한 답변은 둘 중의 하나이다. 다른 곳에서 진단을 이미 받아서 자신의 진단명을 알고 있는 경우이거나 검색을 많이 한 후 자신의 증상과 비슷한 진단명을 거의 확신하고 오는 경우이다. 의사로서 후자의 경우가 환자를 치료하기가 더 힘들다.

60대 여자 환자는 기침을 10년 이상 했었다. 숨도 차고 기침도 하고 가래가 늘 많았다. 본인은 천식이라고 생각했다. 그 환자는 동네 병원에서 천식이라는 진단을 받은 후, 스스로 천식은 불치병이라고 생각하며 치료를 포기하고 있었다. 그 환자는 감기에 걸리면 기침은 더 심해지고 가래도 노랗게 나오고 가래의 양도 많아져서 호흡이 더 불편해지고는 했다. 자세히 증상을 물어보니 환자의 기침과 가래는 10년이 아니라 40년도 넘은 증상이었다. 어릴 때 폐가 안 좋았었다는 말을 들었다고 한다. 환자의 호흡 시 들리는 소리를 듣기 위하여 청진을 했다. 천식일 때 들리는 쌕쌕거리는 천명음은 들리지 않았다. 천식의 대표적인 증상의 하나인 천명음이 들리지 않는다고 해서 천식이 아닌 것이라고 단정 지을 수는 없다.

천식이라는 병은 변화무쌍하다. 병원에 내원했을 당시에는 멀쩡하게 정상적인 숨소리가 들리는 경우가 많다. 천식에 대한 진단과 치료 경험이 부족한 의사들은 천명음이 들리지 않는다고 '천식이 아니다'로 오진을 하는 경우도 있다. 반대의 경우는 더 심각하다. 천식이 매우 심한데 천명음이 안 들리는 경우도 있다. 천식이라는 병은 기관지의 만성적인 염증으로 인해서 기관지가 붓고 기관지 안의 직경이 평소보다 좁아져서 쌕쌕거리는 천명음이 들리는 질환이다. 그런데 기관지 천식이 너무 심해져서 기관지 안의 좁아진 정도가 거의 폐쇄된 수준의 상태이면 천명음 자체가 안 들릴 수도 있다. 이래서 전문가가 필요한 것이다. 천식은 천명음이 들릴 수도 있고, 들리지 않을 수도 있다. 천명음이 들리지 않는 경우에, 천식이 아닐 수도 있고, 천식이 경증이거나 중등증일 수도 있고, 천식이 매우 심각한 상태일 수도 있다. 천명음이 들리는 경우에는 천식일 수도 있으나 천식이 아닐 수도 있다. 뭐지? 도대체 어느 장단에 손뼉을 쳐야 하는 거지? 라는 생각이 들 수 있다.

천명음이 들려서 천식으로 오진되는 경우의 대표적인 질환이 바로 기관지 결핵과 기관지 종양이다. 기관지 결핵은 기침도 하고 숨도 차고 쌕쌕거리는 천명음도 동반될 수 있다. 천식의 3대 주요 증상이 모두 나타날 수 있는 것이다. 기관지에 종양이 생겨도 기침하고, 숨이 차고, 쌕쌕거린다.

환자가 호소하는 '증상'은 빙산의 일각일 뿐이다. 경험이 풍부한 전문의라도 환자의 증상만 의존하고 치료하게 되면 환자를 놓치는 경우가 허다하다. 비단 개인의원(1차 의료기관)에서만 일어나는 일이 아니다. 3차 의료기관인 대학병원에서도 일어날 수 있는 일이다.

의학은 경험이 매우 중요하지만 근본적인 바탕은 과학적 사실에서 출발

해야 한다. 과학적 근거는 수치로 나타나야 한다. 수치를 알기 위해서는 검사가 필수적이다. 현대의학의 발전은 근거에 기초해서 발전해 왔다. 얼굴만 보고서 환자의 정확한 진단을 할 수 없는 것은 명백한 사실이다.

아주 쉬운 예를 들어보자. 어떤 환자가 얼굴과 눈동자가 노랗게 변해서 왔다. 의사가 아닌 사람이 보아도 황달(얼굴색이 노란색으로 변하는 증상)이 있음을 알 수가 있다. 여기서 황달이라는 것은 하나의 증상에 지나지 않는다. 황달이 나타났다. 그럼 어떻게 해야 하는가? 황달이 있으면 어떤 치료를 해야 하는가?

황달이 나타난 원인을 모르면 치료를 할 수가 없다. 황달의 원인이 간의 문제인지, 담낭의 문제인지, 담도의 문제인지, 췌장의 문제인지, 어떤 약물에 의해 발생한 것인지 여부는 검사를 해서 확인하지 않으면 알 수가 없다. 정확한 원인을 알 수 없으면 치료할 수 없는 것이다.

위에서 언급한 10년 이상 기침과 가래로 내원한 60세 여자 환자는 천식이 아니라 기관지 확장증 환자였다. 기관지 확장증은 기관지벽의 근육 및 탄력 성분의 파괴로 인해 영구적으로 기관지가 늘어난 상태를 말한다. 기관지 확장증은 외부로부터의 세균이나 바이러스, 먼지 등에 대한 방어기전에 문제가 생겨서 기관지에 만성적인 염증이 반복되고 결국은 기관지가 파괴되어 늘어나게 된다. 늘어난 기관지는 비가역적으로 완전히 늘어난 상태가 되어 정상적인 상태로 회복이 불가능한데 합병증이 발생할 수 있음으로 증상의 조절이 필요한 질환이다. 기관지 확장증의 합병증은 폐렴이 반복될 수 있고 폐에 고름이 차는 농흉이 생길 수 있으며 폐를 둘러싸고 있는 늑막강에 공기가 들어가는 기흉이 생길 수 있다. 심한경우에는 뇌 조직 안에 고름이 생기는 뇌농양까지도 발생할 수 있다. 이러한 합병증도 무서운데 더 무서운 것은 갑자기 기관지에 출혈이 발생하여 사망까지 할 수 있다는 것이다. 따라서 기관지 확장증의 조기 진단과 치료가 중요하고 평소에 생활 습관도 매우 중요하다.

  기관지 확장증 환자들은 평소에 물을 많이 먹어서 가래를 묽게 만들어 배출을 쉽게 해야 하고 반드시 금연해야 하며 감기에 걸리지 않도록 해야 한다. 금연은 핑계를 찾으면 안 된다. 호흡기 환자들이 금연을 해야 하는 것은 생존을 위해서 반드시 필요하다. 독감 예방접종은 매년 꼭 맞아야 한다. 폐렴 예방접종도 맞는 것이 좋다. 기관지 확장증 환자에게 천식 진단을 하고 천식 치료를 했으니 환자가 좋아질 수 있겠는가?
  기관지 천식은 치료하면 대부분 환자의 증상이 좋아진다. 천식으로 진단 후 치료했는데 환자의 증상이 지속된다면 둘 중에 하나라고 생각하면 된다. 첫 번째 가능성은 천식의 진단이 잘못된 경우이다. 즉, 천식이 아닌데 천식으로 치료했을 경우이다. 두 번째 가능성은 천식은 맞는데 치료제의 선택이 잘못되었거나 충분한 양의 치료제가 투여되지 않은 경우이다. 다시 강조하지만 의학은 근거중심의학(Evidence-Based-Medicine)의 과학이다.

6.
성동격서: 동쪽을 말하고 서쪽을 공격한다

40대 중반의 남자가 왔다. "안녕하세요? 처음 오셨네요. 어디가 불편해서 오셨어요?" 나는 처음 내원한 환자에게 항상 하는 인사말과 왜 병원에 오셨는지 그 증상을 묻는다.

"체해서 왔습니다." 환자는 본인의 증상을 말하고 진단까지 스스로 내린다.

"위염으로 약 받으러 왔습니다." 처음 개원했을 때, 나는 진단명을 스스로 말하는 환자에게 "진단명을 이야기하지 마시고 증상을 말씀해 주시겠어요?"라고 말하고는 했었다. 혈기 왕성하고 의기양양했던 나의 젊은 의사 시절은 참으로 부끄럽고 인성이 부족한 점이 많았다. 하지만 환자를 정확하게 진단해서 신속한 치료를 해야 한다는 사명감은 하늘을 찌를 듯한 기세였던 시절이다.

"아~~ 네~ 위염이요. 근데 지금 증상은 어떠세요?" 지금의 나는 예전보다 정말 부드러워졌다. 나이가 50대에 들어선 탓도 있겠으나 이제는 세상의 엄중함과 삶의 녹록지 않음을 조금은 경험할 수 있었기 때문이다. 환자의 첫 반응에 특별한 경우가 아니면, 인정을 하고 다음 단계의 질문을 한다.

여기서 특별한 경우란 "응급을 필요로 하거나, 환자의 잘못된 오해나 확신을 처음부터 수정해야 할 경우"를 말한다. 그 환자는 자기의 증상을 소상하게 설명했다.

"오늘 새벽부터 갑자기 명치 부위가 돌덩이가 걸린 것처럼 통증이 있고, 속이 답답하고, 메스꺼웠어요. 그리고 식은땀이 나고 가슴이 답답해졌어요. 지금도 명치가 망치로 맞은 것처럼 아파요."

그 말을 듣는 순간 나는 "응급이구나!!" 생각했다.

나는 다시 질문했다. "담배 피우시나요? 숨이 차지는 않으신가요? 통증이 왔다가 없어진 시간이 있나요?" 질문을 마치고 진료실 바로 옆에서 근무하는 직원에게 말했다. "응급입니다. 빨리 심전도 검사와 흉부 사진 촬영 검사하세요."

환자는 어리둥절한 표정을 짓는다. "위염으로 왔는데 왜 검사를 해요? 위염약만 처방해 줘요." 환자의 이런 요청을 들어줄 수가 없는 순간이다. 내가 절대로 양보를 할 수 없는 순간이 온 것이다.

"환자분은 단순 위염이 아닌 것 같고 지금 심장을 꼭 확인해야 합니다! 검사비용도 얼마 안 나오니 반드시 검사하고 확인해야 합니다."

응급상황이라고 판단되는 경우에는 환자가 검사를 거부한다고 해서 의사가 검사를 하지 않으면 안 된다. 말 그대로 응급상황이란 촌각을 다투는 상황이고, 환자의 생명과 직결될 수 있는 상황이기 때문이다. 그 환자를 접수했던 우리 병원 직원이 의아하게 생각했다.

"원장님. 위가 아프다고 오신 환자인데 왜 심장 검사인 심전도 검사를 해요? 위내시경 검사해야 하지 않아요?" 5분도 안 되어 그 환자의 심전도 검사지를 확인한 후 나는 직원에게 말했다. "119 연락해서 구급차 불러요!" 그리고 환자에게 말했다. "지금 즉시 대학병원 응급실로 가셔야 합니다." 환자도 어리둥절하였고 직원들도 어리둥절하였다. 나는 진료의뢰서를 작성하여 환자에게 주었고, 조금 후 사이렌 소리가 울리면서 구급차가 도착하였다. 진료의뢰서의 내용은 아래와 같았다.

"환자는 오늘 새벽부터 시작된 상복부 통증으로 내원한 환자로서 상복부 통증과 가슴 답답함, 식은땀이 동반되어 응급 심전도 검사 시행 결과 심근경색(하벽부 심근경색)에 합당한 소견 보여, 응급 치료를 위하여 전원(상급 병원으로 보내는 행위)합니다. 심전도 검사 결과지 복사하여 동봉합니다."

2주일 후 그 환자는 다시 우리 병원에 왔다.
"원장님 덕분에 살았습니다. 그날 응급실 가서 심혈관 확장시술을 받고 중환자실 입원했다가 퇴원했습니다." 대학병원의 교수님이 조금만 늦었어도 사망할 수 있었다고 큰일 날 뻔했었다면서 개인병원 선생님께서 빨리 진단하여 신속한 시술이 가능하여 살 수 있었다는 말을 들었다고 했다. 심근경색을 겪고 난 후 담배도 끊고 술도 끊었다고 했다.

왜 처음 서두에 "성동격서"라고 소제목을 정했을까? 성동격서의 고사성어는 중국 한나라의 유방과 초나라의 항우가 싸우던 시절의 이야기로 동쪽에서 소리를 지르고 서쪽을 공격한다는 뜻이다. 즉, 상대방을 혼란에 빠트리는 계책인 것이다. 의사의 입장에서 환자의 어떤 증상은 마치 성동격서의 계책처럼 들리는 경우가 있다. 대표적인 증상 중의 하나가 바로 "상복부 통증과 하벽부 심근경색"이다.

상복부 통증, 즉 명치 부위의 통증은 대부분 위장의 질환 또는 십이지장의 질환으로 소화기 계통의 질환을 시사한다. 심근경색은 심장의 혈관이 막혀서 심장의 근육이 괴사되는 응급 질환이다. 골든타임을 놓치게 되면 환자가 사망하는 무서운 질환이다. 전형적인 심근경색의 증상은 극심한 좌측 흉부의 통증이다. 좌측 흉부 부위의 통증이 발생하면 환자나 보호자나 의료진 모두가 제일 먼저 심장의 이상을 의심한다.

심근경색 중에서 심장의 아래 부위가 경색되는 "하벽부 심근경색"은 때로는 명치 부위 통증과 소화불량의 증상처럼 위염이나 위궤양으로 오인된다. 질병과 의사의 전쟁에서 질병의 적군들이 동쪽에서 소리를 치고(동쪽: 위장 질환이다 소리치고) 서쪽을 공격하는(심장을 공격) 것이다. 성동격서의 계책에 빠지게 되면 아군은 혼란에 빠지게 되고 전쟁에서 패배하게 된다. 의사와 환자에게 모두 무시무시한 일이 벌어지게 되는 것이다. 요즘은 과거와 달리 의사 마음대로 검사를 시행하지 못하는 경우가 많다. 환자의 권리가 강조되고, 환자의 의사결정권이 강조되는 시대이고, 의료 정보가 넘쳐나기 때문에 더 그러하다. 그래서 요즘과 같은 시대에 질환의 적들은 "성동격서"의 계책을 더 유용하게 사용할 수 있을지도 모른다. 의료에 있어서 가장 중요한 것은 전문가의 견해를 존중해 주는 것이다. 그것이 환자와 의사 모두에게 이로운 것이다. 그 길이 질병과의 전쟁에서 우리가 승리하는 비결이 아니겠는가?

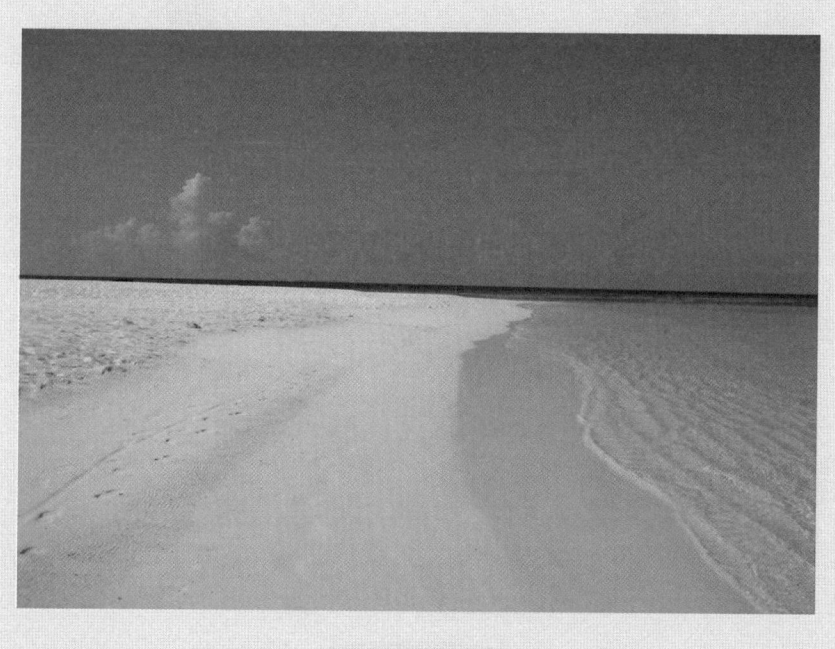

폐결핵의 흉부CT사진

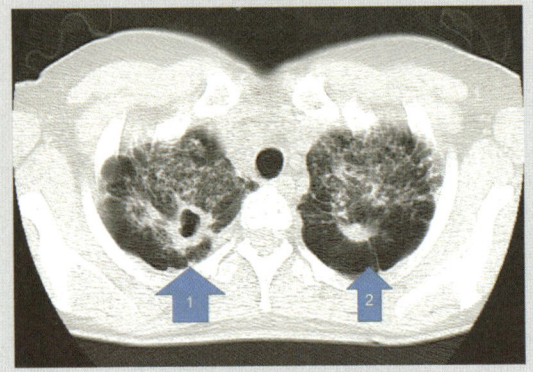

폐결핵의 흉부 X-ray 사진

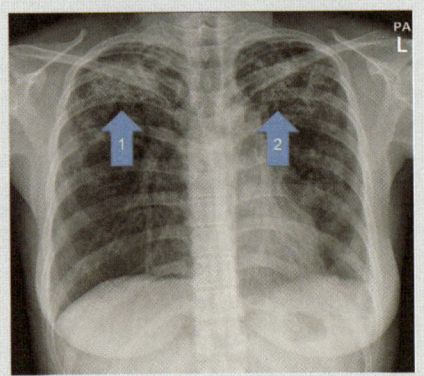

형광염색법으로 보이는 결핵균

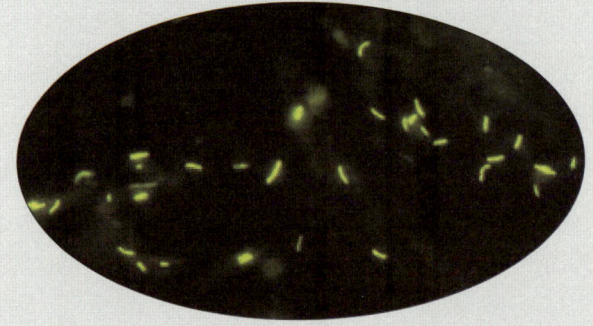

7.
인류 최대의 질환은 기원전 7,000년경에도 있었다

그녀는 대학생이었다. 우리 병원 근처에 있는 대학에 다니는 학생이었다. 그녀를 특별히 기억하는 것은 여러 가지 이유가 있으나 가장 큰 이유는 그녀와 그녀의 어머니에게 감동을 여러 번 받았기 때문이다.

그녀는 두 달 동안 기침을 해서 내게 왔다. 기침과 가래가 동반되었고, 숨 쉬는 데 답답한 증상이 있었다. 처음에는 감기로 생각해서 약국에 가서 감기약을 먹었다고 했다. 1주일 정도 기침이 지속되자 집 근처의 병원에 갔다. 감기약을 처방받아 복용했으나 기침은 멈추지 않았다. 다른 병원에 가서 다시 진료를 보았다. 이번에는 기관지염증이라는 진단을 받고 기관지염증 약을 2주 복용했다. 호전이 없었다. 또 다른 병원에 갔다. 기관지 천식이라는 진단을 받고 천식에 대한 처방을 받고 약을 복용했다. 호전이 안되는 것뿐 아니라 더 심해졌다. 밤에 기침이 너무 심해져 잠을 잘 수가 없었고, 가래도 노랗게 나오기 시작했으며 가래에 가끔씩 피도 보이기 시작했다. 내게 진료를 오기 전까지 두 달 동안 감기, 기관지염, 기관지 천식에 대한 치료를 받았으나 증상이 호전되기는커녕 더 심해져만 가서 결국에는 내게 왔다.

두 달 동안이나 기침을 했고, 기침이 더 심해지고 있었는데 그동안 세 군데의 병원에서 흉부 사진 한 장 촬영하지 않았다. 이러한 경우는 이번만이 아니다. 내게 오는 두 달 이상의 만성 기침 환자들 중의 약 50%는 아무런 검사를 받지 않고 그냥 감기 또는 기관지염, 역류성 식도염, 기관지 천식 등의 임상적 진단 아래 경험적 치료를 받다가 오시는 분들이다.

의학적으로 경험적 치료는 중요하다. 30년 전 쯤에는 '명의'란 검사를 하지 않고 의사의 경험으로 치료를 잘하는 것이 명의라고 생각했다. 내가 수련의 시절에도 노교수님은 젊은 교수님들이 검사를 하는 것에 대하여 비판을 하고는 했다. 명의는 환자의 증상과 청진기 소견만으로 병을 진단하고 치료해야 한다는 생각이 많았던 시절이었다. 2018년 현재 생각해 보면, 위험한 편견이라고 생각한다. 극명한 증거가 있다. 우리나라는 90년대 초반까지 암 중에서 위암으로 인한 사망률이 1위였다. 그 이유는 여러 가지 암 중에서 위암의 발생률이 높았고 발생하는 위암을 일찍 발견하지 못했기 때문이다. 위암 진단 당시 이미 진행이 된 상태로 진단되어 환자가 일찍 사망하는 일이 많았다. 30년이 흐른 지금 위암의 사망률은 현저히 떨어졌다. 위암의 발병률은 큰 변화가 없으나 발생하는 위암을 일찍 발견하여 수술을 하거나 위내시경으로 점막 절제술을 하여 위암을 완치하기 때문에 위암의 사망률이 낮아진 것이다.

이런 긍정적인 보건의료적인 쾌거는 의사들의 노력도 컸지만 보건복지부의 정책에 힘 입은 바가 매우 크다. 40세 이상의 공단 가입 국민들에게 건강검진을 시행하였고, 과거에 위장 조영술로 검사하던 시스템을 위내시경 검진으로 대체하면서 위에 발생하는 초기의 암도 발견하는 체계를 갖추었기 때문이다. 대한민국의 '건강검진' 제도는 정말 잘되어 있다. 선진국들도 우리나라의 건강검진 제도에 대하여 찬사를 보내고 있다.

경험적 치료의 시작에는 중요한 전제가 있다는 것을 잊으면 안 된다. 내가 의사들에게 강의할 때마다 매번 강조하고 또 강조하는 말이고 나 스스로에게도 늘 되새기는 말이기도 하다.

환자를 진료하고 어떤 병이 의심되어 검사 없이 경험적 치료를 하게 되면, 그 경험적 치료의 성공을 반드시 확인해야 한다. 경험적 치료가 제대로 되었다면, 환자의 증상은 대부분 좋아진다. 간혹 제대로 치료제가 투여되었으나 증상이 지속되는 경우도 있다.

기침의 증상은 제대로 진단이 되고 치료제가 정확하게 투여되었다면 호전되어야 한다. 기침이 지속된다면 반드시 검사를 해야 한다. 여러 가지 검사 중에서 흉부 사진 촬영은 기본 중의 기본 검사이다. 기침이 심하고 2주 이상 지속되는 환자에게 흉부 사진을 확인하지 않는 것은 '장님이 코끼리 다리를 만지는' 것보다 더하다. '눈을 감고서 운전하는 것'과 같은 것이다. 눈을 감고 운전을 하는 것을 상상해 보라. 끔찍하지 않은가? 어떻게 그런 행동을 할 수 있을까? 하는 생각이 들지 않는가?

내가 볼 때 2주 이상 기침이 지속되는 환자에게 흉부 사진을 확인하지 않는 의사는 무면허 운전 정도가 아니라, 아예 눈을 감고 차를 운전하는 것과 같이 무모한 일이고 해서는 안 될 일이다. 사고가 나게 되어 있다.

그녀의 흉부 사진을 확인했다. 단순 흉부 사진만으로도 폐결핵의 심한 음영이 한눈에 보였다.

결핵! 너무나 유명한 질환이다.

이 병은 아주 오래전부터 인간을 괴롭혀온 인류 최대의 적이다. 과거의 질환이 아니라 현재진행형인 질환이다. 결핵의 역사는 기원전 7,000년경, 독일의 하이델베르크에서 발견된 석기시대 화석에서 척추에 결핵의 흔적이 발견되었고, 고대 이집트와 페르시아의 미라에서도 폐결핵과 척추결핵 흔적이 발견되어 기원전 5,000년경 이집트에서도 결핵이 만연했던 것으로 추정된다. 인도에도 기원전 1,000년, 베다교 시대에 기록된 결핵에 관한 기록이 있고, 중국에도 수나라의 의서에 폐결핵에 관한 기록이 있다. 2018년 현재에도 결핵은 우리 곁에서 호시탐탐 우리를 노리고 있으니 도대체 결핵은 어떤 병인지 궁금하지 않을 수 없다. 여기서 이상한 생각이 들지 않는가?

아니? 척추결핵이라니? 결핵은 폐에만 생기는 것 아닌가? 의아해하는 독자들을 위해서 지금부터 결핵의 정체에 대해서 정리하고자 한다.

결핵은 1882년 독일의 세균학자 로버트 코흐가 결핵의 병원체인 결핵균(Mycobacterium tuberculosis)을 발견하면서 세상에 알려지게 되었다. 주로 폐결핵 환자로부터 나오는 미세한 침방울 혹은 비말 핵(droplet nuclei: 기침할 때 결핵균이 들어 있는 입자가 공기 중에 나와 수분이 적어지면서 날아다니기 쉬운 형태로 된 것)에 의해 직접 감염되지만 감염된다고 해서 모두 결핵에 걸리는 것은 아니다. 접촉자의 30% 정도가 감염되고, 감염된 사람의 10% 정도가 결핵환자가 된다. 나머지 90%의 감염자는 평생 건강하게 지낸다. 면역력이 결핵의 발병에 중요한 역할을 한다. 결핵은 폐에 가장 빈번하게 발병하지만 폐 이외에도 흉막, 림프절, 척추, 뇌, 신장, 대장 등에도 발병할 수 있다. 결핵은 발병 부위에 따라서 증상도 다르게 나타난다.

가장 흔한 폐결핵의 증상은 기침과 가래, 발열, 호흡 곤란 등의 증상이다. 이러한 증상은 결핵 이외의 다른 호흡기 질환에서도 나타나는 증상이므로 증상만 가지고 결핵을 진단할 수 없다. 폐결핵 진단의 확진은 가래에서 결핵균을 증명해야 한다. 가래 검사도 두 가지 검사가 동시에 시행되어야 한다.

결핵균 도말검사(가래를 염색하여 현미경으로 직접 보는 방법)와 결핵균 배양검사(가래를 특수배지에 배양하는 방법)를 동시에 해야 한다. 그 이유는 일반적인 결핵균과 비정형 결핵균이 있기 때문이다. 보통 결핵균과 비정형 결핵균 모두 결핵균 도말검사에서 똑같이 보인다. 마치 쌍둥이처럼 결핵균 도말검사만으로는 두 가지 균을 구분할 수가 없다. 하지만 이 두 가지 균은 완전히 다르다. 치료도 다르다. 복용하는 약의 종류도 다르고 복용하는 기간도 다르며 예후도 다르다.

최근에는 우리나라에서 비정형 결핵균이 빠르게 증가하고 있다. 그렇다면 같은 듯 다른 이란성 쌍둥이와 같은 두 가지 결핵균을 최종적으로 확인할 방법은 있을까? 다행히 의사들은 두 가지 결핵균을 구별해 낼 수 있다. 어떻게 구별해 내는 것일까? 결핵균 배양검사를 해서 구분해야 한다. 최근에는 분자생물학의 발전으로 배양검사 결과가 나오기 전에 결핵균 중합효소 연쇄 반응법(PCR) 검사(PCR 검사: 검출을 원하는 특정 표적 유전 물질을 증폭하는 방법)를 통해서 구분하기도 한다.

    결핵의 심각성은 전염성 질환이기 때문이다. 가장 가까이 있는 사람들에게 전염을 잘 시킨다. 결핵을 치료하지 않고 방치하게 되면 사회가 병이 들고, 사회의 병은 나라의 운명을 바꿀 수도 있는 문제이다. 결핵은 나라의 경제에도 큰 위험요소이다. 결핵이 진단되면 결핵약을 복용하는 처음 2주 동안 격리되어야 한다. 직장에 나가면 안 된다. 노동력의 상실을 가져온다. 군인들이나 학생들과 같이 집단생활을 하는 사람들에게 결핵이 발병하면 더 심각한 문제가 발생할 수 있다. 결핵은 한 개인의 생명과도 직결이 되는 중요한 질환이지만 국가의 경제와 안보가 걸린 문제인 것이다.
    결핵의 치료는 항결핵제 약을 6개월 동안 매일 정기적으로 복용해야 한다. 중간에 중단하거나 불규칙하게 복용하게 되면 결핵균이 항결핵제 약에 대하여 내성을 획득하게 된다. 내성결핵은 개인에게나 나라에도 재앙이 될 수 있다. 내성결핵은 치료가 잘 안 되고 사망률 또한 높다.

    우리나라는 결핵과의 치열한 싸움을 하고 있는 중이다. 그녀는 폐결핵 진단 후 완치가 되었다. 본인이 원하는 유학도 갔다 오고 행복하게 잘살고 있다. 해마다 잊지 않고 내게 찾아와서 고맙다는 감사의 인사를 전하는 그 환자는 자신의 병만 치료한 것이 아니다. 그녀는 자신의 경험을 주위 사람들에게 이야기하면서 기침이 2주 이상 지속될 때는 반드시 흉부 사진 촬영 검사를 해야 한다는 진실을 전파하는 사람이다. 그 환자가 유난히 기억에 남는 이유는 사회에 진실을 알리고자 하는 행동을 했기 때문이다. 자신의 경험을 사회에 기여하고자 하는 그런 성품의 환자들이 있기에 결핵과의 싸움에서 승리할 수 있지 않을까? 결핵의 진단과 치료에 노력하고 있는 의료진들에게 격려의 말을 전하고 싶다. 결핵으로 치료 받고 있는 환자들과 그 가족들에게 용기를 주고 싶다. 결핵은 치료될 수 있다. 그러니 걱정하지 말라고.

8.
물에 빠진 사람 구해 주니 보따리 내놓으라 한다

새해가 되면 누구나 그러하듯이 나도 마음을 가다듬고 새해에는 좋은 일만 있고 스트레스받는 일은 없기를 원했다. 그런 기대는 새해 초부터 산산조각이 났다. 46세 여자가 객혈(가래에 피가 나오는 증상), 고열과 매우 심한 기침, 호흡곤란으로 내원했다.

"안녕하세요? 4년 전에 기관지 폐렴으로 오셔서 치료받으셨던 분이네요. 지금 어디가 제일 불편하세요?"

"3주 이상 기침이 심해서 동네(그 환자는 의정부 근처에 사시는 분이었다) 병원에서 치료받았는데 3일 전부터는 가래에 피가 나오고 숨도 잘 못 쉬겠고, 밤새도록 기침도 너무 심해지고 오한도 나고, 가래가 너무 심해서 죽을 것 같아요."

나는 환자의 호흡음을 청진하고 나서 말했다.

"감기로 인한 상태는 아니고, 폐렴이나 기관지염, 또는 결핵의 가능성도 있으니 우선 혈액검사와 흉부 영상학적 검사, 가래 검사를 해봐야 할 것 같습니다. 또 요즘 독감이 유행하고 있으니 독감 검사도 함께 해보겠습니다."

"원장님 저 폐암은 아니겠죠? 너무 불안해요."

"폐암도 객혈이 동반되는 경우가 많으나 환자분은 폐암은 아닐 겁니다. 간혹 폐암도 폐쇄성 폐렴을 유발하는 경우가 있어서 열이 동반될 수 있지만 지금 열이 있으니 폐암보다는 감염성 호흡기 질환이 의심이 되고 정확한 진단은 청진기 소견만으로 알 수가 없으니 우선 기본적인 검사를 하고 다시 진료를 보겠습니다."

검사 결과 환자의 혈액검사 소견에서 염증 수치를 시사해 주는 백혈구 수치가 증가되어 있었고 흉부 영상학적인 소견에서 좌측 폐에 염증으로 인한 음영 소견이 보였다.

가래 검사를 시도했으나 환자는 가래를 뱉어내지 못했다. 집에서 가래가 많이 나와도 병원에서 가래를 뱉어내지 못하는 환자들이 있고 특히 여성들이 잘 뱉지 못하는 경우가 많다. 1차적인 진료와 검사 결과는 폐렴이 의심되었으나 결핵에 대한 고려도 해야 할 임상적 소견이었다. "폐렴의 소견이 보이고 폐렴의 원인을 알기 위해서는 가래 검사가 필요한데 지금 환자분이 가래를 뱉지 못하니 가래를 모을 수 있는 객담 채취 통을 드리겠습니다. 집에 가셔서 아침에 나오는 가래를 뱉어서 병원에 가지고 오시면 됩니다. 폐렴으로 생각하고 항생제와 기침을 억제해 주는 약을 처방하고 해열제를 처방하겠습니다."

"원장님 4년 전에 제가 여기서 기관지 내시경 검사받고 치료받고 나았거든요. 기관지 내시경 검사 오늘 해주세요. 저 너무 불안해서 꼭 기관지 내시경 검사받고 싶어요. 지금 너무 불안해요. 기관지 내시경 검사를 오늘 꼭 해주세요."

의학적으로 객혈과 기침이 3주 이상 되고 영상학적으로 폐에 이상 음영 소견이 보이는 상태이니 기관지 내시경 검사의 적응증은 되는 상태였으나, 약을 먼저 복용해 보고 호전이 없으면 기관지 내시경 검사를 하자고 했다.

환자는 계속 사정을 하였다.

"원장님 저 기관지 내시경 검사받으러 멀리서 여기까지 왔어요. 오늘 꼭 해주세요."

"알겠습니다. 그럼 대기실에서 조금만 기다리세요. 준비가 되면 해드리겠습니다."

기관지 내시경 검사를 시행하기 전에 기관지 내시경 검사 동의서를 받는다.

동의서에는 기관지 내시경 검사 후 발생할 수 있는 합병증에 대한 설명을 하고 검사 비용에 대해서도 설명한다. 환자가 기관지 내시경 검사를 시술받을 때 느끼는 고통을 줄여 주기 위해서 수면내시경으로 검사를 진행한다. 검사 전에 검사 비용도 미리 선 결제를 한다. 예전에는 검사 후 결제를 하였는데, 환자가 막무가내로 검사 전에 비용에 대해서 설명을 못 들었다고 항의하는 상황들을 겪은 후부터는 검사하기 전에 비용에 대하여 미리 결제를 받고 시행한다. 선 결제의 의미는 환자가 동의서에 자신의 서명을 했고, 그에 대한 비용도 미리 결제함으로써 검사 비용에 대한 동의도 했다는 것을 인정하는 의미로서도 중요하다.

기관지 내시경 검사를 시행했다. 기관지 안에 노란색 가래가 꽉 차 있어서 좌측 상엽(윗부분 기관지)과 특히 좌측 하엽(아래 부분 기관지)의 기관지를 거의 막고 있었고, 기관지 내시경 검사를 통해서 꽉 차 있는 가래를 모두 뽑아내고 기관지 안을 생리식염수로 세척하였다. 검사 후 환자는 남편과 함께 진료실에서 검사 결과에 대한 설명을 듣고 약을 처방받고 1주일 후 검사 결과에 대한 진료를 보기로 하였다.

"원장님. 오늘 검사받은 내용, 입원해서 검사받은 것으로 진단서를 작성해 주세요."

무슨 말일까? 독자들은 궁금할 수 있다. 나는 궁금하지도 놀라지도 않았다. 자주 요청받아 왔던 내용이기 때문이다. 환자가 그렇게 말하는 이유에 대해서도 나는 정확하게 알고 있다.

"저희는 입원실 자체가 없기 때문에 입원해서 검사했다고 진단서를 작성할 수도 없고 입원실이 있다고 해도, 입원하지 않았는데 입원했다고 진단서를 작성하는 것은 허위 진단서 발급입니다. 허위 진단서 발급은 의사 면허가 정지되는 중대한 의료범죄 행위이므로 불가능합니다."
"아무에게도 말 안 할 테니 해주세요."
"하늘이 두 쪽 나도 허위 진단서는 해드릴 수가 없습니다."

그러자 환자는 다른 병원에 입원하겠다고 내게 진료의뢰서를 작성해 달라고 했다. 나는 환자의 요청대로 진료의뢰서를 작성해 주었고, 검사 결과를 복사하여 환자에게 주었다. 그다음 날 그 환자는 병원에 전화를 해서 과잉진료를 했다면서 직원에게 항의를 시작했고, 직원들이 정상적인 업무를 볼 수 없을 정도로 전화기를 붙잡고 불평을 했다. 1주일 후 그 환자는 검사 결과를 보러 내게 다시 왔다.

그 환자의 태도는 한마디로 "물에 빠진 사람 구해 주니 보따리 내놓으라"는 속담의 전형적인 표본이었다. 이 속담은 방랑시인 김삿갓이 물에 빠져 허우적거리는 사람을 목숨을 걸고 구해 주고 나니 자신의 보따리가 없어졌다고 김삿갓에게 보따리 내놓으라고 했던 속담이다. 다급할 때 도와준 사람을 오히려 곤란하게 만드는 배은망덕한 사람이나 상황을 비유하는 속담이다. 그러고 보면 인간의 심리는 수백 년 전이나 지금이나 그렇게 고마움을 모르는 사람들이 있는가 보다. 며칠이 지난 후 보건소에서 담당 직원이 병원으로 방문했다. 그 환자가 보건소에 신고를 하였기 때문이다. 보건소에서도 그러한 민원을 한두 번 받는 것이 아니기에 자세히 말하지 않아도 내용을 다 알고 온다. 그래도 민원이 들어오면 자신들의 일이기 때문에 병원에 직접 와서 진료기록부도 확인하고, 검사 결과지도 확인하는 절차를 하게 된다.

오랜 세월 진료를 하면서 여러 번 경험해 본 일이라서 익숙해질 수 있으나 이런 일을 겪을 때마다 화가 난다. 진료기록부에 보건소 직원이 병원에 방문하여 요청했던 모든 것들을 다 기록해 둔다.

그렇게 생난리를 치고 나서 몇 년이 흐르면, 내가 그 모든 것을 다 잊어버린 줄 알고 또다시 진료를 보러 오는 환자들이 있다. 다시 물에 빠져 보면, 내 생각이 나는 사람들이 있나 보다. 진료기록부의 기록은 없어지지 않는다. 나는 지난날 그 사람의 행동에 대하여 기록이 있기 때문에 다 기억을 할 수 있다.

그런 환자가 다시 오면 어떻게 할까? 여러분이 만일 내 입장이라면 어떻게 할 것인가? 모른 척하고 다시 검사가 필요한 순간이라면 같은 검사를 할 것인가? 증상이 심한 상태이니 3차 의료기관인 대학병원에서 진료를 보고 검사를 받는 것이 좋을 것 같다고 말하고 진료의뢰서를 작성하여 전원시킬 것인가? 예전에 그렇게 행동하고 왜 다시 왔냐고 말할 것인가? 아니면 아무런 검사 없이 그냥 증상에 따른 약만 처방할 것인가?

어떤 선택을 해도 그런 환자는 늘 문제를 일으킬 수 있다. 검사를 안 해서 진단이 제대로 신속하게 안 되면 왜 검사를 빨리하지 않았냐고 항의할 것이고 대학병원에 바로 의뢰서를 작성해 줘도 불만을 토로할 것이다. 검사를 해도 또 의료실비 보험금 때문에 문제를 일으킬 것이다.

여러분 같으면 어떤 선택을 하겠는가?

나는 늘 같은 선택을 해왔다. 의사가 환자를 모른 척할 수는 없지 않은가? 나를 다시 찾아온 환자는 언제나 나의 환자이다. 그러나 솔직한 나의 심정은 그러한 환자는 그만 만나고 싶다. 오는 말이 고와야 가는 말도 고운 것이 아닌가? 의사도 감정이 있는 사람이다. 한두 번 경험으로 족할 일이다. 여러 번 겪게 되면 나의 정신건강에 해가 된다.

의사는 매일 중노동에 시달리는 사람이다. 정신적인 노동의 정도가 상상을 초월한다. 의사가 건강해야 진료를 받는 환자도 이로운 것 아닐까? 수많은 다른 환자들을 위해서 이런 환자는 솔직히 다시는 만나고 싶지 않은 것이다. 만나게 되면 할 수 없지만 말이다.

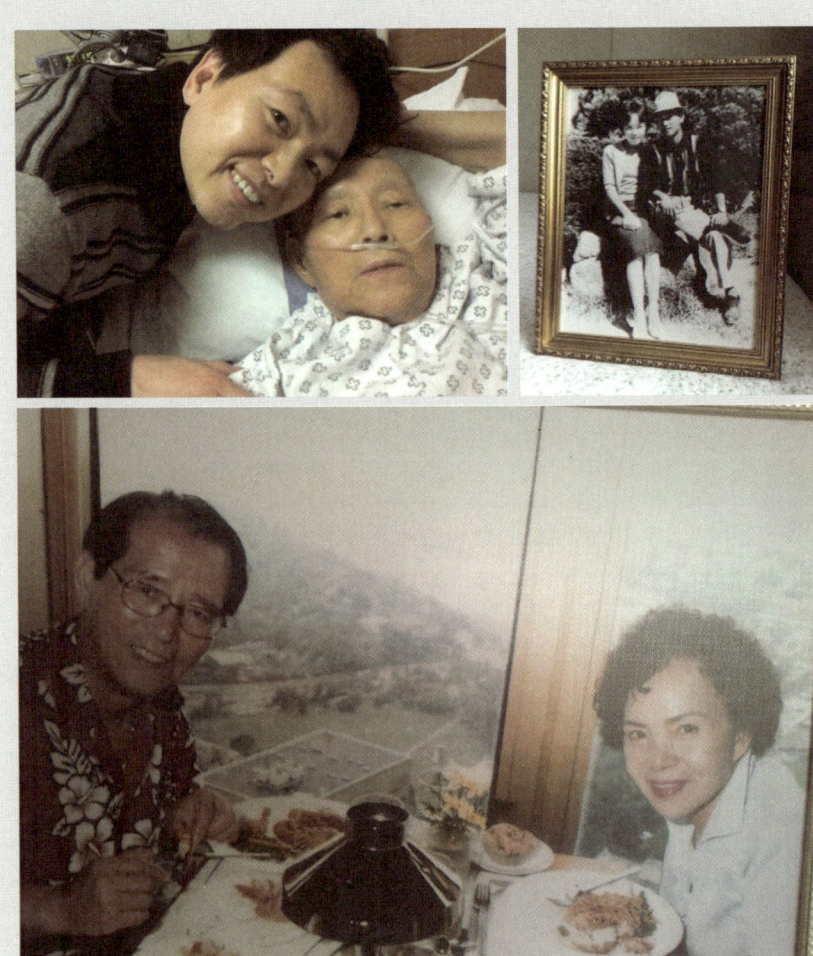

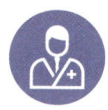

9.
이별의 아픔 속에서만 사랑의 깊이를 알게 된다

이별의 아픔 속에서만 사랑의 깊이를 알게 된다 　　　　　　　　–조지 엘리엇–

나의 아버지.

나의 아버지는 자상하셨다. 아버지는 유머 감각이 뛰어나셨고 다른 사람을 배려하는 분이셨다. 나는 단 한 번도 아버지께 꾸지람을 들어 본 기억이 없다.

어릴 때 나는 말할 수 없는 말썽꾸러기였다. 동네의 소문난 개구쟁이였고 초등학교 시절에는 완전 사고뭉치 자체였다. 어머님은 그 당시 초등학교 선생님이었다. 1970년대의 초등학교(그 당시에는 국민학교라고 불렀다) 선생님들은 무서우셨다. 요즘 세상에서는 상상도 할 수 없는 시절이었다. 그것은 '사랑의 매'였다. 학생들은 잘못을 저지르면 매를 맞았다. 그 시절에 매를 맞는 일은 그냥 일상적인 학교생활의 일부였다. 어머니는 초등학교에서도 소문난 호랑이 선생님이었다. 그때는 내가 어려서 잘 몰랐으나 세상 물정을 조금 먹고 나서 우리나라 사람들이 왜 무슨 띠냐고 물어보는

지 어렴풋이 알게 되었다.

우리 어머니는 호랑이띠였다. 호랑이띠의 호랑이 선생님 밑에서 사고뭉치였던 내가 어떻게 혼났는지 상상이 가지 않는가? 지금은 의사가 되고 중년이 넘은 나이라 상상이 안 가겠지만 초등학교 동창회에 나가면 늘 듣게 되는 말이 있다.

"야, 성림아. 네가 의사가 되다니! 나 너에게 진짜 괴롭힘 많이 당했는데."
"아. 그래. 미안하다. 그때는 내가 철이 없었던 시절이어서."
"어찌 되었든 친구야, 우리 동창 중에 너 같은 의사가 있어서 든든하다 친구야."
"고맙다. 친구야. 아프지 말고 건강하자. 건강이 최고다. 그리고 너 빨리 담배 끊어라."

나는 아마도 일주일에 한 번씩은 어머니에게 회초리로 맞았던 것 같다. 평일에는 고스란히 회초리를 맞았지만 일요일에 아버님이 계실 때는 안 맞고 도망 다닐 수 있었다. 아버님 등 뒤에 숨으면 매를 맞지 않아도 되었다. 아버님은 내게 어린 시절부터 마치 바위와 같은 그런 존재였고 나의 말에 항상 귀 기울여 주시고 언제나 나의 소망을 들어주시는 그런 분이었다. 항상 내 편이 되어 주셨고, 늘 나에게 따뜻한 말씀만 해주시고 내게 단 한 번도 싫은 소리를 하신 적이 없었다.

그런 아버지가 이제는 내 곁에 안 계신다. 6년 전에 내 곁을 떠나셨다. 아버지는 젊은 시절에 애연가이셨다. 내가 의사가 된 이후, 아들의 지속적인 요청에 금연에 성공하셨지만 나는 아버님이 흡연을 많이 하셨던 것에 대한 불안감을 늘 마음속에 갖고 있었다.

매년 아버님의 건강상태에 대해 검진을 했었고, 특히 폐암과 만성폐쇄성폐질환의 발병에 대해서 촉각을 곤두세우고 있었다. 금연하신 후 폐 기능도 호전되고 저선량 흉부 CT 촬영에서 폐암의 초기 소견일 수 있는 폐결절은 발견되지 않았다. 10년 동안 아버지의 건강에 별 이상이 없었기에 금연하신 것이 정말 다행이라고 생각하면서 일상적인 날을 보내고 있던 2011년 3월 21일, 아버님은 검진을 받기 위해서 우리 병원으로 오셨다. 기본적인 혈액검사를 마치고 복부 초음파 검사를 했다.

'헉! 이게 뭐지?'

누군가가 뒤에서 커다란 망치로 내 뒤통수를 때리는 것 같았다.

내 등에서 식은땀이 나고 머릿속이 복잡해지고 멍해지고 내 가슴이 두근거리기 시작했다. "아!!" 외마디 한숨만 내뱉었다.

아버지의 상복부 초음파 소견에서 간에 종양 음영이 보였던 것이다. 완전 충격적이었다. 머릿속이 하얗게 되면서 아무런 생각도 나지 않았다. 간에 혹이 보인다고 해서 모두 암은 아니다. 하지만 아버지의 간에 보이던 이상 음영은 의학적 소견상 단순 물혹이나 혈관종이 아니라 간암 같았다.

내 마음이 너무 초조해지기 시작했다. 환자를 진료하면서 암 환자를 진단한 적이 많다. 그럴 때 나의 마음도 안타깝다. 하지만 아버지의 간에 간암이 의심되는 종양을 발견한 그 순간은 어떻게 표현해야 할지 모를 정도로 혼란스러웠다. 즉시 복부 CT 촬영을 했다. 복부 CT 촬영 결과를 확인한 나는 방금 전 간 초음파 영상을 봤을 때보다 더 큰 충격에 빠져 버렸다. 복부 CT 촬영 결과, 간에 종양이 있을 뿐 아니라 췌장에도 종양이 있었던 것이다.

췌장암에서 간으로의 전이가 의심되었다. 말기 췌장암이라고 판단하였다. 복부 CT 촬영에 대하여 영상학과전문의는 췌장암의 간 전이 상태로 말기 췌장암으로 판독하였다.

지금 "무슨 일이 일어난 것이지? 꿈이 아닌가?" 그냥 하늘이 무너지는 것 같았다. 아들이 의사인데 아버님의 췌장암이 말기가 될 때까지 진단을 못 하였던 것에 대한 죄의식이 밀려오고 내 자신에 대한 분노가 치밀어 왔다. 췌장암 말기는 치료가 어려운 상태이며, 극심한 통증으로 고통받을 수 있다는 것을 잘 알고 있는 내게는 형벌과도 같은 괴로움이었다.

우리 병원에서 치료할 수 있는 상태가 아니었다. 대학병원으로 전원하였고, 아버님의 검사 결과를 복사해서 췌장암 권위자가 있는 대학병원으로 상담도 요청하였다. 췌장암의 권위자였던 교수님은 수술은 불가능(간으로 전이가 된 상태로 수술이 의미가 없는 말기 췌장암) 상태이고 항암치료도 예후가 좋을 것 같지는 않다는 소견을 말씀하였다. 아버님의 췌장암 말기.

남은 시간을 항암치료를 하느냐를 고민하고 있던 나는 우리 병원에서 촬영한 흉부 CT에서 폐에 아주 작은 결절이 발견된 것에 주목했다. 췌장암이 폐로 전이되는 경우는 드물기 때문에 나는 아버지에게 기관지 내시경 검사를 하기로 결심했다.

의사는 보통 직계가족에 대한 수술이나 시술은 하지 않는 것이 관례이다. 검진 같은 경우는 일상적인 검사이므로 직계가족에 대한 검사를 할 수 있다. 하지만 수술이나 시술 같은 의료적인 행위는 시술하는 의사에게 심적인 부담이 매우 크기 때문에 보통은 동료 의사가 시행한다.

나는 막다른 골목에서 마지막 지푸라기라도 잡아야 했다. 아버지에게 기관지 내시경 검사를 실시했다. 기관지 내시경 검사를 시작할 때 나의 심리적 부담은 매우 컸지만 그동안 우리 병원에서 많이 실시했던 똑같은 상황이라고 생각하면서 성대를 통해서 기관지 안으로 내시경을 삽입했다.

아!! 기관지 안에 작은 형태이지만 결절(혹)이 보였다. 찰나의 순간 내 머릿속에는 기관지 조직검사를 해야 하는지 그냥 중단해야 하는지 망설였다. 기관지 내시경 검사할 때 합병증의 대부분은 폐암의 혹에 대한 조직검사를 하다가 발생한다. 만에 하나 기관지 조직검사를 하다가 대량 출혈이 발생하면 어쩌지 하는 불안감이 엄습했다. 하지만 그 순간은 아버지도 나의 환자였다.

내가 그동안 환자들에게 시행해 왔던 것과 똑같이 하면 되는 것이었다. 나는 조직검사를 결심하고 기관지 안에 있는 혹에 대하여 조직검사를 실시했다. 조직 검사 후 출혈이 나기 시작했으나 정확한 진단을 위해서는 될 수 있는 한 충분한 조직을 얻어야 했기 때문에, 지혈제를 투여하면서 조직검사를 완료했다.

수많은 기관지 내시경 검사를 시행해 왔지만 아버지에 대한 기관지 내시경 검사는 내 생애 최고로 길고도 힘든 기관지 내시경 검사였다. 기관지 내시경 조직검사 결과 아버님의 진단명은 순식간에 바뀌게 되었다.

아버님의 진단은 췌장암이 아니었다. 췌장암이 간과 폐로 전이가 된 것이 아니었다.

아버님의 상태는 폐암이었다.

폐암 중에서 소세포폐암이었다. 소세포폐암이 간과 췌장으로 전이가 된 것이었다.

소세포폐암은 대부분 흡연자에게서 발병한다. 수술이 불가능하고 항암제 주사로 치료한다. 소세포폐암은 전이 속도가 매우 빨라서 폐암 중에서도 예후가 가장 나쁜 암이다. 하지만 초기에 항암제에 대한 반응은 좋다. 아버님은 1년 동안 소세포폐암에 대하여 항암치료를 받으면서 초기 반응이 좋아서 등산도 다니시고 통증도 없이 일상적인 생활을 1년여 동안 잘 하셨으나 2012년 2월, 결국은 세상을 떠나셨다.

지금도 나는 아버지가 너무나 그립다.

검사 후 아버지에게 기관지에 염증이 심하다고 설명하던 나는 아버지의 얼굴을 볼 수가 없어서 컴퓨터 모니터만 보면서 설명해 드렸다. 아버지가 항암치료를 받으시는 날이면, 입원실에 항상 들렀다가 퇴근을 했다.

차를 운전하면서 몇 번을 갓길에 세워야 했는지 모른다. 눈물이 너무나 쏟아져서 운전을 할 수가 없었다. 나는 아버지의 암 진단에서부터 항암치료 기간과 마지막 가시기 2시간 전까지 함께했었다. 그러나 아버지가 가시는 그 순간 임종을 하지 못했다. 다음날 진료를 위해서 잠깐 집에 온 순간 병원에서 누나에게 연락이 왔다. 아버님은 그렇게 떠나가셨다.

너무 가슴이 미어졌다.

항암 치료를 위해 병원에 입원하셨을 때 돌아가신 할머니가 보고 싶다고 말씀하시던 아버지의 모습. 나를 병원 승강기까지 배웅하시면서 애처롭게 바라보시던 그 모습.

나는 끝까지 아버지에게 아버지의 진단명을 한 번도 말하지 못했다. 도저히 아버지에게 폐암이고 돌아가실 것이라는 말을 할 수가 없었다. 아버지는 당신의 병에 대하여 알고 계셨다. 1년을 항암치료를 받으셨는데 어떻게 모르실 수 있겠는가?

내가 가슴이 더 미어지는 것은, 아버지도 내게 자신의 병이 폐암인지를 한 번도 물으신 적이 없기 때문이다. 의사인 아들 마음에 아픔을 주고 싶지 않아서였을 것이다. 아버지와 나는 마치 이별의 날을 알고서 함께 여행을 떠나는 연인 사이 같았다. 나도 아버지에게 묻지 않았고 아버지도 내게 묻지 않았다.

사랑하는 사람과 헤어진다는 것이 얼마나 고통스러운가? 헤어져서 다시는 볼 수도 없고, 소식도 알 수가 없다는 사실이 얼마나 애가 타는 일인가? 사랑하는 사람과의 급작스러운 헤어짐도 너무 아프고 슬픈 일이다. 그러나 사랑하는 사람과 헤어지는 날을 알면서 이별을 준비하고 결국 그날을 맞이하는 것도 너무나 힘이 들고 아프고 슬픈 일이다.

아버지께서 돌아가시던 그날 아침 내 손을 꼭 잡아 주셨다. 나는 지금도 아버지가 늘 내 곁에 계신 것 같다. 잠깐 여행을 가신 것 같고 밤늦게 "진원장~" 부르시면서 들어오실 것 같다.

018-214-0421

내 핸드폰에 아직도 저장되어 있는 아버지의 핸드폰 번호이다. 가끔 아버지의 번호로 전화를 한다. 아버지의 목소리가 듣고 싶어서이다. 하지만 아버지는 전화를 받지 않으신다. "이 번호는 없는 번호입니다"라는 기계음만 나온다. 6년의 시간이 흘렀지만 아버지는 아직도 여전히 내 안에 살아 계신다. 여전히 나와 함께 여행을 하고 계신다.

아버지를 그리워하는 것이 어느덧 내 삶의 일상이 되었으나 이 책을 쓰면서 더욱 아버지가 생각났다. 살아생전, 나에게 책을 집필해 보는 것이 어떠하냐고 자주 말씀하셨던 아버지.

아버지가 살아 계셔서 이 책의 내용들을 하나하나 읽으실 수 있다면 얼마나 기뻐하실까?

철이 들고 나서 아버지를 안아 드린 기억이 없다. 지금 내 곁에 계시다면 꼬옥 안아 드리고 싶다.

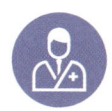

10.
여러분이 의사라면 어떻게 할 것인가?

환자가 왔다. 기침을 밤새도록 했다. 가슴도 아프다고 했다. 숨까지 찬다고 했다.

여러분이 의사라고 생각해 보자. 어떻게 하겠는가? 약만 주겠는가? 약을 준다면 어떤 병이라고 진단을 내린 것인가? 어떤 약을 줄 것인가?

여러분이 의사가 아닌 환자라고 가정해 보자. 기침이 심하고 호흡곤란과 흉통이 있는데 의사가 청진기만 등에 대고 나서는 약을 준다고 하면 "아, 네. 고맙습니다" 하고 처방받은 약을 먹을 것인가? 아니면 "검사를 해야 하는 것 아닌가요?" 물으면서 검사를 해달라고 요청할 것인가?

또 다른 경우도 있다. 자주 경험하는 일이다. 환자의 증상을 듣고 청진을 하고 나서 흉부 사진을 촬영해야 한다고 말한다. 환자가 거부한다. 흉부 사진을 안 찍겠다고 한다. 여러분이 의사이면 어떻게 할 것인가? 강제로 흉부 사진 촬영을 받게 할 수 있을까? 환자는 완강하게 검사를 거부한다. 어떻게 해야 하는가? 환자가 원하는 대로 그냥 기침을 억제시키는 약을 처방할 것인가? 무슨 병인지 확실히 모르니 다른 병원으로 가라고 할 것인가? 이런 이야기는 진료할 때마다 하루에도 수십 번을 겪는 일이다. 여러분이라면 과연 어떤 선택을 할 것인가?

또 하나의 이야기를 해보겠다. 기침과 피가 나는 가래의 증상을 가진 환자가 왔다. 이번에 환자는 의사가 권하는 검사를 모두 받았다. 기침과 피가 섞인 가래가 지속되어 기관지 내시경 검사를 받았다. 기관지 내시경 검사를 통해서 가래를 채취하여 결핵균 검사를 했다. 결핵균 검사는 1주일이면 결과를 알게 되는 결핵균 도말검사(현미경으로 가래를 염색하여 직접 관찰하는 검사)와 4주 뒤에 나오는 결핵균 배양검사가 있다고 이미 기술하였다. 4주 뒤에 결핵균 배양검사에서 결핵의 사촌격인 비정형 결핵균이 배양되었다.

비정형 결핵균이 배양이 되면, 추가적으로 배양된 균을 가지고 어떤 종류의 비정형 결핵균인지 확인하는 균 동정검사(비정형 결핵균의 종류가 많아서 어떤 균인지 밝히는 검사)와 결핵치료 때 처방하는 약에 대하여 잘 듣는지 알아보는 약제 감수성 검사를 해야 한다. 필요하니까 하면 되는 것 아닌가? 왜 이런 이야기를 하는 거지? 궁금해하는 독자들이 있을 것이다.

문제는 이제 시작이다. 환자와 환자 보호자에게 연락을 했으나 연락이 안 된다. 연락 두절이다. 핸드폰으로 전화해도 연락이 안 되고 집 전화번호로 연락해도 연락이 안 된다. 집 주소로 등기 우편을 보내도 연락이 안 된다. 이런 상황에서 어떻게 할 것인가?

검사를 그냥 하면 되지 왜 묻는 거지? 라고 생각할 수도 있다. 하지만 모든 검사는 환자와 환자 보호자의 동의가 있어야 가능하다. 환자와 환자 보호자와 연락이 안 되는 상황에서 동의 없이 검사를 할 수는 없다. 간단한 문제가 아니다. 그 환자는 결핵환자일 수 있기 때문이다. 비정형 결핵은 진단기준이 까다롭다. 비정형 결핵균이 배양되었다고 해서 모두 치료대상이 되는 것도 아니다. 하지만 비정형 결핵균이 배양된 이상 위에서 말한 두 가지 추가적인 검사를 해야 한다. 서론이 길었다.

핵심적 질문이다. 환자의 동의가 없다. 환자와 연락이 안 된다. 어떻게 하겠는가? 질문의 배경설명을 해야 어떤 선택을 해야 하는지 명백해진다. 다시 질문해야겠다. 환자와 연락이 안 되니 환자나 환자 보호자가 병원에 올 수가 없는 상황인 것이다.

의학적으로 그 환자의 검체가 확보되어 있어서 추가 검사를 할 수는 있다. 두 가지 법적인 문제가 남아 있다. 첫 번째 법적 문제는 환자의 동의 없이 의사가 임의대로 검사를 하게 될 경우의 위법성이다. 두 번째 법적인 문제는 환자가 내원하지 않은 상태에서 검체가 있고 필요한 검사라고 판단하여 검사를 하게 되면 '허위청구', '거짓청구'가 된다. 보건복지부가 정한 의료법 위반이다. 이제 모든 상황을 이해했을 것이다. 다시 질문해 보자.

여러분이 의사이면 이런 경우 어떤 선택을 할 것인가?
흔하게 경험하는 첫 번째 질문과 간혹 경험하는 두 번째 질문을 했다. 여러분은 어떤 선택을 할 것인지 너무나 궁금하다. 이 두 가지 질문에 정답이 있을까? 다수의 의견이 정답일까? 독자들의 선택과 그렇게 선택하는 이유에 대하여 서로 이야기를 할 수 있는 자리가 마련된다면 마치 소풍을 가는 어린아이처럼 즐거울 것이다.

   그런 시간들이 올 수 있을까? 만물이 소생한다는 경칩이 내일이다. 봄은 언제나 들뜬 마음으로 맞이하게 된다. 책을 읽는 독자들과 만날 수 있는 상상은 마치 내 마음속에 유채꽃이 피는 것과 같은 즐거운 상상이다.

그날이 온다면

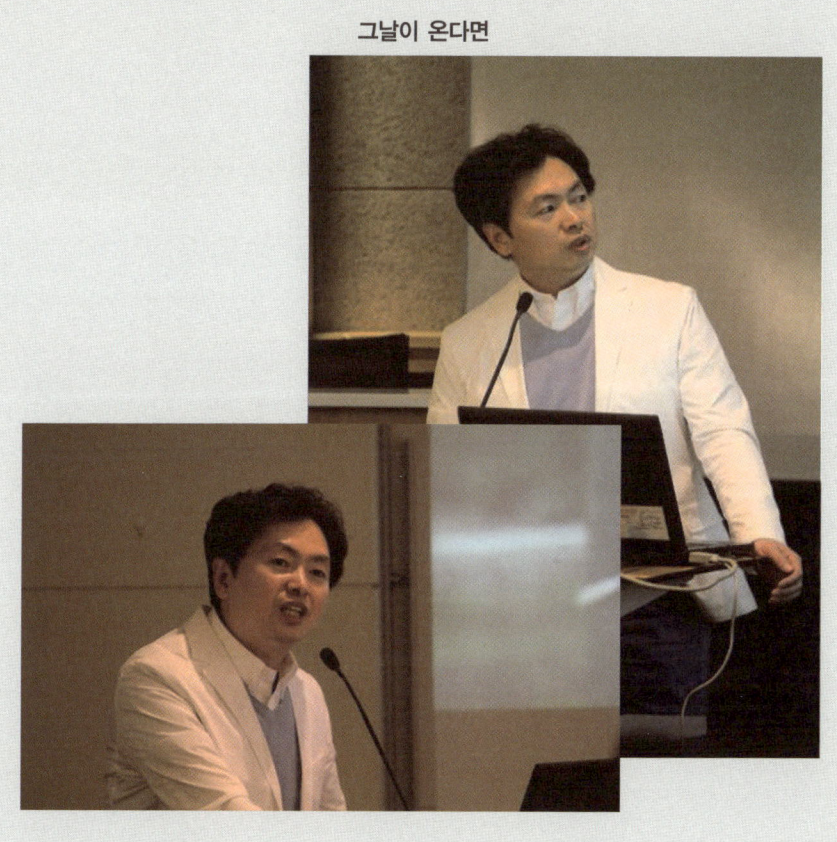

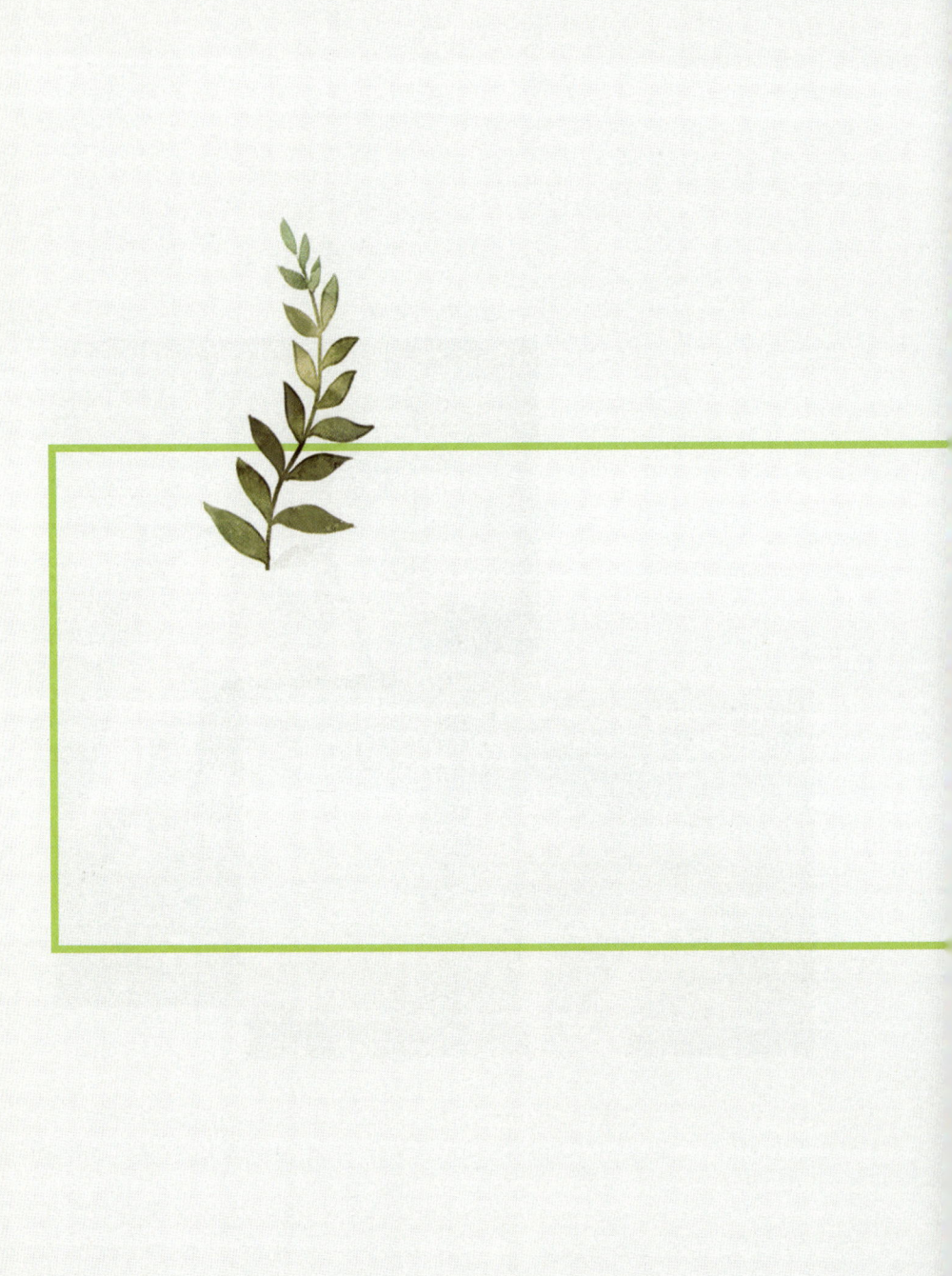

제3부

'제도'가 문제이다

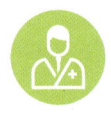

1.
홍콩반점(가명) 이야기

　서울 성북구 안암동에 아주 유명한 홍콩반점(가명) 중국집 식당이 있다고 가정하자. 이곳은 변두리 주택가 골목에 위치해 있고 마을버스가 다니는 왕복 2차선 도로 옆에 있다. 유명한 다른 식당과 비교해 보면 위치도 별로이고 주차장도 협소하고, 대부분 유명한 식당에서 해주는 발레파킹도 되지 않으면서 영업시간도 수요일과 일요일은 아예 문을 닫고, 평일에도 오후 5시면 문을 닫는다. 주말인 토요일도 오후 12시 30분이면 문을 닫는다. 이런 곳에 자장면의 맛이 일품이라고 소문이 나서 손님이 넘친다. 하루에 많게는 250명, 적게는 180여 명의 손님들이 오신다. 오셔서 바로 식사를 할 수 있는 것도 아니고 어떤 때에는 3시간을 기다려야 하고 보통은 2시간을 기다려야 한다. 기다리는 대기 시간을 해소해 보고자 홍콩반점 주인은 새로운 주방장을 2명이나 고용해 봤으나 모두가 허사였다.
　다른 주방장이 만든 음식은 잘 팔리지가 않는 것이다. 결국 주인은 어쩔 수 없이 혼자서 음식을 만들기로 하고 그 대신 유능한 직원들을 다른 중국집보다 3배 이상의 인원을 채용하고, 직원들의 월급도 다른 곳에서 주는 평균 월급보다 훨씬 많이 준다. 휴가도 많이 주고, 직원들에 대한 투자를 아낌없이 하며, 최고의 식재료를 사용하여 음식을 준비한다. 이러한 선 투자가 일어나면서 홍콩반점은 손님이 더 몰려오게 된다.

그런데 여기서, 우리나라 보건복지부는 도저히 믿을 수 없는 황당한 일을 벌인다. 다음은 보건복지부와 홍콩반점 주인과의 대화 내용이다. 독자들의 이해도를 높이기 위해서 대화 형식으로 이야기를 풀어본다.

보건복지부 직원이 말한다. "자장면 75그릇까지는 소비자 가격인 5,000원을 다 받아도 되지만 76그릇~100그릇까지는 10% 내린 가격으로 비용을 받아야 하며, 100그릇에서 125그릇까지는 25% 비용을 내려야 합니다." 이 무슨 황당한 이야기냐고 생각할 수 있다. 하지만 여기서 끝나지 않는다. 보건복지부 직원은 이어서 말한다. "150그릇 이상부터는 개수에 상관없이 무조건 50% 비용을 내려야 합니다." 독자들의 얼굴 표정이 보인다. 에이~ 진짜로 소설이구나 생각할 수 있다.

홍콩반점 주인은 말한다. "무슨 자유주의 국가에서 공산주의 국가에서도 할 수 없는 이런 말도 안 되는 억지를 부립니까? 손님을 호객행위를 해서 끌고 왔나요? 음식의 질에 문제가 있나요? 손님이 많을수록 직원을 더 채용했고 직원에 대한 대우도 잘해 줘야 되고, 음식의 질에 대한 투자로 비용이 더 많이 들어가는데 무슨 근거로 하루에 75그릇 이상의 자장면을 팔면 돈을 깎습니까? 더구나 150그릇 이상 자장면을 팔면 50%를 할인해서 팔아야 된다고요?" 보건복지부 직원이 다시 위협적인 태도로 말한다. "이러한 규정을 지키지 않으면 홍콩반점은 폐업처리 됩니다."

이러한 이야기를 들으면 어떤 생각이 드는가? 먼저 드는 생각은 이 이야기는 거짓말이라고 생각이 들지 않는가? 나는 내 주위 모든 친구들과 지인들에게 이러한 규제가 있고, 실제 시행되고 있으며 정말로 돈을 깎는다는 이야기를 많이 했었다. 내 이야기를 듣던 모든 사람들은 내 말을 믿지 않았다. 여러분은 위의 홍콩반점 이야기를 읽고 어떤 생각이 드는가? 여러분 자신이나 친구나 지인이 이러한 일을 겪었다면 분노하지 않겠는가? 이 이야기는 대한민국은 민주공화국이라는 이 땅에서, 그것도 21세기의 문명국가에서 행해져 온 실화이다.

이 실화의 홍콩반점은 바로 고운숨결내과이다. 과거 10년이라는 세월 동안 내가 겪었던 부조리다.

우리나라의 개인의원은 1일 75명 이상의 환자를 볼 때부터 보험공단에서 병원 측에 지급해야 하는 지불금을 10% 깎고 준다. 150명 이상의 환자를 보게 되면 무려 50%의 지불금을 삭감하고 지급한다. 여기서 국민들이 알아야 할 아주 중대한 비밀이 있다. 환자를 150명 이상 보게 되어 50%의 공단 지급금을 병원에 주지 않으니 환자가 내는 본인 부담금도 할인되겠지 생각하는 것은 크나큰 오류이다. 환자가 병원에 내는 진료비는 할인되지 않고 모두 다 내야 한다. 즉, 환자들은 자신이 내야 하는 의료비와 검사비용을 10원도 할인을 받지 못하는 것이다. 그럼 어떻게 되는가? 그 모든 혜택은 국민건강보험공단이 차지한다. 이것이 말이 되는가? 이러한 부조리한 법 시행이 한두 달 지속된 것이 아니다. 무려 10년 이상 지속되어 온 일이다.

우리나라 의료비의 지급 구조는 환자가 병원 진료비나 검사비 중 30%를 병원에 납부하고 나머지 70%의 돈은 한 달 뒤에 보험공단에서 (병원의 진료비가 적정했는지 심사평가원의 심사 후에) 돈을 병원에 지급하는 구조이다. 바로 이 구조에서 공단 측은 의료 행위와 적절한 약 사용의 심사와는 아무런 관련이 없이 일일 환자 수를 계산하여 75명부터 병원에 차등하여 지급하는 것이다. 이것이 바로 악법 중의 악법인 바로 "차등수가제"이다. 이러한 말도 안 되는 규제가 어떤 공무원의 생각에서 나왔는지 모른다. 하지만 분명한 것은 이러한 제도는 상식적인 사람들의 머리로서는 도저히 납득이 가지 않는 일임이 분명하다. 10년 이상을 의사협회도 악의적인 이러한 규제에 대하여 정부에 계속 시정을 건의하였으나 10년 동안 정부는 들은 척도 하지 않았다.

그러던 정부가 일말의 양심적 소양을 느끼게 된 것일까? 정부는 스스로 대표적인 악법규제 철폐 작업을 시행하면서 이러한 차등수가제를 폐지했다. 하지만 그동안 의료계가 부당하게 피해를 입은 것에 대한 소급적용은 정부의 예산상의 문제로 지급하지 못한다고 결론이 났다. 10년 동안 악의적인 규제로 인해 내가 정당하게 받아야 했으나 받지 못한 돈은 억 단위가 넘는다. 의료계 전체적으로 10년 동안 못 받은 돈은 상상할 수 없을 정도로 많을 것이다. 그래도 사람은 희망을 느끼게 되면 과거의 손해는 감내할 수 있다. 잘못된 규제로 인해 손실된 것에 대해 항의를 해봤자 해결될 일이 만무했고 앞으로 그런 규제가 철폐되었으니 적어도 환자를 많이 본다고 삭감당하는 얼토당토 않는 일은 경험하지 않아도 되게 되었다. 전 세계 어디에도 없는 사상 초유의 악의적인 제도로 10년 이상 피해를 입었었다. 그러나 이제는 나의 노력과 직원들의 수고함에 대하여 정당한 대우를 받을 수 있는 길이 열렸다.

 분명한 사실이 있다. 우리나라 보건의료정책은 그 누구도 만족하지 않는다는 점이다. 의료공급자인 의료계는 물론이고 환자는 환자대로, 국민은 국민대로, 정부는 정부대로 모두가 만족하지 못한다. 참 이상하지 않은가? 상식적으로 본다면 어느 한쪽이 불만이고 손해를 본다면, 그 반대편에 있는 사람이나 조직은 이득을 봐야 정상이 아닌가? 조금만 더 파고들어 가 보자.

 의사들은 현재의 의료현실과 제도에 모두 불만을 갖고 있다. 나도 물론 그런 의사들 중 한 명이다. 환자들은 의료서비스 중 양질의 서비스는 비급여가 많다고 불만이다. 좋은 검사와 좋은 신약은 보험이 안 되는 비급여가 많다 보니 의료비 지출이 많아지기 때문이다. 국민들은 내 월급 통장에서 빠져나가는 의료보험료가 터무니없이 많이 나간다고 느끼기 때문에 불만이다. 정부는 정부대로 불만이 많다. 이런 기이한 제도는 도대체 언제 어떻게 시작되었을까? 우리나라 의료보험(醫療保險)은 1963년 12월 16일 법률 제1623호로 제정되었다. 법률제정 과정에서 강제가입 방식의 의료보험제도가 임의가입 방식으로 바뀌었고, 1976년까지 의료보험 가입자는 6만 7,929명으로 당시 우리나라 전체인구의 0.2%에 지나지 않았다. 1977년 7월 1일을 시작으로 500인 이상 사업장을 대상으로 강제가입 의료보험제도가 시작되었고, 1988년 농어촌 주민을 대상으로 지역 의료보험을 시작으로 1989년 도시지역 자영업자를 비롯한 모든 국민을 대상으로 한 의료보험제도가 시작되었다. 2000년 7월 1일부터 의료보험의 명칭을 국민건강보험으로 변경하였다. 시작할 때부터 의료수가는 원가에도 훨씬 못 미치는 수가로 시작되었던 것이 지금 우리나라 보건의료행정의 태생적인 문제가 된 것이다.

　의료계의 황당무계한 규제들은 이루 말할 수가 없이 많다. 도대체 왜 이렇게 기형적이고 부당한 제도가 아직도 존재하고 있는지 이해할 수가 없다. 의사들이 정부의 의료정책에 대하여 말하면 오히려 역효과가 일어나는 경우가 많다. 의사들의 책임이라고 생각한다. 우리 선배 의사들이 혼자 잘 살기에 급급했고 사회적 약자에 대한 보살핌에 소홀했기 때문이다. 선배 의사들만의 문제일까? 바로 나 자신의 문제이기도 하다. 나를 비롯한 많은 의사들은 사회의 제도적 문제나 사회적 약자들에 대한 관심이 부족했다. 지극히 개인적이었다. 한편으로는 이해할 수도 있다. 날마다 아픈 환자들을 봐야 하는 것은 심각한 노동이다. 육체적인 노동일 뿐 아니라 정신적으로도 심한 스트레스를 받는다. 그래도 이제는 의사들이 변해야 한다. 나도 물론 변해야 한다. 약하고 소외된 사람들의 이야기에 더 관심을 가지고 보살펴야 한다. 국민들도 의사들이 정부의 정책이나 제도에 대하여 건의하거나 항변하는 것에 대하여 조금은 귀를 기울여 주면 좋을 것 같다. 차등수가제와 같은 제도가 10년 넘게 시행되고 있었다는 것을 알았던 국민들이 몇 명이나 있었을까? 의사들은 지속적으로 차등수가제의 부당함에 대하여 말해 왔었다. 어떤 시민단체도 어떤 언론도 의사들의 외침에 관심을 가져주지 않았다. 이러한 일들은 차등수가제 말고도 많이 있다. 의료계가 건강해야 국민이 건강할 수 있고 국민이 건강해야 국가가 건강하다. 다행인 것은 요즈음 젊은 후배 의사들은 우리 세대의 의사와는 많이 다르다는 것이다. 청년 의사들은 사회정의에 관심도 많고 사회참여에도 적극적인 것 같다. 청년 의사들은 선배들의 전철을 밟지 않으려는 의지가 보인다. 이 시대의 미래는 청년들에게 있지 않은가? 우리의 젊은 청년세대가 이 나라의 미래를 이끌어 갈 것이라고 기대한다.

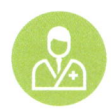

2.
과잉진료와 방어진료

48세 여자 환자가 숨이 차서 왔다. 호흡곤란을 겪는 환자를 20년 넘게 봤기 때문에 환자의 증상만 듣고서 어느 계통의 원인이 있겠구나 하고 짐작할 수 있다. 하지만 정확한 원인은 검사를 해야 알 수가 있다.

"숨이 차다고 느낀 지 얼마나 되셨어요?"

"두 달 전부터 조금씩 숨이 차더니 3일 전부터는 숨이 너무 차서 눕지를 못하겠어요."

"기침이나 가래는 있으신가요?"

"기침이나 가래는 없어요, 숨만 많이 차요."

환자는 얼굴이 부어 보였고, 양측 다리 복숭아뼈 아래 부위와 발등이 부었고 발등 부위를 손가락으로 누르면 발등이 들어갔다. 가장 먼저 의심해야 할 질환은 심장의 문제였다. 특히 심장 수축이 잘 안 되거나 심장근육의 이완이 잘 안 되어 심부전이 동반됐는지 검사가 필요하고, 심장 초음파 검사로 심낭에 물이 차 있는지와 심근 수축력을 확인해야 하며, 혈액검사로 전해질에 이상이 없는지, 갑상선 호르몬에 이상이 없는지, 빈혈 수치와 간 기능은 괜찮은지 확인이 필요했다. 환자에게 검사를 받아야 한다고 말했다.

"그냥 약만 주세요, 숨차지 않게요. 4개월 전에 공단건강검진 했는데 이상 없다고 했어요." 아, 이제 또 시작이구나. 나는 이러한 환자들을 매일 만난다. 의사 입장에서는 꼭 검사로 확인이 필요한데 환자가 검사를 거부한다. 예전에는 이런 분들에게 짜증을 내기도 했다. 의사는 진료할 때 주의 의무를 다해서 봐야 한다. 도의적인 문제는 당연한 것이고 의료법으로도 정해져 있다.

법으로 규정하고 있다는 의미는 법을 지키지 않았을 경우에는 처벌이 뒤따라온다는 걸 의미한다.

"환자분 호흡곤란 증상이 지금 심장의 문제로 인해 나타나는 것 같은데요. 심장의 문제인지 다른 원인이 있는 것인지는 검사를 해서 확인을 해야 합니다."

"검사 4개월 전에 다 했어요. 그냥 숨 안 차게 빨리 약이랑 주사 주세요."

"4개월 전 검사 때에는 이렇게 숨이 차는 증상이 없었잖아요. 그러니 지금 상태를 정확하게 진단하기 위해서는 검사를 해야 합니다."

"아니 환자가 안 하겠다고 하는데 계속 검사를 권유하는 것은 과잉진료 아닌가요? 저 다른 병원으로 갈래요."

"아, 네. 그래요, 다른 병원으로 가신다고 하니 제가 진료의뢰서를 작성해서 드릴 테니 진료의뢰서를 가지고 가시고요. 한 가지 더 말씀드릴 내용이 있는데, 저는 여러 번 검사가 필요하다고 말씀드렸고, 환자가 검사를 거부해서 하지 못한 것을 진료기록부에 남기겠습니다."

"마음대로요."

나는 환자의 의심되는 심장 질환에 대하여 검사가 필요하였으나 환자가 검사를 모두 거부하였고, 다른 병원으로 가기를 원하여 진료의뢰서를 작성하여 주었다고 기록하였다.

2주일이 지난 오후 어느 날, 접수실에서 큰 소리가 났다.
"원장 나오라 해!! 뭐 이런 돌팔이 같은 원장이 다 있어!!! 병원이 뭐 이래!!!"
아주 고함을 고래고래 지르고 있었다. 우리 병원의 대기실은 언제나 환자가 많이 기다리고 있다. 대기하고 있는 환자들이 있을 때 큰소리로 고함을 치면 자신들이 원하는 대로 일이 술술 풀릴 거라는 오해를 하는 분들이 있다. 하지만 나는 아무렇지도 않다. 한두 번 겪게 되면 당황할 수 있지만 의사 생활 24년 동안 수도 없이 겪어 왔던 일이다. "또 시작이군." 2주 전 심부전 의심 환자의 보호자가 와서 난리를 피우고 있었다. 진료실로 들어오시라고 했다.

"왜 그렇게 화를 내시는 거죠?"
"당신이 내 아내에게 약을 안 주어서 아내가 입원했잖아."
"제가 부인되신 분을 진료하고 심장의 문제가 있을 것 같으니 확인하기 위해서 검사를 하자고 했는데 부인께서 모든 검사 거부하고 다른 병원으로 가시겠다고 하여 의뢰서를 작성하여 드렸는데요. 무슨 잘못이 있죠? 검사를 했어야 진단을 하고 약을 드릴 수 있잖아요."

남편은 더 화를 냈다. "아니 의사가 척 보면 다 아는 거지, 숨이 차면 심장 문제인 줄 알고 심장약을 줬어야지. 이 돌팔이 새끼야." 이제는 나도 예의를 지킬 필요가 없어졌다.

"반말하지 마시지요. 돌팔이면 대기실에 환자가 저렇게 많이 기다리고 있겠어요? 진료 방해하지 말고 나가 주시지요."

"이 새끼가 잘못했다고 빌어도 용서 안 해줄 텐데 뭐 어쩌고 어째?"

"나는 당신 새끼 아니거든요. 당신의 용서받을 일도 없고, 지금 당신이 법을 위반하고 있습니다, 진료 방해는 심각한 중대 범죄 행위입니다."

아무리 난리법석을 떨어도 내가 꼼짝도 하지 않자 이번에는 태도가 싹 바뀌었다. "아니 원장님, 제 아내가 지금 입원하여 입원비가 많이 나올 텐데 원장님이 조금 도와주셔야지요." 이런 반응도 겪어 왔던 반응이다. 이러한 행위는 그냥 억지를 쓰는 차원이 아니라 의사에 대한 폭력이다. 그 보호자의 주장은 이런 것이다.

첫 번째 주장은 왜 약을 주지 않았느냐는 것이고,
두 번째 주장은 왜 검사를 하지 않았느냐는 것이다.

사실 질문의 순서가 바뀐 것이지만 이미 대화로 풀 수 있는 상황이 아닌 상태에서 순서의 뒤바뀜을 설명하는 것은 별 의미가 없었다.

첫 번째 주장인 왜 약을 주지 않았느냐는 항의에는 원인을 모르는 상태에서 어떤 약을 얼마의 용량으로 얼마 동안 줘야 할지 알 수가 없으니 약을 주지 않았던 것이고 두 번째 주장인 왜 검사를 하지 않았느냐는 항의에는 검사를 해야 된다고 여러 차례 설득하였으나 환자가 검사를 과잉진료 아니냐 하면서 거부하는 것을 강제로 환자를 끌고 가서 검사할 수 있는 방법이 없다고 말했다.

그날 환자가 주장했던 과잉진료의 의미는 무엇인가? 과잉진료는 말 그대로 의학적으로 필요하지 않은 검사 또는 의료행위를 병원의 경제적 이득을 얻기 위해서 행해지는 행위이다. 숨이 차기 시작한 지 두 달 되었고 최근 사흘 동안은 숨이 매우 차서 눕기도 힘든 상태에서 내가 권고하였던 검사가 과잉진료일까? 결론적으로 그 환자는 검사 자체를 거부했으니 과잉진료가 아니다. 검사 자체를 한 것이 없고 병원은 그 어떤 경제적 이득도 얻은 것이 없기 때문이다.

그럼 반대로 생각해 보자. 그렇게 숨이 차는 환자에게 아무런 검사 없이 약만 주었을 때(사실 약을 무슨 근거를 가지고 어떤 약을 줄지도 의문) 환자가 입원하는 일이 생겼다면 의사는 어떤 책임을 지게 될까? 가장 중요한 의료법상의 책임은 "환자에게 주의 의무"를 다하지 않은 과실이 인정될 것이다. 이 문제는 의사가 환자를 진료한 후 필요한 조치를 하지 않았거나 검사를 했어도 검사에 대한 판독의 오진이 동반된 경우에 해당한다.

그런데 만일 이 환자의 경우에 검사 자체를 권고조차 하지 않았을 경우와 검사를 했는데, 검사에 대한 판독이 잘못되었을 경우 두 가지 중에 어느 것이 더 문제가 될까? 법률전문가가 아니라서 법적인 판단을 할 수는 없으나 임상의사로서의 내 생각은 검사조차 하지 않는 것이 더 문제가 된다고 생각한다. 검사가 꼭 필요한 경우에 검사조차 하지 않는 것은 판독의 기회 자체가 없기 때문이다.

 이러한 의학적 태도가 견지된다면 결국 많은 환자들이 적절한 시기에 정확한 치료를 받을 수 없기 때문이다. 그런데 요즘 의료 환경은 과잉진료가 문제가 아니라 방어진료가 화두가 되어 버렸다. 방어진료(defence medicine)란 의료사고의 위험을 줄이기 위해서 꼭 필요하지 않은데도 시행하는 치료나 진료를 총칭한다.
 얼마 전에 공공방송 저녁 뉴스 시간에 대대적으로 한 사건이 방송된 일이 있다. 공단건강검진을 한 지 두 달 밖에 안 되었는데 환자가 폐암 말기였다고 검진의 질 관리가 중요하다느니 흉부 사진을 촬영했는데 의사가 오진을 한 것이라느니 말들이 많았다. 자극적인 내용으로 보도가 되었으나 호흡기내과 전문의는 다 안다. 그 내용은 검진의 질 관리와도 상관이 없고, 의사의 오진도 아니었다는 것을. 원래가 폐암은 공단건강검진에서 실시하는 단순 흉부 사진으로 조기 발견을 할 수가 없다. 그래서 공단검진에서 암 검진이라고 표현하는 5대 암 검진의 항목을 보면 위암, 자궁경부암, 간암, 유방암, 대장암 이렇게 5대 암을 명시하고 있다.
 폐암이라는 진단명은 아예 없다. 왜 흉부 사진 촬영은 수검자들 모두에게 시행하는데 폐암 검진이라는 말을 사용하지 않는 것일까? 안 하는 것이 아니라 못 하는 것이다. 단순 흉부 사진은 아무리 사진을 잘 찍는 방사선사가 세계에서 제일 좋고 비싼 기계로 촬영하고, 세계에서 가장 X-ray 판독을 잘하는 영상의학과 전문의가 판독을 해도 폐암을 조기에 발견할 수가 없다.

더 쉽게 말하면, 단순 흉부 사진 촬영 당일 그 환자의 폐 또는 기관지에 암 덩어리가 있어도 단순 흉부 사진은 정상으로 나올 수 있다. 그렇다면 단순 흉부 사진 촬영을 왜 하는가? 하는 질문이 나올 수 있다. 단순 흉부 사진 촬영은 폐렴이나 폐결핵의 진단을 위해서 강조되고 있는 것이다.

흡연을 하지 않는 45세 여성이 기침을 4개월 동안 해서 우리 병원에 왔다고 치자. 이런 경우 내가 저선량 흉부 CT 촬영을 권고하는 것이 방어진료일까? 의사마다 견해가 다를 수 있으나 나는 방어진료라고 생각하지 않는다. 12년 동안 나는 저선량 흉부 CT 촬영의 임상적 경험을 하였다. 저선량 흉부 CT 촬영을 통해서 많은 환자의 호흡기 질환을 진단하고 치료하였다. 만성기침환자에게 필수적인 검사 중의 하나인 것이다.

2017년부터 국가에서도 조기 폐암검진 시범 사업을 하고 있다. 흡연을 30년 이상 한 사람 중 나이가 55세~74세를 대상으로 국가가 모든 비용을 내고 저선량 흉부 CT 검진을 통해서 조기 폐암을 발견하고자 하는 사업이다.

2018년도에도 지정 병원에서 시범사업 검진을 시행하고 있다. 그럼 54세이면서 흡연력이 29년 된 사람은 어떻게 해야 하는가? 이런 분들은 현재 기준으로는 시범사업의 선정기준이 아니다. 이런 사람은 검사가 필요 없는가? 검사를 하게 되면 방어진료 또는 과잉진료일까? 내가 당사자라면 무슨 소리냐? 난 무조건 검사해 달라고 할 것이다.

국가가 시행하는 검사는 항상 비용 대비 효과의 개념이 들어간다. 특히 국민의 세금으로 시행하는 검사는 더욱 그러하다. 이러한 개념에 나도 적극적으로 동의한다. 의료의 재원이 무한한 것이 아니므로 경제적 조절 개념이 필요하다. 하지만 나는 내게 찾아오는 한 사람 한 사람의 건강과 질환을 책임져야 하는 임상의사이다. 나는 환자의 상태가 가장 중요하다. 국가의 거시경제와 미국과 중국의 경제 상태는 임상의사인 내게 아무런 의미가 없다.

나를 찾아온 환자에게 최상의 의료지식과 최고의 의료기술과 최신 장비로 그 사람이 갖고 있을지 모르는 숨어 있는 질환을 조기 진단하고 신속하게 치료하는 것이 나의 의무이다. 이러한 조기발견, 조기 진단 과정을 통해서 결국은 국가의 의료자원 낭비가 막아지는 것이고 환자 개인의 의료비 부담도 줄게 되는 일석이조의 효과가 있는 것이다. 과잉진료는 분명 없어져야 할 폐단이다. 방어진료도 올바른 선택은 아니다.

건강한 국가는 의료가 건강하다. 선진국 어떤 나라도 의료수가가 우리나라처럼 저수가로 일관되어 온 나라는 없다. 국민들은 의료수가의 저수가 문제에 대하여 관심이 없고 보험료가 올라가는 것에만 관심이 있다. 우리나라는 그동안 저부담, 저수가 정책으로 20년 이상 기형적으로 변한 의료 구조적 문제를 방치해 왔다. 한 예로, 무려 16년 동안 우리나라는 내시경 검사할 때 사용하는 내시경 소독제의 수가를 인정하지 않았다. 16년 동안 우리나라 모든 의료기관은 무상으로 내시경 소독을 해왔다. 2017년 11월이 되어서야 정부는 내시경 소독제의 수가를 인정하였다. 16년 동안 우리 병원은 내시경 소독제 관련 비용으로 2억 원 이상을 지출했으나 국가로부터 받은 수가는 0원이었다. 이러한 사실이 정상적인 상황인가? 인정할 것은 인정해야 건강한 사회가 아닌가?

우리나라가 전 세계에서 최고로 내시경 시술이 발전할 수 있었던 것은 의사들의 노력과 헌신이 있었기 때문이다. 우리나라 환자들은 세계 어디에서보다 노련한 전문가에게 시술을 받고 있는 것이다. 이제라도 정부가 16년 이상 외면해 왔던 내시경 소독제의 수가를 신설해 준 것은 참으로 고마운 일이 아닐 수 없다. 너무나 당연한 일이지만 당연하게 생각되지 않는다. 의료계에는 해결해야 할 문제가 많다. 정부와 의료계가 어떤 길이 환자와 국민을 위해서 합리적인 선택인지 서로가 존중하면서 의료계의 문제들을 풀어 나가기를 간절히 바란다.

3.
마이동풍과 아전인수의 시대

'마이동풍' 사자성어는 말의 귀에 봄바람이 스쳐 지나간다는 뜻으로 남의 말을 귀담아듣지 않고 흘려버리거나 또는 전혀 관심 없다는 뜻이다. '아전인수'란 내 논에만 물을 대려는 행동으로 자기에게만 유리하게 해석하고 행동하는 태도를 말한다. '적반하장'이라는 뜻은 도둑이 도리어 몽둥이를 든다는 뜻으로 잘못한 사람이 도리어 잘한 사람을 나무라는 경우를 뜻한다. 비슷한 뜻으로 주객전도, 객반위주, 본말전도가 있다.

대표적인 예가 공무원들이 국민들 위에 군림하려는 행동들이 있다. 국민들을 섬기기보다는 자신의 힘을 이용해서 국민을 무시하는 경우가 있기 때문이다. 비단 사자성어에만 이런 말이 있는 것은 아니다. 우리나라 속담에도 "방귀 뀐 놈이 성 낸다"는 말이 있다. 얼마 전 한 환자와 보호자가 병원에 왔다. 예전에 우리 병원에서 촬영한 단순 흉부 사진과 폐 기능 검사 기록지를 복사하러 온 것이었다. 2002년도에 검사했던 검사 결과지를 복사해달라고 했다. 하지만 16년 전의 검사 결과지는 병원에서 보관하지 않는다. 폐기 처분한다.

환자는 그때부터 화를 내기 시작했다. 처음 환자의 반응은 충분히 이해할 수 있다. 환자나 보호자는 병원에서 검사한 기록은 평생 동안 보관되고 있을 것이라고 생각할 수 있기 때문이다.

하지만 여러 가지 의미에서 16년 전의 단순 흉부 사진과 폐 기능 검사 결과지는 보관의 의무가 없어진다. 첫 번째는 16년 전의 흉부 사진 기록이 현재의 상태를 진단하는 데 아무런 도움이 되지 않으며, 둘째는 흉부 사진 필름이나 기록지를 20년, 30년 보관하게 될 경우 보관할 장소의 문제도 생긴다. 지금은 컴퓨터 영상전송장치라는 최신 영상정보전달장치가 설치되어 있어 별도의 공간이 없이 오랫동안 보관할 수 있는 시스템이 있으나 2002년도에는 우리 병원에 영상정보전달시스템(PACS)이 설치되기 이전이었다.

"16년 전 사진이라 저희가 검사결과지와 사진을 보관하고 있지 않습니다. 죄송합니다."

내가 죄송하다는 의미는 잘못했다는 의미가 아니었다. 환자가 원하는 결과지를 못 드리게 되어 유감이라는 뜻이었다. 환자는 죄송하다는 나의 말이 끝나기가 무섭게 돌변했다.

"아니 병원에서 환자의 검사 기록을 보관하지 않고 잃어버려요? 이게 말이 돼요? 빨리 찾아내든지, 어떤 조치를 취해 줘요." 환자와 보호자는 기세등등했다. 마치 내가 엄청난 잘못을 한 것처럼 닦달하기 시작했다.

나는 잘못한 게 없다는 사실을 말했다. 의료법에 정해진 기준에도 16년 전의 검사 결과를 보관해야 하는 의무는 없다고 설명했다. 즉 다시 말하면, 환자가 16년 전의 검사 결과지를 병원에 요청할 아무런 법적인 권리가 없다는 뜻이었다. "환자의 검사 결과지와 방사선 사진 결과지는 병원에서 평생 보관하는 것이 아닙니다. 병원에서 보관해야 하는 의무기간은 흉부 사진은 5년, 검사 결과지 보관도 5년입니다. 진료기록부나 수술받은 경우 수술 기록지 보관만 10년입니다. 진료기록부 보관도 16년이 지난 지금은 보관의 의무가 전혀 없습니다. 따라서 지금 환자분이 어떤 이유로 16년 전의 검사 결과지를 원하는지 알 수가 없으나 5년이 지난 X-ray 필름은 모두 폐기합니다."

이 말을 들은 환자와 환자 보호자는 더 화를 내고 난리를 피우기 시작했다. 입에 담지 못할 폭언을 하고 진료실에서 고함을 질렀다. "환자분, 지금 다른 환자를 진료해야 합니다. 이제 나가 주세요. 그렇게 욕하고 폭언을 하는 것은 진료 방해입니다. 나가 주세요."

이번에는 환자가 진료 거부를 한다고 또 난리를 피운다. 정말 답이 없는 막무가내 환자였다.

"환자분 계속 진료실에서 다른 환자 진료 볼 수 없도록 이렇게 난리 치면, 경찰을 부를 수밖에 없습니다."

"경찰? 당신이 진료를 거부하고 있는 거잖아!! 경찰은 내가 직접 부르지!!!"

그 환자는 자신의 핸드폰으로 경찰서에 직접 전화를 걸었다.

"경찰서죠? 여기 고운숨결내과에서 진료 거부를 하는 의사가 있으니 빨리 와주세요."

참으로 황당하기 그지없었다. 무식하면 용감해진다는 말이 이런 환자를 두고 한 말일 거다. 진료 거부의 문제는 경찰이 개입할 문제가 아니다. 신고 자체도 잘못된 기관으로 신고를 한 것이다. 어쨌든 우리 직원도 병원에서 정상적인 진료를 할 수 없이 "진료실이 점거된 상태"인지라 방범 업체와 경찰에 신고를 했다. 경찰관 4명이 병원으로 왔다.

그 당시 대기실에는 늘 그랬던 것처럼 많은 환자가 기다리고 있었다. 경찰이 와서 상황을 보고 나서 그 환자에게 말했다. "환자분이 진료 방해하고 있는 것이 100% 맞고요, 저희가 확인했습니다. 원장님이 고발하시면 형사 처벌과 민사상 처벌을 받을 수 있습니다." 경찰관의 그 말을 듣고 나서야 그 환자는 조용히 나갔다. 의료법 제15조 제1항에는 "의료인은 진료나 조산 요청을 받으면 정당한 사유 없이 거부하지 못한다"라고 규정되어 있다. 의료인은 '무조건' 진료를 거부하지 못한다는 말이 아니라 "정당한 사유 없이" 거부하지 못한다는 말이다.

이 말은 "정당한 사유가 있으면 진료를 거부할 수 있는" 법적인 규정이 있다는 것을 말한다. 보건복지부에서 명시한 진료거부의 정당한 사유는 다음과 같은 경우이다.

1. 의사가 부재중이거나 신병으로 인해서 진료를 행할 수 없는 상황인 경우
2. 병상, 의료 인력, 의약품, 치료 재료 등 시설 및 인력이 부족하여 새로운 환자를 받아들일 수 없는 경우
3. 의원 또는 외래 진료실에서 예약환자 진료일정 때문에 당일 방문 환자에게 타 의료기관 이용을 권유할 수밖에 없는 경우
4. 의사가 타 전문 과목 영역 또는 고난이도의 진료 수행할 전문지식이나 경험이 부족한 경우

5. 타 의료인이 환자에게 이미 시행한 치료(투약, 시술, 수술)사항을 명확하게 알 수 없는 등 의학적 특수성으로 인하여 새로운 치료가 어려운 경우
6. 환자가 의료인의 치료 방침에 따를 수 없음을 천명하여 특정 치료의 수행이 불가능하거나 환자가 의료인으로서 양심과 전문지식에 반하는 치료방법을 의료인에게 요구하는 경우
7. 환자 또는 보호자 등이 해당 의료인에 대하여 모욕죄, 명예훼손죄, 폭행죄, 업무방해죄에 해당할 수 있는 상황을 형성하여 의료인이 정상적인 의료행위를 행할 수 없도록 한 경우
8. 더 이상의 입원치료가 불필요함 또는 대학병원급 의료기관에서의 입원 치료는 필요치 아니함을 의학적으로 명백하게 판단할 수 있는 상황에서, 환자에게 1차 의료기관, 요양시설 등의 이용을 충분한 설명과 함께 권유하고 퇴원을 지시하는 경우이다.

8가지의 정당한 이유를 간단하게 요약해 보면, 병원에 의사가 없거나, 의사가 아프거나 시설과 인력이 부족하거나, 예약이 모두 차 있거나, 자신의 전문과가 아니거나, 다른 곳에서 치료받은 내용을 알 수 없는 환자가 왔거나, 어떤 치료를 하자고 했는데 환자가 못 하겠다고 할 때나, 환자나 보호자가 의사에게 욕을 하거나 등이다. 환자가 있으므로 인해서 의사가 있는 것이다. 의사의 존재는 환자가 있다는 전제하에 존재하는 것이다. 따라서 대부분의 의사는 환자의 아픔을 이해하려고 노력하고 환자의 질환을 정확하게 진단하여 신속하게 치료하고자 노력한다. 전문가의 말을 믿고 따를 때 환자에게도 이로운 것이다.

불신이 팽배해진 이 시대에 의사의 책임이 없는 것은 아니다. 나를 비롯한 의사들의 책임도 크다. 하지만 의사와 환자의 불신을 조장하는 정부의 행위가 참으로 문제이다. 고운숨결내과를 확장하고 얼마 되지 않아서이다. 한 환자가 아침 일찍 진료를 보고 나서 내게 속삭였다.

"원장님~, 보험공단에서 제게 진료사실 여부를 묻는 전화가 왔었어요."

"아, 그래요? 보험공단 직원이 환자분이 우리 병원에서 진료 본 것을 어떻게 알고 전화를 했을까요? 환자의 인적 사항은 모두 비밀인 건데"라고 나는 대답했다. 그다음 환자의 말은 정말 충격적이었다.

"원장님~" 더욱더 은밀한 소리로 내게 나지막이 말했다.

"제가 원장님을 보호해 드렸어요. 저는 야간진료를 한 적이 없지만, 보험공단에서 고운숨결내과에서 야간진료를 본 적이 있느냐고 물어본 전화 질문에는 야간진료를 했다고 대답했어요. 원장님, 저는 원장님을 보호해 드렸지만, 다른 환자들이 사실대로 야간진료받은 적이 없다고 말하면 원장님 큰일 아니에요? 저는 그게 걱정이 되어 말씀드립니다."

아! 진짜 화가 나고 황당했다. 의료법상 야간진료의 법정시간은 평일은 오전 9시 전에 환자가 진료를 보았거나, 오후 6시 이후에 접수를 한 경우에 해당하고 토요일은 오전 9시 전에 진료를 보거나 오후 1시 이후에 접수를 한 환자들에게 "야간진료 수가"가 적용된다. 야간 수가의 경우에는 보통 진료비나 검사비에 30%의 가산료가 붙게 된다.

야간진료의 시간을 내가 정했는가?
야간진료비 가산을 내가 만들었는가?

야간진료 시간은 오전 9시 이전에 진료한 경우와 오후 6시 이후에 접수한 환자에게 해당한다. 이러한 야간진료 기준은 보건복지부가 의료법으로 정해 놓은 것이다. 황당한 것은 만일 야간 진료비 할증을 받지 않으면 그것도 의료법 위반이다. 무조건 컴퓨터 수납 창에 진료비 수가가 뜨는 대로 받아야 의료법을 지키는 것이다.

그런데 공단에서 공단 직원이 야간 진료비가 산정된 환자들을 대상으로 무작위로 전화를 하여 다짜고짜 "고운숨결내과에서 야간진료를 본 적 있느냐"고 물어보는 것이다. 환자들 중에 어느 누가 오전 일찍 병원에 가서 진료 본 것이 "야간진료"에 해당한다고 알 수가 있을까? 환자들은 "야간진료"의 뜻을 밤에 진료를 본 것이라고 생각하지 않겠는가?

공단에서 환자에게 전화를 하려면 야간진료의 기준 시간이 '오전 9시 전과 저녁 6시 이후'라고 설명을 해주고 나서 물어봐야 하는 것 아닌가?

오전 9시 이전에 진료를 본 환자들 중 65세 이상의 환자들이 병원에 지불하는 돈은 1,500원으로 시간에 따른 금액의 차이는 없다. 공단에서 환자들에게 전화하여 야간진료 여부를 묻는 이유는 야간진료 시 공단 측에서 병원에 지급하는 진료비 금액이 약간 올라가기 때문이다. 환자들은 공단의 전화를 받고 야간진료를 보았다고 대답을 해주지만 마음속에는 혹시나 병원이 거짓으로 진료시간을 조작하여 어떤 이익을 취하려고 하지 않았을까? 하는 의심을 품을 수 있다. 병원에 대한 이러한 의심은 의사와 환자 사이의 신뢰를 깨트리는 일이 될 수 있다.

저녁 8시 뉴스와 저녁 9시 뉴스 전에는 이런 TV 광고가 유행이었다. 지금도 시간대는 틀리지만 자주 접하게 된다. '내가 낸 진료비, 정확한지 심사평가원에 문의하세요.' 맞는 말이다. 자신이 낸 진료비가 적정했는지 확인하는 것은 환자의 권리이다. 하지만 이러한 광고 내용은 마치 병원은 언제나 부당청구를 하는 기관이니 믿지 말고 심사평가원에 문의하라는 것 같다. 이러한 캠페인이 의사와 환자 사이의 신뢰를 얼마나 깨트리는지에 대한 사회적 평가가 필요하다. "빈대 한 마리 잡자고 초가삼간 다 불태운다"는 속담의 교훈을 잊어서는 안 된다.

의사와 환자 사이의 신뢰는 진단과 치료에 있어서 가장 중요한 전제 조건이다. 우리 병원도 심사평가원으로부터 자주 공문을 받는다. 진료를 본 환자가 나중에 심사평가원에 자신이 지불한 진료비에 대하여 적절했는지에 대한 민원을 제기하는 것이고 그러한 민원을 받은 심사평가원은 병원에 해당 환자를 진료한 경위와 검사한 내용, 검사의 결과, 영수증, 비급여검사를 했다면 비급여검사를 한 근거와 비급여 가격에 대한 근거 등 수많은 자료를 요청한다. 행정적 낭비와 시간 낭비가 많이 소요되는 일이다. 우리 병원은 지금까지 200건 이상의 "요양급여 확인민원(환자가 자신이 진료받은 내용과 검사, 치료받은 것이 의료법에 적합하게 받았는지를 심사평가원에 문의하는 행위)"을 심사평가원으로부터 요청받았으나 그 결과는 모두 문제가 없었다. 현행 의료법에 명시하고 있는 그대로를 지키고 사전에 환자에게 필요한 설명과 동의서를 모두 받고 진행하기 때문에 우리 병원의 주장이 수용되지 않은 적이 없다. 하지만 이런 민원을 제기한 환자들은 그 다음에 우리 병원에 내원하지 않는다. 내원하지 못하는 것인지 안 하는 것인지 모르겠으나 심사평가원은 환자에게도 민원의 결과에 대하여 안내한다. "의료법상 적법한 의료행위"라고 명시된 공문서를 받아 본 환자는 미안해서라도 다음에 우리 병원에 못 오는 것이다. 이러한 일들이 우리 병원에서만 반복될까? 아니다. 전국의 모든 병원이 이러한 행정적인 일로 몸살을 앓고 있다. 병원만 몸살을 앓는 것도 아니다. 심사평가원도 행정력의 낭비가 심각하고, 환자들도 결국은 손해를 보는 경우가 있다.

의료는 경제적인 잣대로서만 행정을 해서는 안 된다. 경제적으로 생각해도 국민의 건강은 경제발전의 초석이요, 어느 나라나 국가 안보와 생명에 직결된 문제이다.

국민건강보험공단은 국민이 낸 세금으로 운영되는 곳이다. 보험료를 잘 걷어야 하고 걷은 보험료의 누수가 생기지 않도록 일하는 것은 좋다. 하지만 분명히 알아야 할 진실이 있다. 의사와 환자와의 신뢰를 깨트리고자 하는 일은 보험재정을 악화시키는 일이다.

의사를 믿지 못하는 풍토가 만연해지면 필연적으로 "병원 쇼핑"이나 "의사 쇼핑" 현상이 일어난다. 내가 환자라도 진료를 한 의사가 믿음직스럽지 않다면, 다른 병원으로 가서 진료를 볼 것이다. 의료계도 환자의 신뢰를 얻기 위한 자정노력이 절실하다. 우리나라 의료보험구조는 "당연지정제" 시스템이다. 내가 병원을 개원해서 비보험 환자만 볼 수 있는 법적 장치가 없다. 의사는 무조건 보험환자를 봐야 한다. 그것이 "당연지정제"이다. 건강보험 당연지정제는 전 국민이 의무적으로 가입하여 각자의 경제적 능력과 수입의 정도에 따라서 차등의 보험료를 내고, 동질의 의료서비스를 받을 수 있도록 한 일종의 사회보장제도이다.

　이 제도에서는 어떤 의료기관도 건강보험 가입자에게 정당한 이유 없이 진료를 거부하지 못하도록 법으로 강제해 놓았다. 무료 진료의 수준에는 못 미치는 제도이나 전 세계가 부러워하는 제도이다. 건강보험료는 소득 정도에 따라서 차등부가가 되므로 돈을 많이 버는 사람은 매달 수백만 원에서 수천만 원까지 건강보험료를 낸다. 저소득층이나 생활보호대상자에게는 보험료가 면제되기도 한다. 우리나라 건강보험료의 70% 이상을 상위 소득자가 부담한다.

　건강보험 당연지정제가 폐지되면 중산층과 서민들에게는 의료적 재앙이 될 수 있다. 병원이 환자를 선택하여 볼 수 있는 법적 근거가 생기기 때문이다. 의사협회에서 일부는 당연지정제를 폐지하자고 소리를 높이고 있다. 하지만 개인적으로 나는 의사협회 일부에서 주장하는 당연지정제 폐지는 결국 1차 의료기관을 더 압박하는 악수 중의 악수라고 생각한다. 의사협회의 일부 선생님들이 뭔 헛소리냐고 의사 편이냐고 내게 항의할 수 있으나 누구의 편에 서서 하는 말이 아니다. 의사와 환자 모두를 위해서 하는 말이다.

　차분하게 생각해 보자. 당연지정제가 폐지되면, 우리나라에서 단일 보험자로 가장 강력한 힘을 가진 국민건강보험공단이 실로 무시무시한 공권력을 갖게 될 것이다. 건강보험공단의 마음에 들지 않는 병원은 건강보험계약을 공단 측이 거부할 수 있고, 이렇게 되면 영세한 1차 의료기관은 엄청난 타격을 입게 될 것이다. 지금도 1차 의료기관은 공단의 각종 실사로 인해서 스트레스를 심하게 받고 타격을 받기도 한다. 하물며 당연지정제가 폐지되고 계약 선택제가 시행된다면, 공단의 시녀가 될 것은 너무나 자명한 일이 아닌가?

가난한 환자에게도 재앙이 될 수 있고, 영세한 1차 의료기관에도 재앙이 될 수 있다. 자본력이 충분한 대형 병원과 특화, 전문화된 병원만 이득을 볼 수 있을 것이다.

1977년 우리나라 전 국민 의료보험제도가 시작된 이후 시행된 강제지정제는 개인의 자유를 제한하는 위헌의 논란이 있었다. 강제지정제(모든 병원은 국민건강보험 환자를 의무적으로 봐야 한다는 제도) 위헌 소송도 진행이 되었고 헌법재판소는 2002년 10월 31일 다음과 같이 선고하였다.

"비록 강제지정에 의하여 의료인의 직업 활동이 포괄적으로 제한을 받는다 하더라도 강제지정제에 의하여 제한되는 기본권은 '직업 선택의 자유'가 아닌 '직업 행사의 자유'이다. 직업 선택의 자유는 개인의 인격 발현과 개성 신장의 불가결한 요소이므로 그 제한은 개인의 개성 신장의 길을 처음부터 막는 것을 의미하고 이로써 개인의 핵심적 자유영역에 대한 침해를 의미하지만, 일단 선택한 직업의 행사 방법을 제한하는 경우에는 개성 신장에 대한 침해의 정도가 상대적으로 적어 핵심적 자유영역에 대한 침해로 볼 것은 아니다. 의료인은 의료공급자로서의 기능을 담당하고 있고, 의료소비자인 전 국민의 생명권과 건강권의 실질적 보장이 의료기관의 의료행위에 의존하고 있으므로 '의료행위'의 사회적 기능이나 사회적 연관성은 매우 크다고 할 수 있다. 이러한 관점에서 볼 때 '국가가 강제지정제를 택한 것은 최소 침해의 원칙에 반하는가'에 대한 판단은 '입법자의 판단이 현저하게 잘못되었는가' 하는 명백성의 통제에 그치는 것이 타당하다고 본다. 헌법 재판관 다수의 의견은 강제지정제는 최소 침해의 원칙에 위배되지 않으며, 평등원칙에도 위배되지 않는다"고 판시했다. 하지만 소수의견도 있었다.

소수의견은 내용은 다음과 같다. '요양기관 강제지정제는 첫째로 자유와 창의를 존중하고 이로써 문화의 발전을 지향하는 우리 헌법의 이념에 비추어 그 채택이 주저되는 수단이고 둘째로 획일적 통제제도의 비효율성에 비추어 그 제도의 장기적 성과가 상대적으로 의심되는 수단이라 할 것이다. 이와 같은 의심은 요양기관 강제지정제가 기본권 제한의 입법으로서 갖추어야 할 수단의 적정성을 결한다는 결론을 짓게 하며 따라서 헌법상의 과잉금지 원칙에 어긋남으로써 의사의 직업의 자유를 침해한 위헌'이라고 생각한다.

독자들은 이러한 당연지정제에 대하여 어떤 생각을 가지고 있는가? 위에서 말한 헌법재판소의 판결은 16년 전의 판결이다. 2018년 문재인 대통령이 공약으로 내걸었던 문재인 케어가 시작되기 이전의 판결이다. 문재인 케어의 핵심은 모든 비급여의 급여화가 핵심이다.

교육은 백년지대계라고 했으나 우리나라 교육정책은 10년의 앞도 바라보지 못하고 우왕좌왕한다. 의료계는 교육계보다 더하다. 보건복지부, 건강보험공단, 심사평가원, 시민단체, 의료계 모두가 국가의 가장 중요한 미래의 청사진을 국민들 앞에 밝혀야 한다. 국회의원들이나 정부도 무엇이 진정 국민을 위해서 올바른 정책인지를 고민하고 솔직하게 밝혀야 한다. 언제까지 저부담, 저수가, 저비용으로 이 나라의 의료를 지탱할 수 있을까? 국민의 일부를 처음부터 마지막까지 숨길 수는 있다. 또한 국민의 전부를 일시적으로 속이는 것은 가능하다. 그러나 국민 전부를 끝까지 속이는 것은 불가능하다. 이는 링컨 대통령의 말이다.

이제는 의료에 관련한 입법과 행정, 의료공급자와 의료수급자 모두가 고민해야 할 때이다.

4.
모든 일에는 가이드라인이 있다

6개월 이상 지속되는 기침 때문에 고생하는 어느 환자가 병원에 갔다. 그 환자는 이미 그 병원에 가기 전에 병원을 여러 군데 다니면서 기침약과 거담제 항생제를 복용했으나 기침이 호전되지 않고, 밤마다 기침이 심해서 잠을 설치고 설상가상으로 좌측 흉부 통증까지 동반되었다. 이러한 환자가 또다시 두 곳의 병원으로 갔다. 한 병원은 환자의 기침이 두 달 이상 된 기침이고 약을 복용하여도 증상이 더 심해지고 있기 때문에 정밀한 검사를 해서 기침의 정확한 원인을 찾은 후 원인적 치료를 해야 한다고 설명하였다. 또 다른 병원은 환자의 증상과 청진 소리에만 의존하여 그냥 기관지의 염증이니 약을 더 복용하면 된다고 약만 처방하였다.

만일 당신이 그러한 환자의 입장이 되었다고 생각해 보자. 당신은 두 병원 중에 어느 병원을 선택하고 신뢰할 것인가? 두 달 이상의 기침을 의학적으로 만성기침이라고 정의한다.

만성기침이 중요한 이유는 단순한 감기가 아니기 때문이다. 전 세계의 호흡기 전문의들이 모이는 전문가 집단에서는 만성기침을 호소하는 환자가 내원했을 때 환자를 진료한 의사가 어떻게 해야 하는지 가이드라인을 오래전부터 작성하여 의사들에게 권고하였고, 각종 검사에 대한 과학적 근거의 등급까지 표기하였다.

만성기침의 진단

표3. 만성기침의 양상에 따른 감별진단	
야간에 악화되는 기침	기침형천식, 심장질환
운동 후 악화되는 기침	천식(운동유발성천식)
다량의 객담 동반	만성기관지염, 기관지확장증, 폐렴
객혈	결핵, 기관지확장증, 폐암

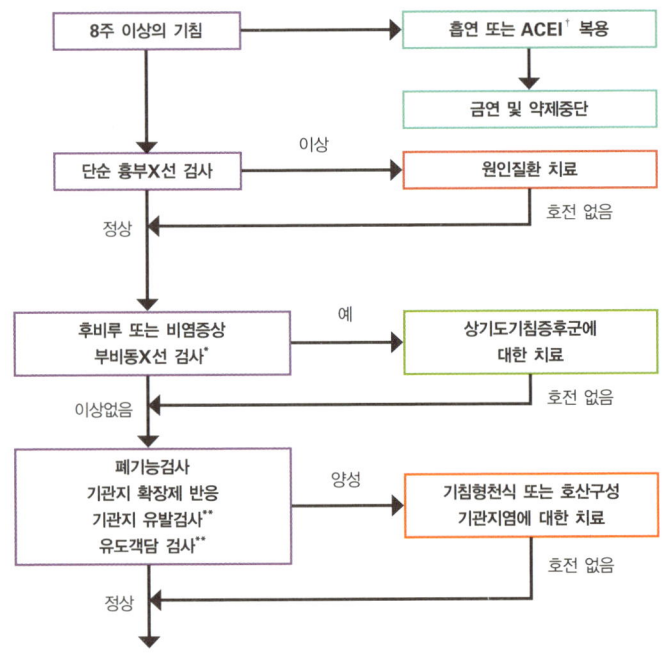

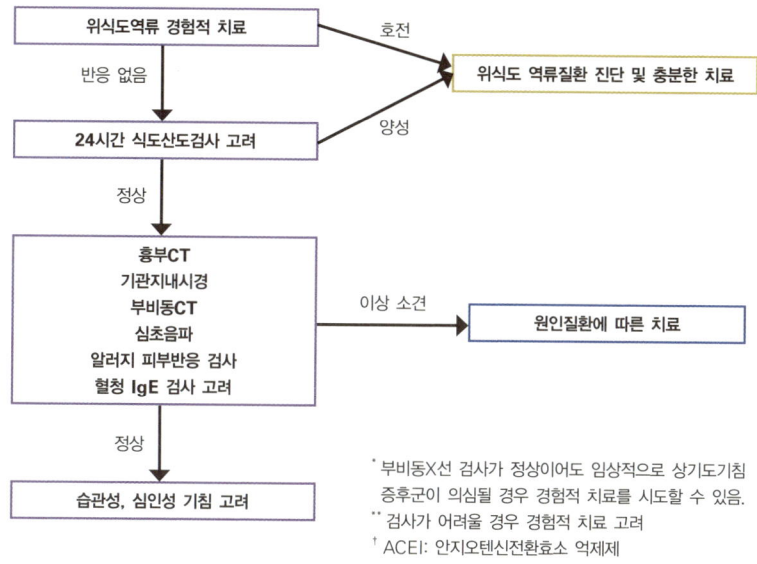

출처: 대한 결핵 및 호흡기학회 기침 진료지침

국내 결핵 및 호흡기학회와 대한알레르기천식학회에서도 학회 차원에서 두 달 이상의 기침을 지속하는 환자들에게는 다양한 질환의 원인이 있을 수 있으므로 여러 가지 정밀 검사를 통해서 기침의 정확한 원인에 대한 진단 후 치료를 할 수 있도록 진료지침을 권고하고 있다. 환자들은 의료전문가가 아니다. 하지만 최근에는 인터넷상에서 다양한 정보를 접할 수 있고, 주위 사람들의 경험담과 자신의 확신으로 인해서 본인 스스로 치료를 결정하는 경우가 종종 있다. 합리적 선택을 하는 환자들이 있지만 여러 가지 이유로 검사를 하지 않고 약만 처방해 달라고 주장하는 환자들도 있다.

위에서 언급한 두 병원의 선택은 단지 개인적인 질환의 문제로만 끝나지 않는다. 우리나라는 OECD(경제협력개발기구) 국가 중에서 결핵 발병률이 1위이고, 결핵 사망률도 1위이다.

　두 달 이상 기침을 하는 모든 환자는 단순 흉부방사선 사진 촬영을 받아야 한다. 여기서 예외는 없다. 만성기침환자를 진단하는 진단적 알고리즘의 대전제(그림 참조)가 있는데 그건 바로 단순 흉부 방사선 사진이 정상이라고 가정한 후 출발하는 알고리즘이다. 따라서 두 달 이상 기침을 하는 환자는 모두 흉부 방사선 사진 촬영을 받아야 한다. 단순 흉부 방사선 사진이 이상이 보이면 그 이상소견에 대한 원인적 분석과 치료를 하는 것이고, 단순 흉부 방사선 사진이 정상이면 폐 기능 검사, 천식 검사, 가래 검사, 흉부 CT 검사, 심장초음파 검사, 기관지 내시경 검사 등의 검사가 추가되거나 동시에 할 수 있도록 가이드라인에 제시하고 있다.

　특히 우리나라는 결핵의 발병률이 높고 결핵은 주위 사람들에게 전염을 시킬 수 있으므로 국내 가이드라인은 2주 이상 기침이 지속되면 흉부 방사선 사진을 촬영하라고 권고한다.
　호흡기내과 전문의로서 이러한 가이드라인이 강조되고 있는 상황은 매우 고무적이다. 하지만 이러한 가이드라인만으로는 부족하다. 기침이 3일이나 4일밖에 안 된 환자라도 반드시 검사가 필요한 환자들도 많기 때문이다. 밤새도록 기침이 심하거나, 기침을 하면서 숨이 차는 증상이 있다거나, 고열을 동반한 기침이 있다거나, 가래에 피가 나오는 기침이 있다거나, 흉부 통증이 심한 기침이 있는 경우에는 기침의 기간에 상관없이 즉시 흉부 사진 촬영이 필요하다.

　위에서 예를 들었던 이 환자분은 여러 병원을 방문했고 기관지염증이

나 기관지 천식으로 치료받았었다. 어떤 병원에서는 흉부 사진도 촬영했었고 혈액검사도 했었고 심전도 검사와 다양한 검사도 했었다. 하지만 이 환자의 증상은 호전되지 않았었다. 왜냐하면 이 환자는 기관지천식이 아니었고, 기관지염증도 아니었기 때문이다.

진단이 잘못되었는데 처방한 약이 그 환자의 증상을 좋아지게 할 수 있겠는가? 이 환자는 기관지결핵 환자였다 기관지결핵은 타인에 대한 전염력이 매우 높다. 폐결핵은 단순 흉부 사진에서 발견이 잘되지만, 기관지결핵은 단순 흉부 사진 촬영을 해도 거의 대부분 정상으로 나온다, 그래서 기관지결핵을 정확하게 진단하려면 기관지 내시경 검사가 필요하다, 기관지 내시경 검사를 한 후 기관지결핵을 치료하고 나서 이 환자의 기침은 완전히 사라졌다.

기관지 내시경에서 보이는 기관지결핵 소견

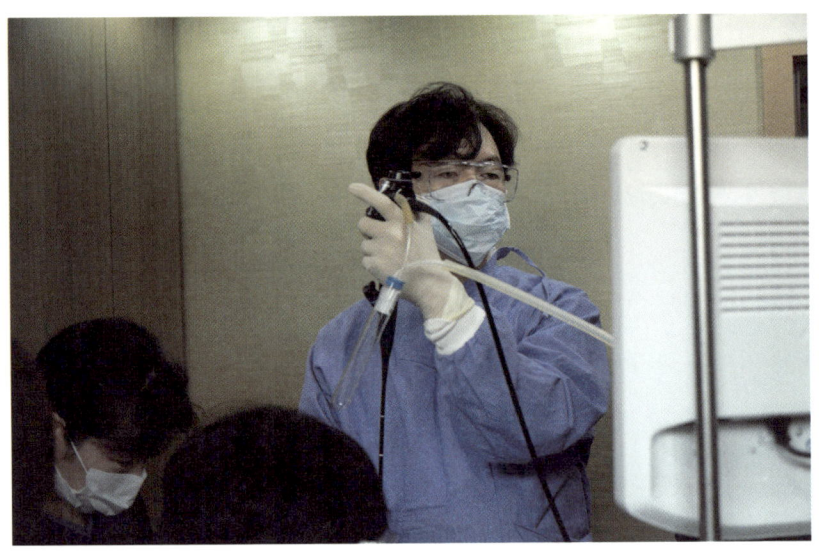

　나의 의학적 지식이 매우 특출나서 내가 기관지 내시경 검사를 한 것일까? 나는 진짜 명의였을까? 전혀 아니다. 나는 정말 단순하고 일관적으로 가이드라인에 따라서 검사의 원칙을 지킨 것이고 환자에게 왜 기관지 내시경 검사가 필요한 것인지 설명하였을 뿐이며, 다행히도 그 환자는 나의 설명에 동의를 하였기 때문에 정확한 진단과 치료가 가능하였던 것이다.

　기관지 내시경 검사는 호흡기 질환을 진단하는 데 필수적인 검사 중 하나이다. 사소한 실수도 일어나서는 안 되는 검사이며, 잘 훈련받은 호흡기내과 전문의가 시행할 수 있는 검사이다. 나는 기관지 내시경 검사를 통해서 기관지결핵 환자를 진단하고 치료한 경험이 많다. 기관지결핵은 초기에 진단하기가 어렵다. 대부분의 기관지결핵 환자들의 증상이 기침과 호흡곤란, 천명음이 들리기 때문에 기관지결핵 진단 전에 기관지염증이나 기관지천식으로 오인되어 치료받다가 오는 환자가 많다.

보건복지부 장관 표창(결핵 치료 공로)을 받는 진성림 원장(2015년 3월 24일)

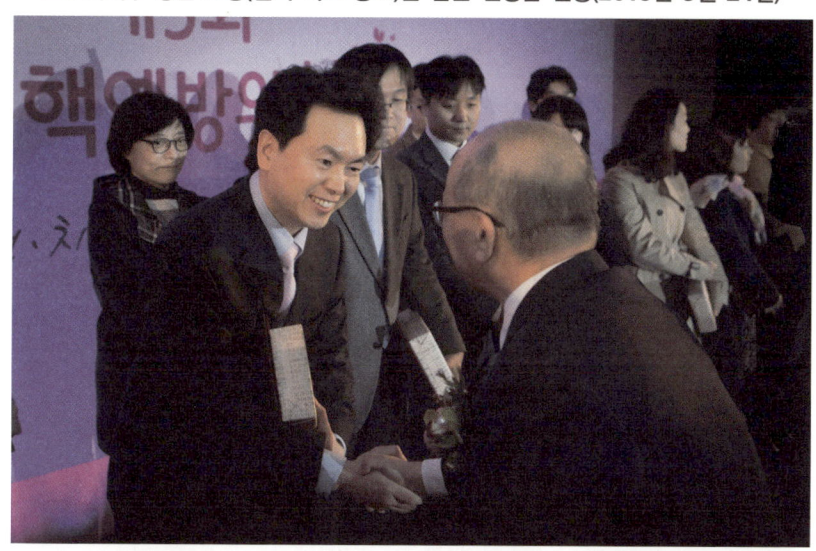

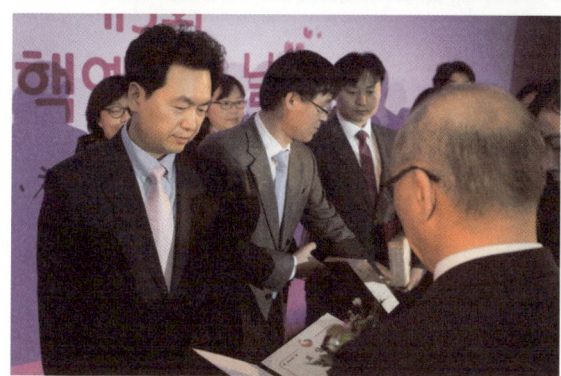

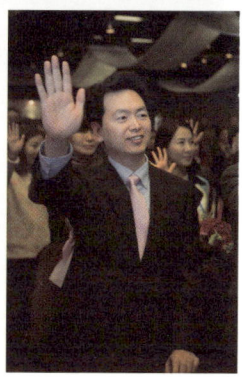

 나는 결핵 치료에 헌신한 공로를 국가로부터 인정받아 2015년 3월 24일, 보건복지부 장관 표창장을 수여받았다. 국가로부터 표창을 받는 일은 의사로서 매우 영광스러운 일이다. 하지만 내게 더욱 명예로운 자부심은 만성기침으로 고통받고 있는 환자들의 아픔을 치료하는 일이다. 땅끝마을 해남에서 멀고도 먼 이곳 안암동의 구석진 자리까지 찾아오는 환자를 보면서 우리 병원의 본질적 존재 의의에 대하여 다시 생각하게 된다. 내가 지금 안암동의 고운숨결내과에서 이 자리를 지키고 있는 그 소중함에 대하여 고민하게 된다. 감사함을 잃어서는 안 될 것이다. 그 멀고도 먼 거리를 힘들게 오는 환자들에게 나의 따뜻한 미소가 중요할 것이다. 그러나 더욱더 중요한 것은 환자들에게 정확한 진단을 하고 신속히 치료하여 그분들의 고통을 해결해 주는 것이 아니겠는가?

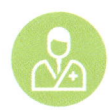

5.
선한 사마리아인 법

성경에 나오는 예수님의 가장 유명한 비유 중의 하나인 "선한 사마리아인"이라는 말은 남을 위해 노력하는 사람을 가리키는 일상적인 표현이 되었다. 예수님이 "네 이웃을 네 자신과 같이 사랑하라"고 말하자 유대인 교사는 "내 이웃이 누구입니까?"라고 물었다. 이때 예수님의 비유가 시작된다.

길을 가던 사람이 강도를 만나 가진 것을 모두 빼앗기고 심한 상처를 입었다. 신앙심이 깊은 두 사람, 사제와 레위인은 다친 사람을 모른 체하며 지나쳐 버린다. 그때 사마리아인이 다친 사람의 상처를 싸매고 주막으로 데려가 주인에게 다친 사람을 돌봐 주라면서 돈까지 준다. 예수님의 이야기를 들은 사람들은 쇠망치로 머리를 맞은 기분이었을 것이다. 유대인은 사마리아인을 경멸하고, 하층민으로 천시했기 때문이다. 예수님은 이야기를 마치고 물었다. "네 생각에는 이 세 사람 중에 누가 강도 만난 자의 이웃이 되겠느냐?" 대답은 명백했다. "자비를 베푼 자니이다." 예수님은 다시 말했다. "가서 너희도 이와 같이 하라."(누가복음 10:25~37)

나의 전공의 시절은 우리나라 의료에서 응급의학과 전문의 제도가 시행되기 이전이었다. 지금은 응급환자가 대학병원 응급실로 가면 응급의학과 선생님들이 먼저 환자를 보고 응급처치를 하고 전문과의 도움이 필요하면 요청해서 함께 협진으로 치료를 하는 시스템이다. 하지만 내가 전공의였던 시절에는 응급환자가 응급실로 도착하면, 각 과의 전공의들이 연락을 받고 응급실로 가서 응급처치를 했다.

응급실은 촌각을 다투는 환자들이 많이 오는 곳이고 응급환자는 모두가 절체절명의 순간이다. 호흡기 응급환자들만큼 촌각을 다투는 환자군도 흔치 않다. 조금만 응급처치가 늦게 되면 환자가 사망할 수 있는 경우가 있기 때문이다. 긴장성 기흉, 천식의 급성 악화, 만성폐쇄성폐질환의 급성 악화, 알레르기로 인한 후두부종과 경련, 급성호흡스트레스증후군, 중증 폐렴, 대량객혈, 폐색전증, 대동맥파열, 대동맥 박리 등 무시무시하고 사망할 수 있는 질환이 많다. 이러한 응급 상황에서는 기관내삽관(Intubation)이라고 해서 튜브로 된 관을 성대로 통해 기도 안으로 직접 관을 삽입하고 산소가 연결된 풍선 같은 기구를 이용해 폐에 산소 공급을 해줘야 하는 응급처치가 필요한 경우가 많다.

우리가 전공의 시절에 기관내삽관을 "인튜베이션"이라는 정식 영어 명칭 대신에 "쌩튜베이션"이라고 불렀다. 마취과에서 전신 마취 전에 인공호흡기 연결을 위해서 실시하는 기관내삽관은 시술 전에 환자에게 근육이완제를 정맥주사하고 환자의 근육이 완전히 이완된 이후에 부드럽게 튜브 관을 환자의 기도에 삽관하기 때문에 사고가 거의 없다. 응급실이나 중환자실에서 혹은 입원 병실에서 호흡기 응급상황 때 시행하는 기관내삽관은 원칙적으로 근육이완제를 정맥주사하고 나서 기관내삽관을 하지 않는다. 그냥 환자의 입을 강제로 벌린 뒤에 최대한 빠른 시간 내에 기관내삽관을 해야 하는데 숙련자가 시행할 경우에는 5초가 걸리지 않는다.

　마취 시 기관내삽관은 실패할 확률이 제로이지만 임상에서 응급 시 근육이완제를 정맥주사 후 기관내삽관을 실패하면, 환자가 그 자리에서 사망할 수 있으므로 수술방에서 전신마취를 위한 기관내삽관이 아닌 경우에는 근육이완제 주사를 주지 않고 기관내삽관을 한다. 그런데 이때 환자는 전신마취 상태가 아니므로 몸부림을 치고 턱에 엄청난 힘을 주고 입을 꽉 다문다. 인간의 정상적인 방어자세로 나타나는 힘인 것이다. 한쪽에서는 강제로 튜브를 삽관하고자 하는 힘이 작용하고, 한쪽에서는 그것에 저항하는 힘이 충돌하기 때문에 기관내삽관할 때 가장 잘 일어나는 합병증 중의 하나가 바로 치아가 부러지는 것이다. 특히 기관내삽관할 때 지렛대 원리처럼 힘을 발휘하게 되면 대부분 위의 앞니 치아가 부러지거나 빠진다. 노인에게서 더 그렇다. 촌각을 다투는 응급상황에서 보호자도 없이 혼자서 119 구급차에 실려 온 경우에는 기관내삽관 시 생길 수 있는 부작용이나 왜 기관내삽관이 필요한지 설명하고 동의서를 받을 시간적 여유가 전혀 없다. 동의서를 받는 시간 동안 환자는 죽을 수 있기 때문이다. 그런데 간혹 이러한 합병증이 발생하게 되면, 환자가 혹시 사망하게 되었을 경우에는 말할 것도 없고, 환자가 회복되어 생명을 구했을 경우에도 환자나 보호자에게 엄청난 항의를 받거나, 배상하라는 압박을 받기도 한다.

　나도 예전에 어떤 환자의 보호자가 흉기로 나를 찌르겠다고 난리를 쳐서 의사가운 안에다 차트 기록지를 복대처럼 차고 보호자를 만난 적이 있다. 그 당시 의무기록지 겉 표면은 강력한 철판으로 제작되어 있어서 방탄조끼 역할을 할 수 있었다고 철석같이 믿고 있었다. 나는 그래도 운이 좋은 편이었다. 어떤 의사는 중환자실에서 환자가 심장마비가 와서 심폐소생술을 시행했었다. 심폐소생술은 영화나 드라마에서 아주 멋진 장면으로 묘사되지만 영화나 드라마에서 나오는 것처럼 심폐소생술을 하면 환자는 거의 죽는다. 심폐소생술을 제대로 하려면 심장이 있는 좌측 흉부를 어느 정도 세게 눌러야 하냐면 성인의 경우 가슴 압박의 깊이가 최소한 5cm 이상, 6cm 이하가 되도록 해야 한다.

이것은 이론상 그런 거지 어느 의사가 가슴 압박을 하면서 5cm 이상이 더 되게 누르고 혹시 6cm 넘지 않도록 깊이를 측정하면서 시행할 수 있을까? 한마디로 그냥 엄청 세게 압박해야 하는 것이다. 압박하는 횟수도 1분에 100회 이상 압박해야 한다. 심폐소생술을 제대로 하면 5분만 해도 시술자가 녹초가 된다.

심폐소생술을 받은 환자는 멀쩡할 수 있을까? 심폐소생술의 합병증으로는 늑골과 흉골의 골절이 가장 흔하고 그 이외에도 혈흉(흉곽에 피가 고이는 것)과 기흉(흉막과 폐 사이에 공기가 차는 것), 타박상, 부러진 늑골이 폐나 간, 비장을 찌르는 현상, 폐 파열 등의 합병증이 발생할 수 있다.

문제는 심폐소생술을 시술할 시기를 미리 예측할 수 있는 것이 아니고 갑자기 발생한다는 데 있다. 촌각을 다투는 응급상황이라 환자 자신에게나 보호자에게 동의서를 받고 시술할 수 없다는 것이다. 대부분 사람들은 의료진의 노력에 감사해하고 격려해 준다. 하지만 그러지 않는 사람들도 있다. 과거보다 현재가 더 그러하다.

그래서 우리나라도 응급의료법을 개정하여 응급처치 시 발생하는 문제에 대하여 법률적으로 보호하고자 하는 것이다. 그러나 아무리 법률적으로 보호하는 장치가 있어도 문제를 삼기 시작하고 꼬투리를 잡기 시작하면 의사 개인의 극심한 스트레스뿐 아니라 결국은 사회가 아프게 되고, 국민들의 건강이 위협받게 된다. 심폐 소생술 후 환자를 살려내었던 그 의사는 환자와 보호자가 고소를 해서 법정 소송까지 갔었다. 법원의 판결은 간단명료했다. "원고의 요청은 이유가 없음으로 기각한다"이었다. 그 환자는 심폐소생술을 받고 난 후 새로운 생명을 찾았고, 그 대가로 늑골이 한 개 골절되었다. 누가 자신의 생명과 늑골 한 개의 값을 교환할 수 있겠는가? 또한 늑골 골절도 다 치유가 되었다. 그런데도 그 환자와 보호자는 왜 나의 늑골을 골절시켰냐고 자기의 생명을 살려 준 의사를 고소한 것이다.

우리나라는 왜 흉부외과 전공의 지원자가 부족한가? 정부가 각종 대책을 쏟아내어도 지난 20년 동안 흉부외과 전공의 지원자는 매년 그 정원을 채우지 못했다. 앞으로 20년 후에는 우리나라에서 심장 수술이나 폐 수술을 어찌 감당할지 실로 걱정이다. 정부와 의료계와 국민들이 나라의 운명을 걸고서 고민해야 할 부분이다.

성형과 미용도 삶의 질과 만족을 위해서 매우 중요하고 성형외과와 피부과가 단지 미용만을 위해 존재하는 과도 아니다. 성형외과는 현대의학에 있어서 매우 중요한 과이고 피부과도 그러하다. 그러나 생명과 직결되는 질환을 다루는 경우는 별로 없다.

생명과 직결되는 응급수술과 치료에 필수인 과들이 있다. 의료인들은 그런 과를 메이저(major) 과라고 부르고 통상적으로 '내.외.산.소'라고 부른다. 내과, 소아청소년과, 외과, 산부인과의 첫 글자를 따서 '내.외.산.소'라 부르는 것이다. '내.외.산.소'과는 90년대 초반까지는 항상 인기 과였고 늘 정상의 자리에 있었다. 2000년대에 들어서면서 전공의들에게 인기가 없어진 원인은 여러 가지가 있겠으나 가장 중요한 것 중 하나는 의사가 환자나 환자 보호자와의 소모적인 갈등을 겪고 싶지 않기 때문이다.

아무리 의료의 수가를 올려주고 정부에서 지원 대책을 세워도 의사가 환자와 겪게 되는 스트레스를 보상하지 못하기 때문이다. 건강한 사회와 건강한 국가가 되기 위해서는 선한 사마리아인 법 제정이 중요한 것이 아니라 예수님께서 말씀하신 누가 너의 이웃이냐? 라고 물었던 그 물음에 대한 진지한 고민이 필요한 시점이다. 환자의 이웃이 누구인가? 우리 모두가 진지하게 생각해 봐야 할 질문이다.

법률적으로 선한 사마리아인 법은 다른 사람이 응급상황이나 위험에 처한 것을 알게 되었을 때, 본인이 크게 위험하지 않을 경우에는 타인을 위험으로부터 구조해 줄 의무를 부여한 법률 조항이다. 이 법은 일반인의 적극적인 구호활동 참여를 위해 만들어졌으며 미국 대다수의 주와 프랑스, 독일, 일본 등에서 시행 중이다. 우리나라에서는 2008년 6월 13일 응급의료에 관한 법률의 일부 개정을 통해서 응급환자에게 응급처치를 하다가 본의 아닌 과실로 인해 환자를 사망에 이르게 했거나 손해를 입힌 경우 민·형사상의 책임을 감경 또는 면제한다는 내용이 반영되면서 선한 사마리아인 법이 간접적으로 도입되었다. 그동안 국내에서는 사고를 당해 목숨이 위태로운 사람을 구해 주려다가 결과가 잘못되면 구호자가 소송에 휘말리거나 죄를 덮어쓰는 경우가 많아 위험에 처한 사람을 봐도 도움을 주저하거나 외면하는 경우가 많았다.

2018년 2월의 어느 날이었다. 우리 병원은 언제 응급 환자가 올지 모른다. 호흡기 질환 중환이 많이 내원하기 때문이다. 접수에서 근무하는 직원들이 환자를 처음 만나서 접수를 한다. 우리 병원의 직원들은 응급증상을 판단하는 데 매우 잘 훈련이 되어 있다. 순서대로 진료를 보게 되면 대기 시간이 길게는 3시간 이상이나 걸리는 날도 있다. 응급환자가 대기실에서 3시간을 기다리다가 어떤 일이 벌어질지 모르는 일이다. 응급으로 의심되는 증상의 환자는 접수한 순서에 상관없이 최우선으로 접수를 올린다. 진료실에서는 그 응급 식별을 컴퓨터를 통해서 알 수가 있다. 호흡곤란이 매우 심한 환자였다. "그다음 진료는 'ㅇㅇㅇ'님입니다"라고 미리 알려 준 상태인데, "ㅇㅇㅇ"님을 안내하지 않고 "△△△"를 안내한다. 물론 간호사가 응급환자라고 미리 고지하고 안내한다. 그런데도 자기 순서인데 늦게 온 환자가 먼저 들어갔다고 대기실에서 난리를 치는 사람들이 있다.

"응급의료법 제8장 제3조, 의료진은 응급환자에게 최우선 순위로 조치를 취해야 하고, 응급환자가 두 명이면 의학적 판단에 따라서 위중한 응급환자부터 선 조치를 해야 한다." 이러한 의료법을 대기 환자가 알 리가 없다. 하지만 법이 뭐가 중요하겠는가? 그냥 이것은 당연한 상식이고 순리이지 않을까?

아무리 본인의 순서가 중요하고 바쁘다고 해도 응급환자를 먼저 진료 본다고 항의한 그 환자는 어찌 세상을 살아가는지 모르겠다. 그런데 말이다.

그 환자보다 더 이기적이고 황당한 환자가 그날 있었다. 응급환자를 보고 나서 119에 전화하여 구급차가 도착해 있는 상태였다. 얼마 전에 진료를 마치고 병원을 나간 환자가 병원으로 전화를 한 것이다.

"119 응급차가 병원 입구에 있어서 지금 내 차가 주차장에서 나가야 되는데 못 나가고 있으니 빨리 119 응급차를 빼주세요."

독자들의 표정이 상상이 된다. 정말? 설마?
슬픈 일이지만 사실이다. 영화 속에서 나왔던 이야기가 아니다.
2018년 2월에 우리 병원에서 실제로 일어났던 일이다.

지금 한국 사회의 한 단면을 여과 없이 보여 준 일이다.
우리 사회는 지금 어디로 어떻게 흘러 가고 있는 것인가?

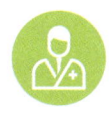

6.
의사를 분노하게 하는 현실들 중의 대표적인 사례

　우리나라 대부분의 임상의사(환자를 진료하는 의사)들은 삭감(의사의 진료내용을 심사평가원에서 추후 심사해서 삭감)을 당한 경험이 있을 것이다. 이렇게 자신 있게 말할 수 있는 근거는 우리나라 의료심사의 구조적인 문제가 있기 때문이다. 그리고 그러한 구조적인 문제는 평행선을 달리고 있기 때문이다.

　2014년 어느 날, 아무런 사전 통보 없이 환자에게 처방하였던 흡입제에 대하여 무더기로 삭감 통보를 받았다. 내과 의사들에게 아주 쓰라린 기억이고 아픔이다. 많게는 수백만 원에서부터 적게는 수십만 원의 약값을 의사에게 물어내라고 심사평가원이 통보한 것이고 나중에 보험공단에서 돈을 환수해 갔다. 의사를 화나게 하는 것은 환수당한 돈 때문만이 아니었다.

　도대체 무슨 일이 있었던 걸까? 고혈압이 있는 환자에게는 혈압을 조절해 주는 약을 처방한다. 당뇨가 있는 환자에게는 혈당을 조절해 주는 약을 처방한다. 기관지 천식이 있는 환자에게는 천식을 조절해 주는 약을 처방해야 한다. 그런데 기관지 천식의 치료약제 중에서 가장 효과가 좋은 약은 먹는 경구용 약이 아니라 입으로 흡입해서 기관지 안으로 약제를 넣어 주는 흡입제가 1차 치료약제이다.

심사평가원은 어떤 약제에 대하여 심사기준을 정해 놓고 그 약제를 처방할 경우에 의사들로 하여금 전자차트의 참조란에 이 약제를 처방한 기준과 사유를 기록하고 처방하도록 규정하고 있다. 그리고 그러한 변동사항은 미리 고시하여 의사들이 충분히 인지할 수 있는 시간적 여유를 두고 나서 시행한다. 그렇게 충분한 시간을 주어도 사실 시행 초기에는 의사들이 모르고 처방하는 경우가 많다. 수많은 약제의 바뀌는 고시들을 의사들이 일일이 들어가서 확인하기가 현실적으로 매우 어렵기 때문이다.

2014년도의 그 사건도 그랬다. 그전까지는 아무런 삭감이 없던 천식 치료의 중요한 흡입제가 1차 의료기관인 개인의원들에게 일괄적으로 삭감조치가 된 것이다. 여기서 우리가 짚고 넘어가야 할 부분이 있다. 내가 A라는 약을 처방했다. 환자는 처방전을 가지고 약국에 가서 A라는 약을 가지고 집으로 간다. 그리고 A라는 약으로 치료받고 환자가 좋아졌다. 그런데 6개월 후쯤에 A라는 약을 처방한 의사에게 A약의 처방 보험기준(심사평가원 기준)을 지키지 않고 처방하였으니 A 약제비를 의사에게 물어내라고 한다.

생각해 보자. 의사는 A라는 약을 환자에게 판매하지 않았다. A라는 약의 약값은 환자가 약국에 지불하였고, 약국은 A의 약값으로 이득을 취한 것이다. 환자도 A약을 복용 후 병이 호전되었으니 혜택을 본 것이다.

그런데 우리나라 현재 의료시스템은 A라는 약에 대하여 어떠한 이익을 취하지도 않은 의사에게 그 약값의 전체 약제비를 보상하라고 하는 것이다.

약사도 환자도 이득을 보았고, 의사는 환자를 잘 진료하여 자신의 의료전문지식에 근거하여 환자에게 최상의 약을 처방하였으나 나중에 심사평가원이 정한 기준에 충족되지 못하거나 처방한 사유에 대한 기록 부재로 인해 약제비 전체를 의사에게 배상하라고 하는 시스템인 것이다. 환자 한 명이 아니라 어떤 경우에는 환자 100명, 또는 그 이상의 환자에게 처방한 약제비 모두를 의사에게 배상하라고 한다. 이런 시스템이 일으키는 문제점이 단지 의사의 금전적 손해에 국한되는 것일까?

이러한 불합리한 약제비 환급의 가장 큰 문제는 환자가 피해를 본다는 것이다.

새로운 약제가 나오는 신약이 출시되는 경우 모든 의사들이 가장 먼저 제약사 담당자에게 물어보는 첫마디가 무엇일까? 과거에는 "이 약이 어떤 질환에 얼마만큼의 효과가 있고 혹시 부작용의 종류와 빈도는 무엇이지요?"라고 질문을 했었다. 지금은 가장 먼저 묻는 질문은 바로 이것이다 "이 약을 처방하면, 삭감 안 돼요? 삭감 안 되려면 질병 코드를 어떤 거로 기록해야 하나요? 그리고 참조란에 기입할 내용이 있어요?"이다. 이러한 반응은 아주 양호한 반응이다.

새로운 약제나 기존의 약제라고 해도 약값이 고가인 경우에는 아예 처방을 안 하는 경우도 많다. 고가(비싼) 약일수록 심사 평가원의 관리가 엄격하고, 추후 삭감될 경우 그 모든 비용을 병원에서 약값을 물어내야 하기 때문이다. 쉽게 예를 들어 보자, 68세 환자분이 대학병원에서 처방받아 오던 처방전을 가지고 동네 내과에 와서 대학병원 처방전 그대로 약을 3개월치 처방해 달라고 했다. 이러한 경우도 많이 있다. 이때 그 환자는 병원에 진료비 1,500원을 낸다. 처방전을 가지고 약국으로 가서서 약값으로 12만 원을 지불한다. 3개월 약을 타서 3개월 동안 약을 잘 복용하고 본인의 질환을 조절한다. 그런데 3개월 후 심사평가원에서는 개인의원에서 처방을 잘 하지 않는 비싼 약 처방에 대한 근거기록이 없다고 약제비를 모두 삭감한다.

여기서 약제비 전량 삭감이라는 의미가 중요한데 환자가 약국에 지불한 12만 원만 배상하라는 것이 아니다. 68세 환자가 약국에 지불한 약제비는 전체 약값의 10%밖에 되지 않는다. 약국은 환자에게 10% 약값을 받고 나머지 90%인 108만 원은 공단으로부터 지급받는다.

약제비 전량 삭감의 의미는 전체약값 120만 원을 처방한 의사에게 모두 배상하라고 하는 것이다.

어느 의사가 진료비 1,500원을 받고 120만 원의 약값을 배상하고 싶겠는가?

이러한 제도가 정당하고 합리적인가?

의사들도 이제 하도 많이 당해 봐서 약제비 삭감에 매우 민감하다. 그래서 천식 치료제의 1차 치료제인 흡입제 처방 비율이 우리나라는 OECD(경제협력개발기구) 국가 중에서 꼴찌이다.

ICS 처방 환자비율은 전체 25.37%, 의원 16.42%

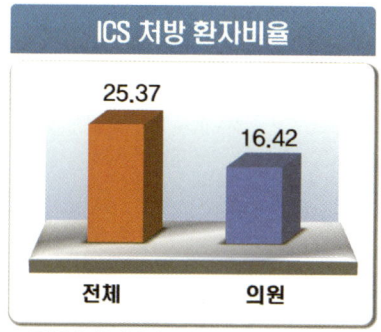
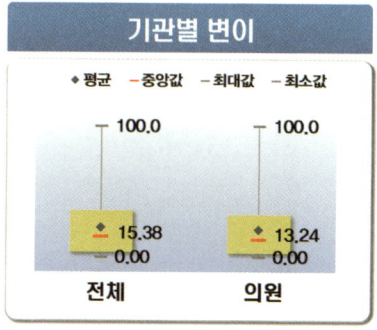

출처: 심사평가원

요약하자면 천식의 흡입제 처방을 위해서는 환자가 싫어하고 귀찮아하는 흡입제 사용에 대한 교육과 설득이 필요하고, 전문가의 진단 후 내려진 흡입제 처방에 대한 심사평가원의 규제가 없어져야 하며, 의사의 노력에 대한 적절한 보상과 약제비 환수에 대한 비합리적인 규정이 없어져야 한다. 그래야 우리나라 천식 환자의 치료가 잘되고, 그것이 천식으로 인한 직접적인 의료비의 저하와 간접적인 비용의 절감을 통해 우리 사회가 건강해지고 보험재정이 더 튼튼해지는 일이다.

만성폐쇄성폐질환(COPD) 단순 흉부 사진

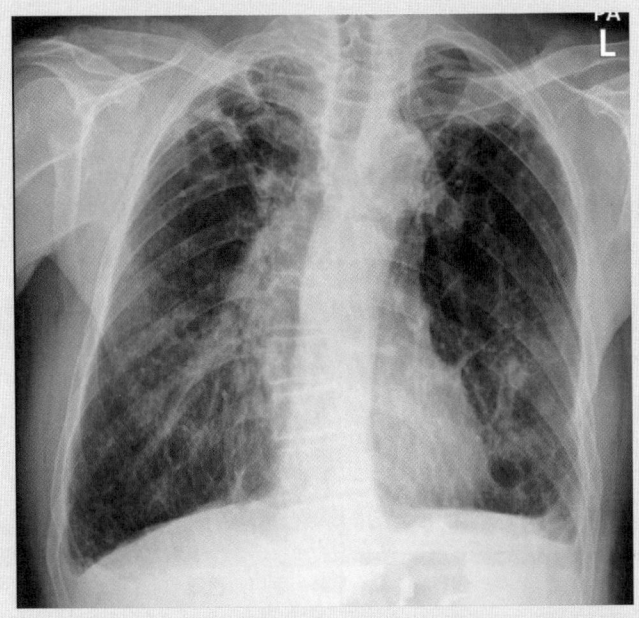

만성폐쇄성폐질환(COPD) CT 사진

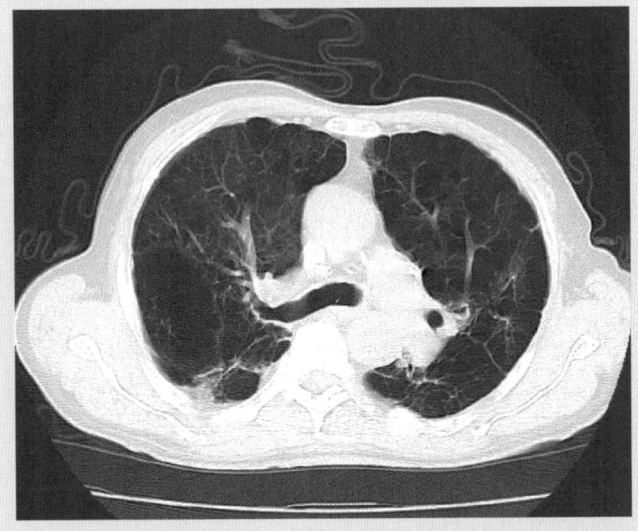

7.
거친 숨결과 가쁜 숨결의 대명사
COPD(만성폐쇄성폐질환)

    70대 초반의 남자였다. 진료실 문을 열고 들어오시는 모습을 보자마자 폐질환 환자임을 알 수가 있었다. "쌕쌕"거리는 소리는 청진기를 대지 않고도 들렸으며, 환자의 숨결은 그야말로 가쁜 숨을 쉬고 있었다. 얼굴은 깡마른 상태였고 몸도 갈비뼈가 보일 정도로 마른 체형이었다. 입술은 푸르스름했고, 손가락 마디는 곤봉 모양을 보였다. 겉으로 보기만 했을 당시에 가장 먼저 떠오르는 질환은 만성폐쇄성폐질환인 COPD 환자였다. COPD를 확진하기 위해서는 폐 기능 검사가 필수적인 검사이다.

    COPD는 다른 내과적인 질환도 함께 동반하고 있는 경우가 많다. 혈액검사와 흉부 사진 촬영, 객담 검사를 추가했다. 폐 기능 검사의 결과를 확인해 보니 1초간 노력성 폐활량 수치인 FEV1값이 30%였다. 심한 COPD 환자였다.

    기관지 확장제가 들어가 있는 흡입제를 처방했다. 흡입제 처방에 대하여 사용방법과 주의사항에 대하여 설명했다. 환자는 흡입제 사용하는 것이 싫다고 먹는 약과 주사를 놔 달라고 했다. 먹는 약도 처방해 주지만 가장 중요한 치료제는 흡입제를 규칙적으로 해야 하는 것이라고 강조했다. 흡입제를 많이 처방하는 날은 많이 힘들다. 혈압약이나 당뇨약을 처방할 때보다 더 말을 많이 해야 하고, 환자가 처방받은 흡입제를 제대로 사용할 수 있는지 확인해야 하기 때문이다.

만성폐쇄성폐질환 COPD(Chronic Obstructive Lung Disease)는 어떤 병인가?

유해한 입자나 가스의 흡입에 의해서 폐에 비정상적인 염증 반응이 일어나서 기류의 제한이 진행되어 폐 기능이 떨어지고, 호흡곤란과 기침, 가래 등의 증상이 나타나는 질환이다. 흡연이 COPD의 가장 중요한 원인이다.

2017년 11월, 새롭게 개정된 만성폐쇄성폐질환인 COPD의 정의(Definition)는 다음과 같다.

'완전히 회복되지 않는 기류제한을 특징으로 하는 폐질환으로, 흡연, 직업적 노출, 실내오염, 감염 등에 의한 기도와 폐 실질의 이상에 의해 발생하며 예방과 치료가 가능하다'로 바뀌었다.

이전의 정의는 "비가역적인 기류제한(기관지를 통과하는 공기의 흐름이 지속적으로 방해받는 상태)을 특징으로 하는 폐질환으로 만성 염증에 의한 기도와 폐 실질의 손상으로 발생한다"였다. 질환의 정의란 매우 중요하다. 정의(Definition)는 질환에 대한 정체를 밝히는 근간이 되는 것이므로 의학에서 어떤 질환의 정의가 변했다는 것은 그 질환을 진단하고 치료하는 데 커다란 변화가 온다는 것을 암시한다.

정의의 중요한 변화는 만성호흡기 증상이 기류제한이 발생하기 전 나타날 수 있으며, 급성 증상 악화 발생과 관련될 수 있다는 것을 인지해야 한다는 것이었고 만성 호흡기 증상은 폐활량 검사가 정상인 사람도 나타날 수 있으며, 기류제한이 없는 흡연자에서도 폐기종이나 기도벽 비후, 가스 트래핑 등 폐질환의 구조적 변화가 나타날 수 있다는 내용도 추가되었다. 바뀐 정의의 가장 주목해야 할 부분은 "예방과 치료가 가능하다"이다. COPD는 발생하면 치료가 불가능한 것으로 생각하고 있는 의사들이 많다. 그러나 이제 분명히 알아야 한다. COPD는 치료할 수 있다.

2015년 국민건강영양 조사 결과에서 발표한 바에 의하면 COPD의 발병률은 40세 이상의 성인에서 13.4%로 발표했다. COPD는 개인의 질환에서 끝나지 않고 사회적인 문제이다. 만성폐쇄성폐질환(COPD)는 전 세계 사망원인 3위이자 국내 사망원인 7위에 해당하는 심각한 질환이다.

국내 COPD 질환이 증가하면서 이로 인한 사회경제적 손실이 연간 1조 4,000억 원이 넘는다는 연구 결과도 나왔다(건국대학교 호흡기내과 유광하 교수). COPD는 폐질환의 특성상 한 번 손상되면 이전 상태로 회복이 잘 안 되기 때문에 다른 질환보다 조기 진단과 지속적인 치료가 중요하다. 그러나 COPD에 대한 인지도가 낮고, 의사들도 COPD 질환에 대하여 관심이 부족하여 대부분의 COPD 환자들이 조기 진단 시기를 놓치고 폐기능의 많은 부분을 잃은 상태로 병원에 내원한다. 호흡곤란과 기침의 증상을 갖고 1차 의료기관에 방문을 하여도 1차 의료기관에서 COPD를 진단하는 데 필수적인 검사 방법인 폐 기능 검사를 시행하는 비율이 약 30% 수준이므로 COPD의 조기 진단이 잘 안 된다. 어떻게 하면 COPD의 조기 진단율을 높일 수 있을까?

대한 결핵 및 호흡기학회는 "10년 이상 흡연을 했고, 40세 이상의 환자를 대상으로 폐 기능 검사를 시행하면 COPD 발견율이 23%까지 올라간다"고 발표했다. COPD의 치료에 대한 자료는 매우 심각한 수준이다. COPD의 가장 중요한 치료제는 기관지 확장 효과가 있는 흡입기 치료가 1차 치료 약제이다. 우리나라 대학병원은 COPD 환자들의 치료에 90% 흡입제 처방을 한다. 하지만 우리나라 1차 의료기관의 흡입제 처방율은 30% 정도이고 경구제 처방률은 70%이다.

1차 의료기관에서는 COPD 환자를 진료하는 것을 꺼리게 된다. 관심 자체가 없다. COPD 의심 환자가 오면 대학병원으로 보낸다. 그게 속이 편하기 때문이다. 그런데 여기에 심각한 보건 사회적 재앙이 태동하고 있다는 것을 보건의료정책을 다루는 사람들이 알아야 한다. 국내 COPD 환자는 약 300만 명으로 추정되고 있다. 우리나라 대학병원의 호흡기내과에서 진료할 수 있는 COPD 환자의 수는 약 40만 명뿐이다.

현재 여건상 국내 대학병원에서 COPD 환자의 치료는 이미 포화상태이다. 그렇다면 나머지 260만 명은 도대체 어디로 가야 하는가? 바로 1차 의료기관에 가서 치료를 받아야 한다. 대학병원은 COPD의 중증 환자를 치료하는데도 일손이 부족한 상황이다. COPD의 조기발견과 경증의 COPD는 1차 의료기관에서 담당해야 한다. 현재 통계로 1차 의료기관에서 COPD 환자를 보는 비율은 현저히 낮다. 이 상태가 10년만 지속되면 COPD로 인한 '의료대란'이 올 수도 있다. 개원의들이 COPD에 대한 관심을 가져야 하고 정부가 나서서 도와주어야 한다.

각종 규제로 제한할 것이 아니라 각종 인센티브로 보조해 주어도 모자랄

지경이다. COPD는 한 개인의 질환이 아니다. COPD 환자가 가족 중에 생기면 가족 모두의 질환이 되고 병원비와 간병비, 일을 하지 못함으로써 생기는 비용 등 연 1조 4,000억의 손실이 생기게 된다. 커다란 사회문제가 아닐 수 없다. 이제는 COPD에 대하여 국가가 적극 지원해야 할 것이다.

폐 기능 검사를 시행하는 모습

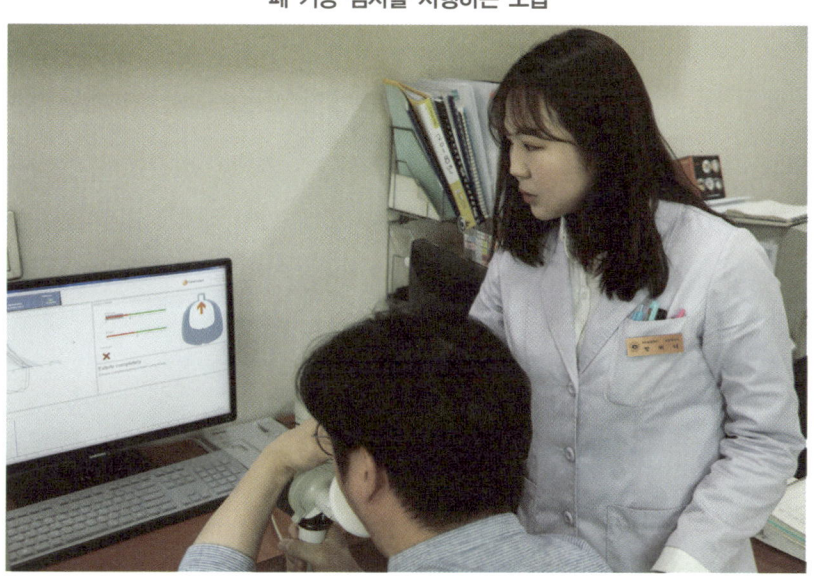

가장 먼저 시급한 일은 COPD의 조기발견이다. COPD는 초기에 아무런 증상이 없다. 무증상이다. 따라서 흡연을 하는 40세 이상에서 국민건강검진의 검사 항목으로 폐 기능 검사를 시행해야 한다는 호흡기학회의 계속되는 주장에 대하여 깊이 있는 고민이 필요할 때이다. 정부는 늘 재정을 생각하지 않을 수 없다. 충분히 이해하고 그렇게 해야 한다. 비용 대비 효과를 검증해야 한다.

폐 기능 검사를 시행할 때 들어가는 재정소요는 예측이 가능한 통계이다. 폐 기능 검사를 해서 COPD를 조기발견하게 되면 얼마의 돈이 절약 가능할지는 눈에 잡히지 않는다. 예측이 어려운 일이다. 그래서 전문가들이 있지 않은가? 경제학자들이 있고 예방의학자들과 통계전문가들이 있지 않은가? 전문가 그룹에서 이 문제를 심도 있게 다루어서 어떤 선택이 합리적이고 경제적인지 따져보면 되지 않겠는가? 여러분이 우리나라의 보건의료정책을 책임지고 있다면 어떻게 하겠는가?

세계 사망원인의 3위를 차지하고 있고 국내 사망원인 7위를 차지하며 연간 1조 4,000억 원을 사회가 부담해야 하는 질환. 한 번 걸리게 되면 평생을 호흡곤란의 고통에서 아파해야 하는 질환. 그런 환자들에게 조기 진단의 길이 있다면, 여러분은 어떤 정책적 결단을 할 것인가? 폐 기능 검사 비용에 대한 정보가 부족해서 선택을 할 수 없다고 생각할 수 있다. 폐 기능 검사 비용은 기본적인 폐 기능 검사만 한다면 1만 3,000원의 비용이 소요된다. 어떻게 하겠는가?

COPD라는 질환을 무시하다가는 곧 우려스러운 사태에 직면할 수 있다. COPD의 중증 환자들은 일상적인 생활도 힘들다. 경제적 활동을 할 수가 없다. 누군가가 옆에서 지켜봐 주고 보살펴 주어야 한다. 국가가 앞장서서 COPD 질환을 홍보하고 진단하고 치료하는 데 적극적으로 도와주어야 하지 않을까? 그래야 우리나라의 미래가 있는 것이 아닐까? 노인인구는 폭발적으로 증가하고 있다. COPD 환자의 대부분은 노인이다. 인구의 연령비율도 무너진 지 오래이지 않은가? 세계에서 가장 빠르게 초고령화 사회로 접어들고 있지 않은가? 지금 당장에 일이 벌어지지 않는다고 정말로 일이 안 벌어질까? 호흡기내과 전문가 집단에서 여러 해 전부터 계속 주장하고 있다면 뭔가 심상치 않다는 것을 의미하지 않겠는가? COPD에 대한 정책을 미루어서는 안 된다.

COPD는 이제 해줄 것이 없는 불치의 병이 아니라 치료가 가능한 질환이다. 만성폐쇄성폐질환에 대한 질환의 정의가 변했다. 2017년에 치료가 가능한 질환이라고 명시되었다. 조기발견해서 조기치료와 예방을 해야 한다. 보건복지부 최우선 과제로 선정하여 집중 투자해야 할 대표적인 질환이 아니겠는가?

'옐로우 한반도' 위성사진에 나타난 미세먼지의 습격
: 미 국립 해양 대기국 위성 촬영 분석(2018년 3월 25일),
미세먼지(노란색으로 표시됨)

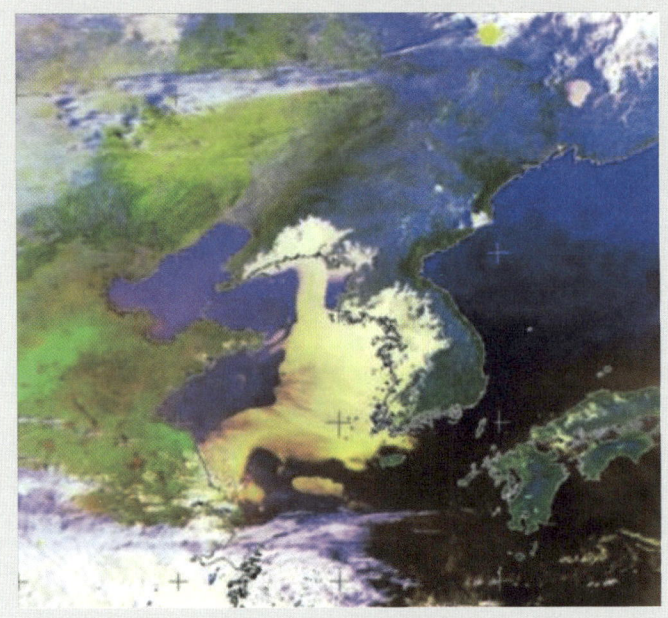

출처: 고려 대기환경연구소

초미세먼지의 심각성을 취재한 KBS 시사기획 〈창〉 인터뷰 모습

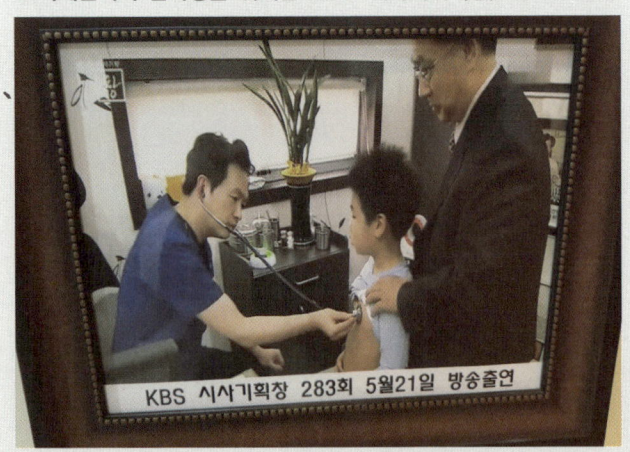

8.
대한민국의 미래가 달려 있는 제도는 무엇인가?

누구나 잊을 수 없는 사람이 있다. 누구나 평생 잊을 수 없는 장면이 있을 수 있다. 그것은 '첫사랑'의 달콤하고 아련한 기억일 수도 있고, '실연'의 아픈 기억일 수도 있다. 어떤 사람은 황당하고 우스운 장면이 그럴 수도 있다. 어찌 한 가지 기억만 있겠는가? 나도 평생 잊을 수 없는 기억이 많다. 직업이 의사인지라 더욱 뇌에 각인된 기억들이 많다. 수많은 사연들이 기억난다. 대부분 아픈 기억들이 많다. 환자들의 사연은 가슴 아픈 일이 많기 때문이다.

평생 잊을 수 없는 환자였다. '똑똑' "네에~" 평상시와 같은 대답을 했다. 환자가 진료실로 들어왔다. '헉! 뭐지?' 그때의 장면을 떠올리면 지금도 웃음을 참을 수가 없다. 그 환자에게는 매우 죄송하지만 어쩔 수가 없다. 정말 충격적인 모습이었다. 그냥 그 환자를 '딱' 보는 순간 '척' 알았다. 이 환자분, 많이 아프시구나. 이상하다. 의사가 아픈 환자를 보고 웃을 수 있을까?

도대체 무슨 이야기지? 20년 이상을 호흡기 환자를 진료했지만 이 같은 환자는 처음 보았다. 한마디로 정말 '최강'이었다. 진료실 문을 열고 들어오는 그 환자의 얼굴을 알아볼 수가 없었다. 얼굴을 알아볼 수 없었다고? 왜? 얼굴이 없다는 이야기는 아닌 것 같고, 얼굴에 상처가 심한가? 상상해 보라! 여러분이 어떤 사람을 처음 만났다. 과거에 만난 적이 없는 사람이다. 처음 만나는 사람인데 얼굴을 전혀 알아볼 수가 없다. 컴컴한 한밤중에 만난 것도 아닌 환한 대낮에 만났다. 그런데 상대방의 얼굴을 전혀 알아볼 수가 없었다. 조금 더 상상의 나래를 펼쳐 보자. 여러분이 진료실에 앉아 있는 의사라고 생각해 보라. 환자가 들어왔다. 병원에 처음 온 환자였다. 그런데 그 환자의 얼굴을 도무지 알아볼 수가 없다. 무슨 일일까? 어떤 상황일까?

"어디가 불편해서 오셨어요?"
"숨 쉬가 힘들어서 왔습니다."
나는 속으로 생각했다. '당연히 숨쉬기가 힘들겠지요.'
"환자분, 죄송하지만 그것을 벗어주시면 안 될까요?"
그 환자는 고개를 설레설레 젓는다.
"싫습니다." 환자의 말을 들어줄 수밖에 없었다.
그 환자의 불안감을 눈치챘기 때문이다. 환자의 호흡음을 청진 후 몇 가지 검사를 했다. 그 환자의 진단명은 급성 기관지염이었다. 나는 그 환자가 병원을 떠날 때까지 환자의 얼굴을 보지 못했다. 내가 환자의 얼굴을 보지 못한 것은 그 환자가 유일했다. 환자는 '방독면'을 쓰고 왔던 것이다.

정말 황당하고 우스웠던 경험이지만 사실은 매우 심각한 질문을 할 수밖에 없는 경험이다. 방독면! 방독면이 무엇인가? 불이 났을 때 유해 연기나 중독성이 있는 화학작용제 또는 생물학작용제, 방사능작용제 등이 흡입되거나 부착되지 않도록 얼굴을 보호하는 도구이다. 방독면은 전쟁터 이외에도 탄광이나 공장에서도 주로 사용된다. 그런 곳은 유독가스나 증기, 유독성 미립자 등이 배출되기 때문이다. 이런 오염된 환경에 대한 방어로 방독면이 이용된다.

그렇다면 그 환자는 도대체 왜 방독면을 쓰고 온 것일까? 그 환자는 대한민국의 현재 상황을 전쟁터였다고 생각했을까? 우리나라의 대기는 유해물질이 가득한 상태라고 생각했던 것일까? 그렇다. 그는 혼자서 전쟁을 하고 있었던 것이다. 바로 '미세먼지'와의 처절한 전쟁을 하고 있었다. 스스로를 보호하기 위해서 집 밖으로 나갈 때는 항상 '방독면'을 차고 외출하였던 것이다. 방독면을 쓰고 온 환자를 생각하면 웃음이 떠날 수 없는 것이 사실이다. 그러나 웃음은 웃음일 뿐이다. 그 환자의 방독면을 생각하면 미세먼지의 심각성을 가볍게 생각할 수 없다.

왜 미세먼지가 그토록 문제가 될까? 한낱 먼지에 불과한 것이 아닌가? 그냥 먼지일 뿐인데 왜 이리도 난리를 떠는 것일까? 혹시 빈 수레가 더 요란하고 빈 깡통이 시끄러운 것이 아닐까? 명백하게 아니다. 미세먼지는 단순한 먼지가 아니다. 앞으로 인류는 미세먼지 때문에 생존의 위기에 직면할 수도 있다. 바이러스나 세균이나 곰팡이는 치료제가 있다. 치료제가 개발되지 못한 것도 연구할 수 있고 언젠가는 치료제가 개발될 수 있다. 하지만 미세먼지는 치료가 불가능하다. 무슨 소리인가? 지금이 어떤 시대인가? 최첨단 의학의 시대이고 과학의 시대에 이 무슨 황당한 소리인가? 사실이다. 왜 미세먼지는 치료가 불가능한가? 답은 명료하다. 미세먼지는 무생물인 물질이기 때문이다. 치료제나 예방백신을 개발하기 위해서는 그 대상이 생물체여야 한다. DNA나 RNA를 갖고 있는 생명체여야 치료제가 작용할 수 있고, 예방주사가 효과가 있는 것이다. 미세먼지는 치료제나 예방주사가 없다. 하지만 인간에게 각종 호흡기 질환과 순환기 질환을 유발할 수 있고, 더 나아가 우리를 죽음으로 몰고 갈 수 있다.

이제 미세먼지의 정체에 대하여 알고 싶다는 생각이 들지 않는가? 상대의 정체가 무엇인지 정확하게 알아야 대처를 할 수 있지 않겠는가? 미세먼지의 정체를 알게 되면 '방독면'을 쓰고 왔던 그 환자의 마음을 이해할 수 있을지 모른다.

미세먼지는 주로 자동차의 배기가스에서 나오는 유해물질이다. 황산염, 질산염, 암모니아 등의 이온 성분과 금속화합물, 탄소화합물 등의 유해물질로 구성되어 있다. 입자의 크기에 따라서 지름이 10㎛ 이하를 미세먼지라 하고 미세먼지 크기의 1/4 수준의 크기밖에 되지 않는 아주 작은 먼지는 '초미세먼지'라고 한다.

미세먼지가 왜 위험한 것일까? 미세먼지의 가장 큰 위험은 호흡기 질환을 유발하고, 기존의 호흡기 질환자들의 병을 악화시키는 데 있다. 또한 심혈관질환도 유발한다. 우리는 미세먼지가 사람의 기관지를 통해서 폐로 들어가는 것을 알 수 있다. 그런데 심혈관질환은 왜 일어나게 되는 것일까? 심혈관질환은 미세먼지보다 더 작은 초미세먼지로 인해서 잘 일어난다. 초미세먼지는 폐포에까지 도달하여 폐포를 직접 통과해서 혈액을 통해 전신적인 순환을 할 수 있기 때문이다. 산화스트레스 및 염증반응과 자율신경계의 장애와 혈액응고 능력의 변화를 초래함으로 심혈관질환이 발생하게 된다.

미세먼지를 특히 주의해야 할 사람은 누구일까? 만성질환자이다. 만성 폐쇄성폐질환자나 기관지천식, 기관지 확장증, 당뇨병, 심장병 등을 앓고 있는 환자들은 주의해야 한다. 폐 기능이 발달하는 시기에 있는 어린이들도 주의해야 한다. 임산부도 주의가 필요하다. 엄밀히 말하면 건강한 성인도 주의가 필요하다. 다시 말하면 모든 사람은 미세먼지와 초미세먼지에 주의해야 한다. 미세먼지에 노출이 되었을 때 나타나는 증상은 두 가지 측면으로 생각해야 한다. 급성 노출 시에는 증상이 갑자기 나타난다. 기도의 자극으로 인해 기침이 발생하고, 숨이 차는 증상이 발생한다. 만성적인 노출은 더 심각하다. 만성적인 노출이 되면 폐 기능이 악화되고, 만성 기관지염이 증가하고 사망률이 높아질 수 있다.

에어포칼립스! 에어포칼립스라는 말을 들어 본적이 있는가? 공기(air)와 종말(apocalypse)를 합친 신조어다. 최근 서구 언론들이 중국 베이징의 심각한 대기 오염 상태를 빗대어 사용하고 있는 말이다. 2014년 1월 초 베이징의 미세먼지 농도는 $3m^2$당 $993㎍$를 기록했다. 무슨 말인가? 쉽게 말해서 세계보건기구(WHO) 허용 기준보다 약 40배에 달하는 기록적인 수치이다.

중국만의 문제가 아닌 것은 우리가 다 알고 있다. 10년 전의 일기예보를 떠 올려보자. 날씨에 대한 예보는 아침 최저 기온이 얼마이고 낮에 최고 기온이 얼마이며, 비가 오는지, 맑은지, 바다의 파도는 얼마나 높은지 이런 내용이었다. 오늘 일기 예보를 확인해 보자. 미세먼지 농도에 대하여 매일 발표를 한다. 미세먼지는 이제 피할 수 없는 우리 삶의 일부가 되었다.

우리 삶의 일부가 되어 버린 미세먼지는 피하는 것이 상책이다. 이것은 개인이 취할 수 있는 가장 기본적인 행동이지만 근본적인 대책은 아니다. 그렇다면 근본적인 대책은 무엇일까? 이제 환경은 생존의 문제가 걸려 있다는 인식을 해야 하지 않을까? 언제까지 미세먼지의 대책을 황사용 마스크를 쓰고, 외출을 자제하며, 손을 잘 씻으라는 개인의 위생문제로 몰고 갈 것인가? 국가가 나서야 하지 않을까? 우리나라는 환경부에서 1995년 1월에 미세먼지를 새로운 대기오염물질로 규제를 시작했다. 2015년 1월부터 초미세먼지에 대한 규제가 시행되었고 현재 환경정책기본법 시행령에 따라서 미세먼지에 대한 규제를 관리하고 있다. 이러한 정부의 노력을 폄하하는 것은 아니다. 미세먼지에 대한 국가적인 대책은 시급하다.

초미세먼지는 눈에 보이지 않는다. 냄새도 나지 않는다. 그야말로 침묵의 살인자로 우리를 서서히 죽음으로 몰아갈 수 있다. 현재의 우리에게도 위협적이지만, 미래의 세대들에게는 더 큰 위험을 초래할 수 있다. 인간은 미세먼지에 대한 치료제도 만들 수 없고, 예방주사제도 만들 수 없다. 미세먼지와 초미세먼지를 만든 주인공은 인간이다. 산업의 발달로 인해서 발생한 인재이다. 미세먼지의 예방을 더 이상 개인에게 미루어서는 안 된다. 남의 나라 탓이라고 주장만 해서 해결될 수 있는 문제일까? 국가가 적극적으로 개입해야 한다. 우리나라의 미래가 걸려 있는 매우 중대한 문제가 아닐 수 없다.

미세먼지가 심한 날 고운숨결내과 대기실 모습

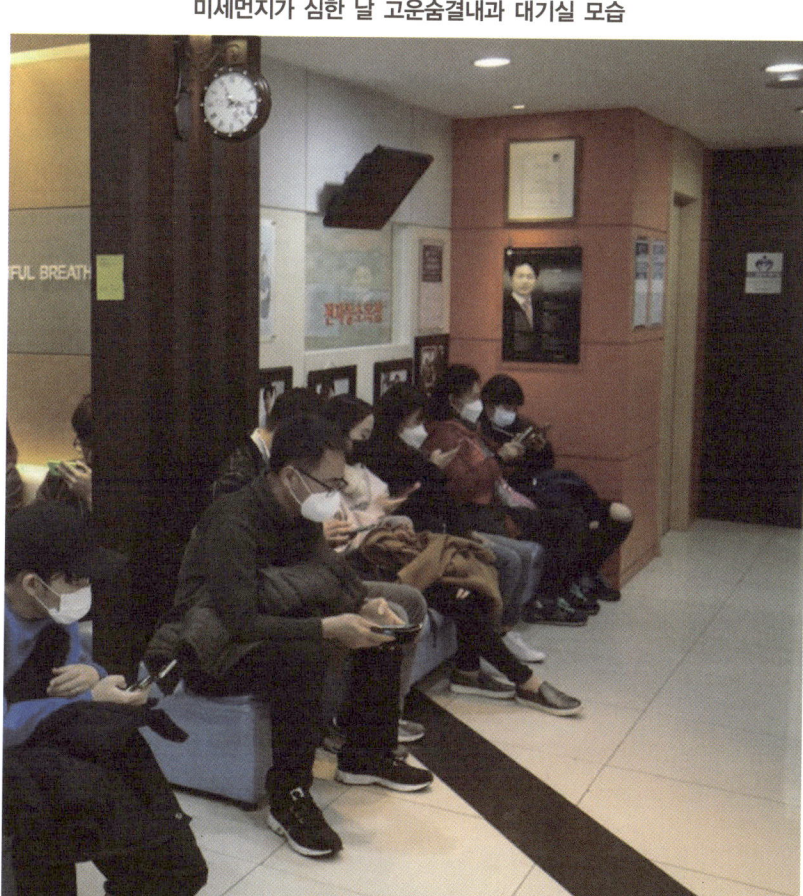

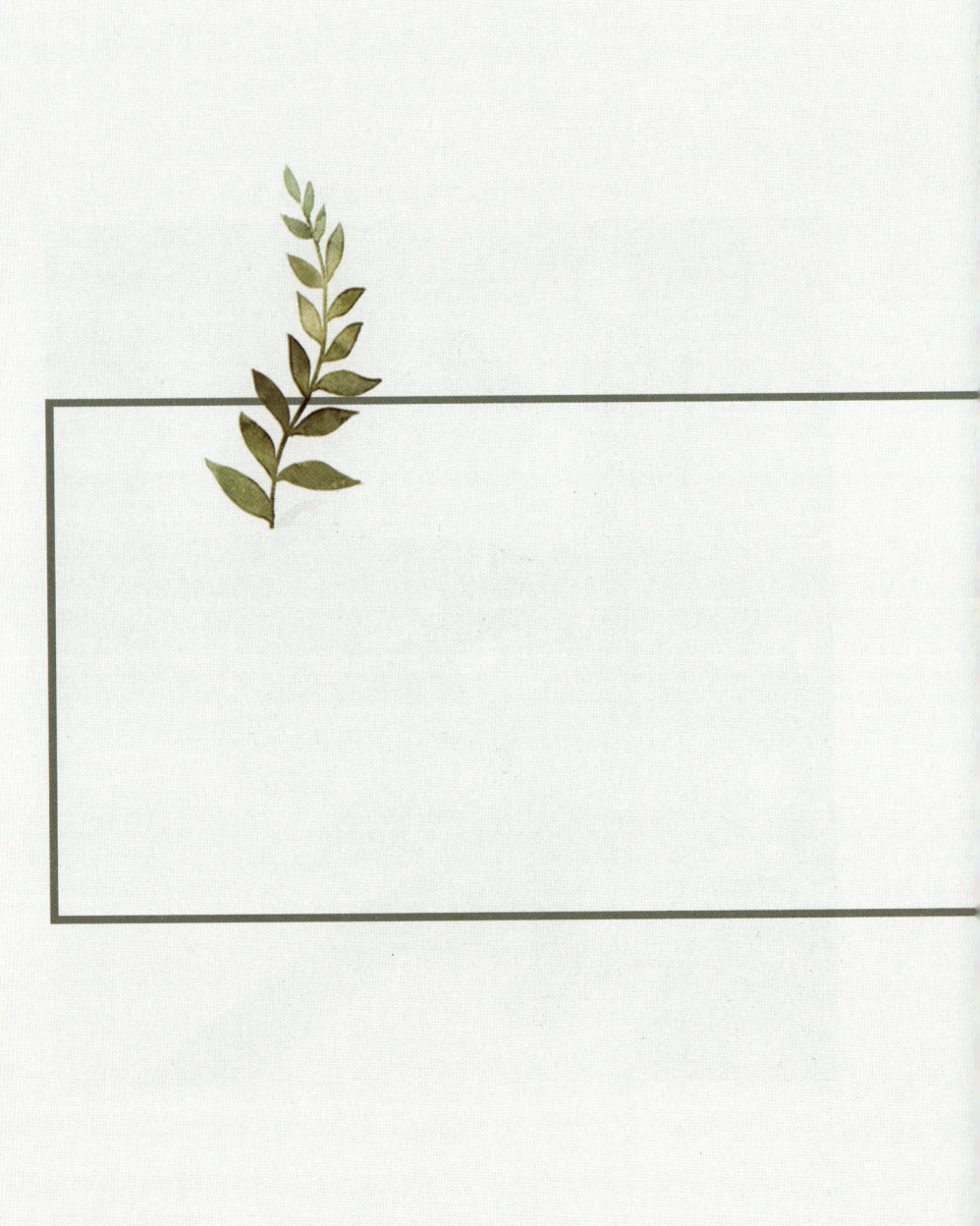

제4부

'감동'은
추억이다

1.
그날 밤 12시에 들린 목소리

그날은 날씨도 을씨년스럽고 부슬부슬 비가 왔다. 의과대학 본과에 들어가면 해부학의 이론을 배우고 시체 해부 실습을 한다. 카데바(시체 해부) 실습을 하는 것인데 처음 시체 해부 실습을 하기 전에 해부학 교수님과 조교와 학생들은 시신 앞에서 묵념과 제를 올린다. 학교와 시대마다 형식의 차이는 있겠으나 과거나 지금이나 변함이 없는 것은 시신에 대한 존엄함과 경외감 그리고 두려움일 것이다.

생각해보라. 이제 갓 20대 초반의 어린 학생들이 테이블 위에 있는 시신을 바라볼 때의 그 순간을! 충격적인 기억으로 남지 않을까? 강산이 거의 3번이나 바뀔 수 있는 시간이 흘렀지만 시체 해부를 했을 때의 느낌은 지금도 잊을 수가 없다. 더욱이 시신을 해부하기 위해서는 수술용 메스를 이용하여 피부를 절개하고 각종 장기와 근육, 신경, 혈관의 분지까지 다 분석해야 한다. 실습실은 병원 건물 지하에 있고 시신의 부패 방지를 위해 사용한 포르말린 냄새는 코를 찌른다.

시체 해부 실습을 시작한 첫날 밤이었다. 나는 혼자 자취를 하고 있었고 기분이 너무 꿀꿀했다. 뒤척이다가 겨우 잠이 들었을 무렵. 어디선가 희미하게 "성림이 형. 성림이 형…" 하고 날 부르는 목소리가 들렸다. 꿈속에 귀신이 나타나서 날 부르는 줄 알았다. 오싹거림과 공포가 밀려 왔지만 그 순간에도 이상 하다는 생각이 들었다. '요즘 귀신은 형이라고도 부르나? 내가 왜 형이지?' 지금 생각해 보면 웃음이 나오는 생각이었다.

호랑이에게 물려가도 정신을 차리면 산다는 속담을 굳이 떠올리지 않더라도 그때의 나는 20대 초반의 청년이었다. 정신을 번뜩 차리고 벌떡 일어나서 방의 불을 켰다. "성림이 형~ 성림이 형~" 목소리가 분명히 들렸고 아주 익숙했던 목소리였다. 현관문을 열었다. 같은 의학과 동생이었다. 그 동생도 자취를 하고 있었는데 시체 해부 첫 실습을 마치고 밤이 되고 비도 오니 혼자 도저히 못 자겠다고 밤 12시에 내가 자취하는 방으로 찾아온 것이다. 우리는 그날 밤늦게까지 여러 가지 이야기를 했다. 삶과 죽음에 대한 이야기와 사후세계가 있을까? 사후세계가 있다면 어떤 모습일까? 라는 주제로 이야기를 했다. 시체 해부 실습을 본격적으로 시작하면 어떻게 버틸까? 이런저런 이야기를 하다가 그 동생은 잠이 들었다.

나는 결국 그날 잠을 못 자고 밤을 지새워야 했다. 그 동생이 잠들고 난 후 코를 너무나 심하게 골아서 시끄러워 도저히 잠을 잘 수가 없었다. 우리나라 전래동화에 호랑이보다 무서운 것이 곶감이라는 말이 전해져 온다. 우는 아이를 달랜다고 호랑이가 온다고 말해도 울음을 그치지 않던 아이가 곶감을 준다고 하자 울음을 뚝 그쳐서 호랑이가 자기보다 무서운 것이 곶감으로 알았다는 내용이다.

나는 밤에 가장 무서운 것이 코 고는 사람과 같이 자는 것이다. 어쩌면 그날부터 나의 불면증의 서막이 시작되었는지 모른다. 그런데 어찌하랴? 이제는 나도 코를 곤다.

2.
고통 뒤의 즐거움은 달콤하다

고통 뒤의 즐거움은 달콤하다.　　　　　　　　　　　　　—존 드라이든—

걷기도 힘들었던 날이었다. 매서운 한파가 기승을 부리던 날이었다. 나는 서울의 한 대학병원을 방문했다. 교수님께 진료를 받고 검사를 한 후에 집으로 가기 위해 택시를 탔다. 그날은 길이 너무나 막혔다. 아니 막혔다는 표현이 무색할 정도로 차도가 거대한 주차장이었다. 택시 기사분이 차가 너무 막혀 가기가 힘드니 지하철을 타는 것이 좋겠다고 말했다. 나는 지하철역 근처에서 내렸다. 계단을 내려가는데, 도중에 나의 두 다리가 휘청거렸다. 걷는 것이 이렇게 힘들 줄은 상상조차 해 본 적이 없었다. 그것은 당연한 결과였다. 나의 체중은 3개월 만에 12kg이나 빠졌기 때문이다.

나의 고통의 시작은 잠자고 일어났던 어느 날 아침에 갑자기 시작되었다. 의학적으로 표현하자면 완전히 급성 발현(acute onset)이었다. 처음의 증상은 입술에서 무척이나 쓴맛이 났다. 입술은 쓴맛을 느끼는 감각이 없다는 것을 잘 알고 있었기에 이상한 증상이었다. 이러다 없어지겠지 생각했던 입술 부위의 쓴맛은 온종일 지속되었다. 하룻밤을 자고 난 다음 날은 입술만 쓴 것이 아니라 입안 전체가 쓰고 혀의 감각까지 이상해졌다. '피곤해서 그러겠지' 생각했는데 하루하루 날이 갈수록 기존의 증상은 심해져 가고 새로운 증상들이 생겨나기 시작했다.

입안에 쇳가루를 한가득 머금고 있는 증상과 입안에 불이 난 것 같은 증상, 혀가 아프고 입안 양쪽 구강 점막에 고무줄이 들어가 양측 볼 안쪽으로 당기고 있는 것 같은 증상들과 더불어 설사가 심해지고 전신 무력감과 쇠약감이 나타나기 시작했다. 하루에 150명 이상의 환자를 매일 진료해야 하던 내게 무척이나 힘든 아픔이 시작된 것이다.

처음 겪어 보는 이상하고도 괴로운 증상에 난 '구강암'이나 '설암'인 줄 알고 덜컥! 겁이 났다. 인터넷으로 나의 증상에 대해서 열심히 검색했다. 환자들이 왜 인터넷 검색부터 하고 내게 오는지 그 심정을 절감했다. 나는 이제 의사의 입장이 아닌 완전히 환자의 입장이 된 것이다. 사실 환자의 입장이 되어 본 것이 이번이 처음은 아니었다. 의사도 사람이니 다양한 질환에 걸릴 수 있다.

내과 전문의인 나는 다양한 증상이 있을 때, 대부분 떠오르는 질환군이 있다. 그러나 이런 증상은 처음 겪어 보는 증상이었고, 환자들에게 이런 증상을 들어 보지 못했다. 나중에 알게 된 것이지만 나 같은 증상을 호소하는 환자들이 간혹 있다는 것을 알게 되었다. 환자들이 입안의 증상을 말하지 않은 것이고 나도 묻지 않았기 때문에 잘 몰랐던 것이다. 처음에는 동네 치과에 갔다. 잘 모르겠단다. 대학병원 이비인후과에도 갔다. 설암은 없다는 소견을 들었다. 인터넷 검색을 한 결과 나와 유사한 증상의 병을 찾았다.

그 병은 태어나서 처음 들어보는 이름도 생소한 "구강 작열감 증후군 (burning mouth syndrome)"이었다.

영어의 표현이 이 질환의 특징을 더 잘 표현한다. burning, 즉 불탄다는 뜻이다. 사람이 느끼는 통증의 강도를 연구한 논문이 있는데 사람이 가장 큰 고통을 느끼는 통증은 화염에 몸이 타는 듯한 통증인 '작열감 통증'이라고 발표했다. 몸이 타 버리는 것 같은 고통은 어떤 어휘로도 설명하기 힘들다. 단순한 고통이 아니다.

구강 작열감 증후군! 적을 알았으니 치료가 되겠지 라는 희망에 찬 생각으로 전 세계에서 보고된 증례와 논문을 찾았다. "어? 이게 뭐야?" 이 질환의 실체에 다가갈수록 나는 당혹감에 빠져들기 시작했다. 정신이 혼미해져 가는 것 같았다. 원인을 모르니 치료제가 없다. 추정되는 가설이 있으나 확실한 원인을 모르니 특효약이 없는 것이다. 어떤 환자는 3년 정도 고통을 느끼다 호전되고 어떤 환자는 평생 지속된다고 한다. 한 논문의 결과는 충격적이었다. 평균적으로 18년 동안 고통을 겪는다고 보고되었다. 만성질환이라는 뜻이다.

끔찍했다. 예민한 성격인 나는 밤에 잘 때 약간의 불빛이나 소리가 나도 잠을 잘 못 잔다. 근데 입안에 한가득 쇳가루를 머금고 어떻게 잠을 잘 수가 있을까? 이런 고통이 평생 간다는 생각이 나를 너무 힘들게 했다. 식사도 잘 못 하고 진료는 계속해야 되고 잠을 잘 못 자게 되니 체중이 무섭게 빠지기 시작했다. 증상은 밤 10시쯤 되면 더 심해졌다. 구강 작열감 증후군은 보통 여자가 훨씬 많이 겪는다고 알려진 병이다. 이 병의 환자 중 90% 이상이 중년의 여성이다. 남자는 10%밖에 되지 않는다.

　원인들의 하나로 제기되는 가설은 뇌 신경전달 호르몬의 회로에 문제가 생긴 것이라고 알려져 있다. "일하는 것도 힘든데 내가 왜 이런 병에 걸렸지?" 매우 짜증이 나고 화가 났다. 오랜 시간 지났지만 이 고통은 여전히 내게 현재진행형이다. 그러나 이제는 짜증도 안 나고 화도 안 난다.

　만성적인 아픔을 겪으면서 만성질환으로 고통받는 환자분들의 심정을 이해할 수 있게 됐기 때문이다. 지금은 몸무게도 다시 원상태로 회복되었으며 걷는 것도 잘할 수 있다. 이 병으로 인해 얻은 선물도 있다. 밤 10시가 되면 아픔과 함께 감성의 풍요로움에 빠져들게 된다. FM 라디오 〈허윤희의 꿈과 음악 사이에〉라는 라디오 프로그램에서 나오는 감미로운 음악을 들으며 추억의 시간들을 즐길 수 있게 된 것이다. 아프지 않다면 느낄 수 없는 행복이다.

환자가 선물한 책과 사인(sign)

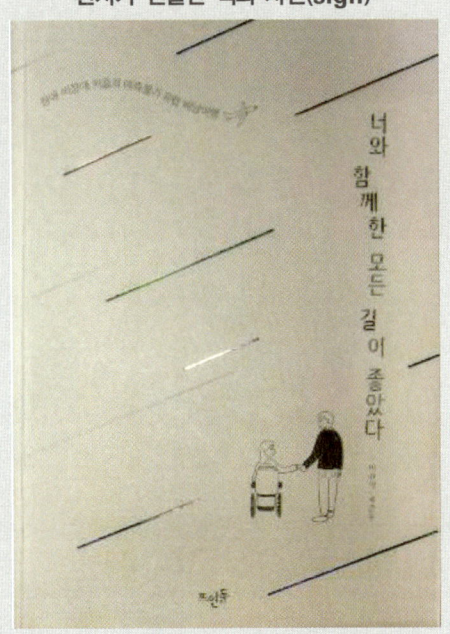

3.
구슬이 서 말이라도 꿰어야 보배다

2018년 2월. 그녀가 진료실에 들어왔다. 호흡기에 문제가 있는 환자를 오랜만에 진료실에서 만나게 되면 나는 평소 때보다 더 긴장을 하게 된다. 대부분 기존의 호흡기 증상이 악화되어 오는 분들이 많기 때문이다. "안녕하세요? 원장님." 해맑게 인사하면서 진료실로 들어오는 그녀의 모습을 보았다.

내가 그녀를 처음 만난 것은 2014년이었다. 그녀는 휠체어를 타고 진료실로 들어왔다. 나는 초진(우리 병원에 처음 오는 환자) 환자를 볼 때 진료기록부에 입력된 주소를 꼭 확인한다. 우리 병원에 오는 환자들은 안암동 근처에 사는 분들도 많지만, 서울 전 지역과 전국에서 오기 때문에 어디서 오는 것인지 주소를 확인하는 것은 진료의 한 부분이다.

그녀의 주소는 성북구가 아니었다. 영등포구였다. 영등포 근처에서 휠체어를 타고 지하철을 이용하여 보문역에서 내려서, 성인 걸음걸이로 약 10분 정도 걸리는 곳에 있는 우리 병원까지 온 것이다. 간혹 휠체어를 타고 내원하는 분들이 있으나 그렇게 먼 거리에서 휠체어를 타고 오는 분은 많지 않다. 그녀에 대한 진료와 검사를 마치고 약을 처방해 드렸다. 그녀가 다녀간 며칠 후 그녀의 친구도 왔다. 그녀의 친구도 기침으로 고생하는 분이었는데 그녀의 친구는 대구에서 올라왔다. 친구도 휠체어를 타고 왔다. 대구에서 휠체어를 타고 기차를 이용하여 서울역에 도착 후, 지하철을 타고, 안암동까지 오는 여정을 생각해 보니 가슴이 너무 뭉클해졌다. 그 먼 곳에서 힘들게 이곳까지 진료를 보러 올 때 어떤 생각을 하고 오는 것일까? 자신이 겪고 있는 고통을 해결하고 싶은 생각이 최우선일 것이다. 그 분들이 노력과 시간을 들여서 내게 오는 가장 큰 이유는 내 얼굴이 보고 싶어서도 아닐 것이고, 나와 친절한 말동무가 되고 싶어서 오는 것도 아니고, 우리 병원을 구경하고 싶어서 오는 것도 아니다.

    그분들은 "절실함"을 가지고 내게 오는 것이다. 나는 그런 환자들을 매일 만난다. 그래서 나는 의사의 실력에 대하여 일종의 "강박관념"까지 있다. 친절한 의사를 나도 존경한다. 하지만 주변에는 소위 말하는 "립 서비스"만 강조하는 풍토가 만연해 있는 것도 사실이다. 뭐니 뭐니 해도 "돈"이 최고가 아니라 의사에게는 뭐니 뭐니 해도 "실력"이 최고인 것이다. 2018년 1월에 다시 온 그녀는 진료를 다 마친 후, 특유의 미소와 행복한 웃음을 지으면서 내게 분홍빛 책표지의 책을 한 권 주었다. 새해가 되어 내게 책을 선물해 주는 걸로 생각했다. 그런데 그것은 그냥 책 선물이 아니었다. 책을 선물하는 것은 맞았는데 정확하게 말하면 그녀가 "직접 쓴 책"을 선물해 준 것이었다. 그녀는 책 표지 안에 자신의 사인(sign)을 해서 내게 책을 주었다. 써준 글의 첫 글을 읽고 나는 놀라지 않을 수 없었다.

    "진성림 원장님, 선생님 덕분에 건강하게 유럽까지 다녀왔습니다!" 책을 쓰는 일도 대단한 일인데 유럽 여행에 갔다 온 이야기를 쓴 것이다. 나는 아직까지도 유럽을 한 번도 가본 적이 없다. 유럽 여행기에 대한 책은 많이 나와 있는 것으로 안다. 하지만 이 책을 받는 순간 나의 머릿속에는 "어떻게?"라는 생각이 가장 먼저 들었다.

어떻게 책을 썼지? 가 아니고 어떻게 휠체어를 타고 유럽 여행을 갔다 왔지? 그런 생각이 들 수밖에 없었다. 그녀는 자신과 남자친구와 함께 45일 동안 유럽 여행을 다녀 온 것을 대단하게 여기지 말아 주기를 바랐다. 그녀의 생각은 장애인도 비장애인과 똑같다는 인식이 있기 때문이다. 그녀는 책에 사인을 해주면서 내게 이런 인사말을 적어 주었다.

"장애인의 몸은 '당연히 온전치 못한 것'으로 곧잘 여겨지곤 하는데 선생님과의 상담시간에서는 그렇지 않아 참 기뻤습니다."

그녀가 쓴 책의 첫 장은 이렇게 시작한다.

"결정했어. 나는 유럽 여행을 갈 거야."

영국, 프랑스, 스위스, 이탈리아, 스페인 5개국을 45일간 여행을 하면서 있었던 일들과 생각들에 대한 책을 출간한 것이다.

'구슬이 서 말이라도 꿰어야 보배'라는 속담은 이 상황에 너무나 잘 들어맞는 속담이다. 아무리 훌륭하고 좋은 것이라도 다듬고 정리하여 쓸모 있게 만들어 놓아야 값어치가 있다는 뜻의 비유이다. 그녀는 사실 비장애인보다 여행 시 불리하고 불편한 점이 더 많았다. 하나씩 나열할 수 없을 정도로 불편한 환경이 즐비하였을 것이다. 하지만 그녀는 자신의 환경과 생각을 다듬고 정리하고 준비하여, 신나고 재미있는 유럽 여행을 다녀왔다.

여행을 다녀온 자체도 의미가 있는데 그 경험을 책으로 출간하여 많은 이들에게 용기와 희망과 영감을 불어넣어 주었다.

　사람들은 실화에 근거한 드라마나 영화를 보면서 더 많이 감동을 받는다. 사람들의 스토리에 근거한 이야기들은 허구의 이야기보다 더 진한 감동을 준다. 우리가 살고 있는 이 시대를 어떤 이들은 "상실의 시대", 어떤 이들은 "아픔의 시대"라고 표현한다. 상실의 시대이고 아픔의 시대이기에 한 사람의 이야기 속에 묻어나는 일들이 우리들 마음을 더 울릴 수 있는 것인지도 모른다. 그녀의 이름은 박윤영이다.

　출간한 책의 제목은 《너와 함께한 모든 길이 좋았다》이다. 유럽을 한 번도 못 가 본 내게 마치 내가 유럽 5개국을 걸어서 갔다 온 것 같은 기분이 들게 해준 소중한 책이었고, 내 환자가 경험하고 쓴 책이라 더욱더 애착이 간다.
　"나는 멈추지 못했다. 지금까지 본 적 없는 새파랗고 새하얀 세상이 너무나 황홀해서, 가까워진 태양이 너무나 따스해서" 그녀의 마음에 동화되는 책의 한 구절이다.

4.
극심한 통증의 선물

2017년 9월 15일 금요일 새벽에 나는 극심한 통증에 눈을 떴다. 좌측 엄지발가락 아랫부분의 통증이 심해서 잘 걸을 수가 없었다. 통증이 갈수록 심해져서 저녁때는 견딜 수가 없었다. 엄지발가락이 퉁퉁 붓고 빨갛게 피부색이 변해 갔다. 다음 날은 송도에서 전국 이비인후과 개원의 선생님들에게 강의가 예정되어 있는 상황이어서 응급실로 가야 되나 생각하면서 추가로 진통소염제를 복용했으나 통증은 더 심해져 갔다. 그날 밤 나는 통증으로 한숨도 못 잤다.

그날은 내가 의사가 아니라 완벽한 환자였고 환자의 입장이 되었던 것이다. 의사도 사람인지라 아플 수 있다. 나도 지금까지 살아오면서 여러 번 아파 봤다. 하지만 이렇게 통증이 심해 본 적은 드물었다. 나는 그날 환자의 입장이 어떠하다는 것을 절실하게 깨달았다. 극심한 통증이 지속되는 동안 별의별 생각이 다 들고 통증이 너무 심해서 이 통증이 빨리 해결이 되기를 간절히 바랐다. 내게 오는 아픈 환자들도 다 같은 마음이었을 것이다. 불안하고 아픈 증상들이 빨리 해결되기 바라고, 왜 그런지 궁금했을 것이다. 지금까지 나는 의사의 입장에서 환자들의 심정을 충분히 헤아리지 못하였다. 나는 언제나 매우 바빴다. 아침 8시부터 오후 5시까지 아픈 환자를 보니 환자의 말과 증상에 대하여 기계적 의학적인 반응만 보일 뿐 그분들의 심정을 이해하는 공감능력이 현저히 떨어졌었다. 그러한 반응은 시간이 흐를수록 나의 감정을 더욱 메마르게 하였고 환자의 아픔을 하나의 개별적 증상으로만 생각하는 습관이 굳어져 가고 있었다.

이러한 나에게 그날부터 약 한 달간 지속된 통증은 좋은 전환점이 되었다. 사람이 갑자기 변하지는 않겠지만 나는 노력을 시작했다. 환자에게 조금이나마 설명을 더 잘하려고 노력했고 환자의 증상에 진심으로 안타까운 반응을 보이기 시작했다. 우리 병원은 대기 시간이 길다. 호흡기 환자가 많이 오시다 보니 응급환자도 있고 중환자도 있어서 대기 시간을 정확히 예측하기가 힘들고 응급증상의 환자는 사실 대기 시간을 순서대로 기다릴 수 없다. 대기하는 환자분들의 인내도 필요하고 불만도 많다. 나의 마음이 바뀌는 순간부터 오래 기다리면서 불평하시던 분들이 내 걱정을 해주시면서 따뜻하게 말씀해 주신다. 그때 알았다. 사람의 마음을 감출 수 없다는 것을. 내가 환자의 아픔을 진심으로 느끼고 기다리는 지루함에 대해 안타까움을 가질 때 환자들도 나의 진심을 알고 나를 위로하는 것이었음을 알게 되었다.

아픈 환자분들의 위로를 받은 어느 의사가 사명감을 잃을 수 있을까? 나는 아픔을 통해서 잃어 가고 있던 의사의 본질적 사명감에 대하여 다시 눈 뜨기 시작했다. 나의 통증은 통풍이었던 것이다. 나는 이제 통풍을 가진 환자이다.

진성림 원장의 리더십 강의 내용에서 발췌

'답'이 없는 것이 아니라
'치열함'이 없는 것이다.

'답이 나올 때까지 생각하는 습관'

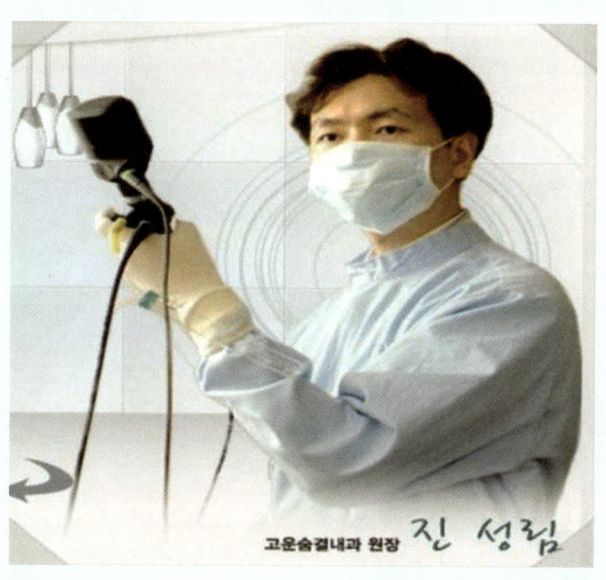

간질성 폐질환의 단순 흉부 사진 소견

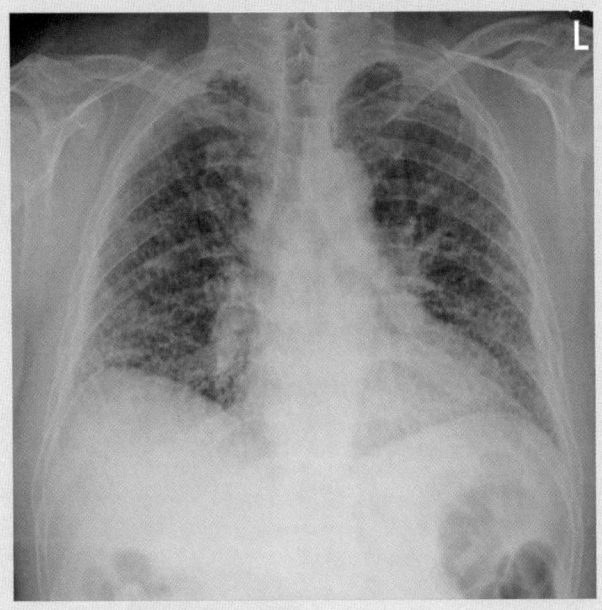

간질성 폐질환의 흉부 CT 소견

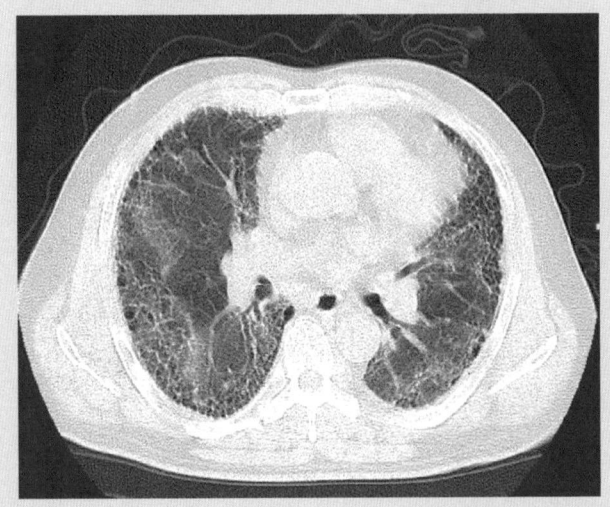

5.
폐가 간질을 일으킨다고요?

한 60대 남자 환자는 2년 전부터 등산을 가거나 계단을 오를 때 숨이 차는 증상이 있었다. 평소에는 기침도 없고, 숨도 안 차고 가래도 별로 없었다. 흡연도 하지 않았다. 운동도 꾸준히 했고, 식사도 규칙적으로 해왔으며, 고기나 기름진 음식을 잘 먹지 않았다. 고혈압이나 당뇨, 고콜레스테롤혈증 등의 성인병도 없었고, 체중도 정상 체중을 유지하고 있었다. 건강에 매우 신경 쓰면서 살아온 그에게 이상하게 운동을 하면 호흡이 불편한 증상이 나타났던 것이다. 여기저기 여러 군데 병원을 갔었다. 가는 곳마다 진단명은 달랐다. 어떤 곳에서는 기관지에 염증이 있어서 그렇다고 했고, 다른 곳에서는 운동 유발성 천식이라는 진단을 받았다. 한의원에서는 폐에 열이 있어서 그렇다는 소리를 들었다. 약도 꾸준히 먹고 병원이나 한의원의 처방대로 따라 했으나 증상은 전혀 나아지지 않았다. 그동안 흉부 사진, 혈액검사, 심전도 검사, 알레르기 검사, 심장 초음파 검사를 받았으나 모두 정상이었다. 환자의 증상과 그동안 다른 병원에서 검사와 치료를 받았던 내용을 검토한 후 나는 환자에게 두 가지 검사가 필요하다고 설명했다.

"우선 기관지염증으로 인한 운동성 호흡곤란은 아닌 것 같습니다. 기관지염증이 있다면 운동 후에 더 호흡곤란이 있을 수는 있지만, 기침이 있어야 하고, 가래도 동반되는 경우가 기관지염증의 가장 대표적인 증상인데 그러한 증상이 맞지 않고, 운동 유발성 천식은 운동 전에 흡입제(속효성 기관지 확장제)를 흡입하면 증상이 없어져야 하는데 그러지 않았고 폐에 열이 있다는 한의원에서의 진단은 제가 잘 모르겠습니다." 그리고 지금 가장 의심이 되는 질환이 있으나 그 질환이 맞는지 정확한 진단을 위해서는 두 가지 검사가 필요하다고 설명했다. 첫 번째는 폐 기능 검사가 필요하고 두 번째는 고해상도 흉부 CT 촬영 검사가 필요하다고 설명하였다.

"폐 기능 검사는 몇 개월 전 검진받았을 때 정상이라고 했는데요. 고해상도 흉부 CT 촬영 검사가 뭔가요? 흉부 X-ray는 정상이라고 했어요."

"보통 건강검진할 때 검사하는 폐 기능 검사는 폐활량 수치만 보는 경우가 많아서 조금 더 정밀한 폐 기능 검사를 해보는 것이 좋을 것 같습니다. 고해상도 흉부 CT는 단순 X-ray 사진으로 발견이 안 될 수 있는 질환을 진단할 수 있기 때문에 필요합니다."

환자는 검사에 동의했다. 우리 병원은 흉부 CT와 폐 기능 검사 후 당일 바로 검사 결과에 대한 설명을 듣는다. "폐 기능 검사 결과와 고해상도 흉부 CT 사진을 보면, 환자분의 진단명은 간질성 폐질환입니다."

그 환자는 눈을 동그랗게 뜨면서 놀랬다 "네? 제가 간질이라고요? 저는 거품을 물고 발작을 일으킨 적이 한 번도 없어요." 그 순간 나는 아차! 했다.

간질성 폐질환은 의과대학 시절에 《호흡기 내과학》 책을 보았을 때 나도 왜 간질이지? 하고 의구심을 품었던 질환이었다.

영어로 표현하면 "Interstitial lung disease"이고 의과대학 시절 처음 '간질성'이라는 한글 진단명을 보았을 때와 지금 환자분의 간질에 대한 이해는 영어로 "Epilepsy"이다.

Epilepsy(간질)은 최근에 의학적 용어에서도 사용하지 않고 정확하게는 "뇌전증"이라고 표현한다. 간질 자체가 잘못된 의학적 용어는 아니지만 사회적 편견이 심하여 뇌전증이라는 용어로 바뀌었다. 뇌전증의 원인은 다양하고 발작의 형태에 따라서 부분발작과 전신발작으로 나누고 진단은 뇌파 검사와 뇌영상학적인 검사를 통해서 진단한다. 치료는 항경련제이다.

폐에 생기는 간질성 폐질환은 폐의 해부학적 구조상 간질(interstitium)이라는 부위(기관지와 폐포를 제외한 폐의 해부학적 구조이다)에 이상이 생기는 질환을 말한다. 간질성 폐질환의 원인은 매우 다양하다. 원인을 모르는 경우도 많아서 원인 미상의 간질성 폐질환을 특발성 폐섬유화증이라고 진단한다. 간질성 폐질환이 진행이 된 경우에는 단순 흉부 사진에서도 이상 음영으로 보이나 진행이 많이 안 된 초기에는 단순 X-ray 사진에서는 정상으로 보일 수 있다. 따라서 간질성 폐질환 진단을 위해서는 고해상도 흉부 CT 촬영이 조기 진단에 필수적이고 폐 기능 검사도 보조적 진단의 검사로서 유용하다.

간질성 폐질환은 호흡기내과 전문의가 아니라면 의사에게도 이해하기 어렵고 진단하기 어렵다. 따라서 환자에게 이 질환에 대하여 정확하게 그 의미를 전달하기가 어려운 질환이다. 이런 질환을 나도 모르게 전문적인 의학적 진단명으로 설명했으니 환자 입장에서는 당연히 당황스럽고 뇌전증이라는 간질로 받아들일 수 있는 것이다.

나는 의과대학이 이과계에 속해 있지만 사실은 문과계열에 더 가깝다고 생각한다. 더 정확하게 말하자면 과학과 철학의 결정체라고 표현하고 싶다. 의과대학의 교육과정에 인문학적인 강좌가 더 많이 생겨야 한다고 생각한다. 의학은 과학적 측면이 분명하고, 의학의 발전은 과학적 기초에 근거한 것이다. 그러나 결국 의학의 대상은 사람이다. 사람에 대한 이해가 근본적인 것이다.

특히 환자를 대면하는 임상의사들에게는 환자와의 소통이 매우 중요하다. 실험실에서 질환의 원인을 규명하고 신약을 개발하는 기초의학은 집을 지을 때 기초공사를 하고 주춧돌을 세우는 것처럼 중요하다. 나와 같이 환자를 직접 진찰하고 질환을 진단하여 치료를 하는 임상의사들 역시 중요하다. 기초의학은 순수학문이고, 임상의학은 응용학문이라고 할 수 있다. 기초의학과 임상의학 모두 결국은 사람을 위해서 존재하는 학문이 아니겠는가?

6.
사람의 마음을 잃는 것은 순간이다

2001년 2월 26일 진성림 내과로 개원을 한 후 2006년 9월에 고운숨결 내과로 확장하여 2018년까지 왔으니 개원한지 17년이 지났고 이제 18년째이다. 정말 열심히 일했다. 다시 태어나도 이보다 더 열심히 일할 수는 없을 거라고 스스로에게나 누구에게나 자신 있게 말할 수 있다. 수많은 환자들을 만났고, 많은 사연을 가진 환자를 보았다. 많은 환자가 기억에 남지만 지금 말하려고 하는 이 환자의 이야기를 하고 싶은 것은 우리가 당연하게 생각하고 있던 것들이 결국은 당연한 것이 아닐 수 있다는 교훈을 배웠기 때문이다. 그 환자는 처음 개원할 때부터 내게 오셨다. 고혈압과 당뇨 질환이 있어서 거의 17년을 정기적으로 내원하였고 나를 호칭할 때 "원장님"이 아니라 "우리 교수님"이라고 부르셨던 환자였다. 2012년도에 내가 부친상을 당했을 때 우리 병원 직원에게 물어봐서 장례식장을 알고 장례식장까지 직접 오셔서 나의 슬픔을 위로해 주셨던 가족과 같은 환자였다. 늘 인자한 웃음을 지으시고 명절 때마다 꼭 나의 얼굴을 보고 명절 잘 보내고 휴식을 취해야 한다고 날 걱정해 주던 환자였다.

2017년 봄 날씨가 완연한 날이었다. 4층 접수 데스크에서 환자의 흥분한 목소리가 크게 들렸다. 얼마 되지 않아서 시끄럽던 소리는 들리지 않았다. 일의 자초지종을 알게 된 것은 약 30분의 시간이 흐른 후였다. 공단건강검진을 위해 오신 분이고 위내시경 검사를 해야 하는데 위내시경 검사 준비 시간이 지나가도 내게 연락이 오지 않아서 직원에게 물었다.

"환자 위내시경 준비 아직 안 됐나요?"

"저… 원장님… 그 환자분 그냥 집으로 갔습니다."

"왜요?"

"환자가 다음에 하시겠다고….'"

나는 직감적으로 무슨 일이 있었다는 것을 알았다. 그 환자를 17년 동안이나 봐 온 나인데 이유도 없이 검사를 거부하고 갈 환자가 아니었기 때문이다. 직원에게 어찌 된 일인지 자세하게 얘기해 보라고 했다. 그 환자분은 당뇨와 혈압으로 망막출혈이 있어서 안과적인 수술을 두 차례 받았고 시력이 나빠지고 있었던 환자였다. 일이 터지려면 꼭 우연처럼 생각될 수 있지만 내막을 자세히 살펴보면 거의 모두가 사람의 실수일 때가 많다. 그날의 일도 우리 병원에서 직원과 환자와의 소통의 오해가 있었고 처음의 오해를 만회할 수 있는 기회가 있었는데 다시 또 실수를 하게 된 것이다.

내가 그 환자의 입장이었어도 많이 서운하고 화가 났을 것이다. 어느 곳이나 단골은 있다. 사람을 대하는 곳에는 모든 곳에 단골이 있다. 병원도 마찬가지이다. 17년 동안 매달 병원에 오셨고, 나와 깊은 유대감이 형성되어 있었고 환자와 의사와의 관계도 아주 좋은 관계였는데 오해와 실수로 인해 관계가 상처를 받은 것이다. 나는 그날 즉시 그 환자와 통화를 했다.

죄송하다고 사과드렸고, 다음 날 오셔서 위내시경 검사를 받으시라고 말씀드렸다. 그분은 내게 별로 화를 내시지 않고 알았다고 대답하셨다. 1주일이 지나고 2주일이 지나도 그 환자는 오시지 않았다. 자꾸 전화를 하면 환자에게 부담을 줄 수 있을 것 같아서 나는 그냥 기다렸다. 두 달 정도 시간이 흐른 후 내가 직접 전화를 드리는 것보다 직원이 전화 드리는 것이 좋겠다고 판단하여 그 환자에게 안부 전화를 드리라고 직원에게 말했다. 그래도 그 환자는 오시지 않았다.

4개월 정도의 시간이 흐른 후에 그 환자분의 아내분이 기침이 심한 상태로 내게 진료를 보러 오셨다. "남편분은 아직도 우리 병원에 대해 화가 많이 나셨나 봐요? 제가 직접 전화 드리고 직원이 한 번 더 전화 드렸는데 안 오시네요." 그날 직원이 실수를 한 것은 맞다. 하지만 충분히 사과했으나 나와 그렇게 관계가 좋았던 그 환자는 마음이 풀리지 않는 상처를 받았던 것이다. 나와 직원이 느낄 때에는 사소한 실수라고 생각했으나 상대방은 매우 큰 상처를 받았던 것이다. 그 환자는 그 당시 상황에 대한 오해와 우리 병원과 직원에 대한 기대감이 있어서 더 큰 상처를 받았을지 모른다.

그때 나는 알게 되었다. "사람의 마음이라는 것은 이렇게 쉽게 상처받고 실망은 순식간에 일어날 수 있는 것"이라는 것을. 나는 그 환자에게 서운한 마음이 전혀 없다. 오히려 그 환자에게 아직도 미안함 가득한 마음뿐이다. 얼굴을 보고 직접 말을 할 기회가 없으니 그 환자의 마음을 풀 수 있는 기회를 잃어버린 것인지도 모른다. 하지만 17년 동안 그 환자와 내가 함께 나누었던 마음은 진심이었다고 생각한다. 언제나 나를 "우리 교수님"이라고 불러 주시면서 나의 건강을 염려해 주시던 그분의 마음은 평생 기억될 것이다. 슬픔에 잠긴 나의 손을 잡아 주시면서 내게 따뜻한 눈빛으로 위로해 주시던 그 환자를 어찌 잊을 수 있겠는가.

　실망은 기대감이 무너질 때 겪게 된다. 의사라는 존재는 항상 환자들에게는 기대감을 주는 존재이다. 그런 기대감은 환자를 치료하는 데 있어서도 꼭 필요한 필수적인 것이다. 기대감을 채워 주지 못했던 나는 상심이 컸다. 이런 경험은 나에게도 아픔이 되고 상처가 된다. "이 세상에 당연한 것은 아무것도 없다"는 말이 새삼스레 가슴을 후비는 날이다. 아무쪼록 그분도 상처와 미련 없이 평안한 마음을 가지고 다른 병원에서 치료를 잘 받고 건강하시기를 마음을 다하여 기원한다.

진성림 원장의 리더십 강의 내용에서 발췌

의사의 의사됨,
병원의 병원됨이란…?

병원의 존재 이유는 환자를 치료하는 것이지
환자의 기분을 맞추는 것이 아니다.

고객감동, 환자사랑 외치지만 말고 끊임없이 노력하며 실력을 쌓는
대한민국의 프리미엄급 의사가 되자.

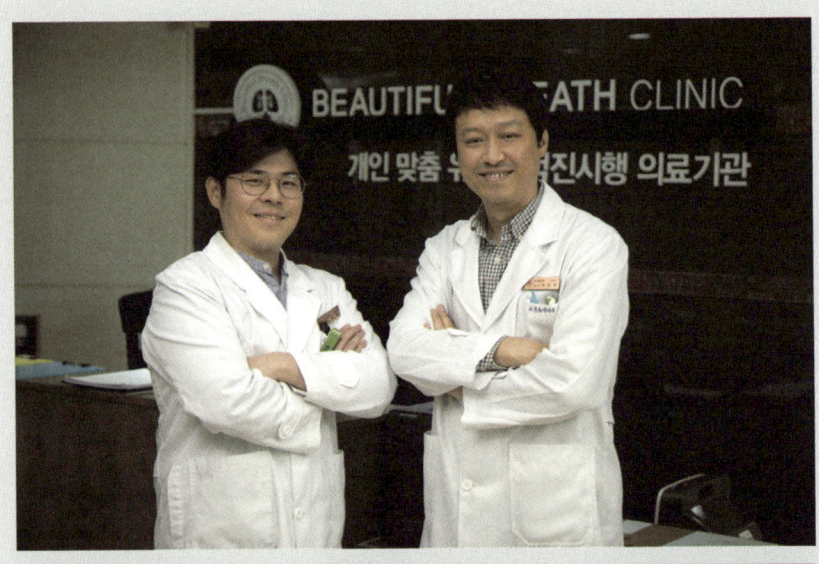
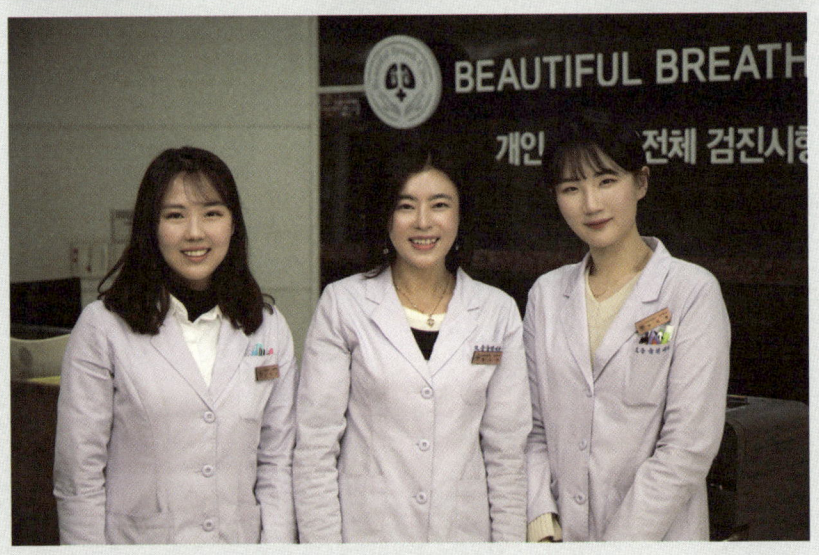

7.
기사입니까? 방사선사입니까?
기사입니까? 임상병리사입니까?

우리 병원은 국민건강보험공단에서 시행하는 공단건강검진 실시 의료기관이다. 공단건강검진은 검진 후 15일 이내에 우편으로 결과를 통보한다. 2018년부터 신청자에게는 이메일로도 그 결과를 통보하게 되어 있으나 2017년까지는 검사 후 15일 이내에 우편으로 발송하였다. 여기에 두 가지 문제점이 있다.

첫 번째 문제는 공단검진 단순 흉부 사진결과 간혹 폐결핵 의심 음영이 보이는 경우가 있다. 폐결절(폐에 생기는 작은 혹) 등의 음영은 2주가 지나서 결과를 알게 되어 그때부터 정밀검사를 해도 별문제가 되지 않으나 폐결핵은 완전히 경우가 다르다. 왜냐하면 폐결핵은 주위 사람들에게 결핵균을 전염시킬 수 있는 문제가 되기 때문에 하루라도 먼저 발견하여 추가적인 조치가 필요하기 때문이다. 그렇다면 누가 가장 먼저 흉부 사진 결과를 볼 수 있을까? 사람들은 의사가 가장 먼저 본인이 촬영한 흉부 사진을 볼 것이라고 생각한다. 착각일 수 있다. 시스템적으로 흉부 사진 촬영의 결과를 가장 먼저 볼 수 있는 사람은 흉부 방사선 사진 촬영을 하는 방사선사이다. 보는 사람이라고 표현하지 않았고 볼 수 있는 사람이라고 표현한 점에 주목해야 한다.

　원칙적으로 방사선사의 책임은 흉부 사진이 규격대로 촬영이 잘되었는지 확인을 해야 한다. 여기에는 폐질환이 있는지 없는지에 대한 판단은 제외된다. 방사선사는 질환에 대하여 판독할 의무도 없고, 그럴 권리도 없다. 단지 사진 촬영이 원칙대로 나왔는지를 확인한다. 사진이 너무 검게 찍히거나 너무 하얗게 보이거나, 폐 양측의 일부분이 잘리게 찍혔거나 등등 이런 것을 확인한다. 여기까지이다. 규격에 맞게 촬영되었으면 방사선사는 사진을 의사에게 전송하거나 의사에게 사진 판독을 맡긴다. 우리 병원은 호흡기 환자들이 많이 온다. 나는 처음부터 이런 시스템의 위험성을 너무나 잘 알고 있었다. ONE STOP의 양질의 호흡기 진료를 위해서는 방사선 기사가 아닌 방사선사가 되어야 한다고 생각했다.

　촬영된 사진을 규격대로만 나왔는지 보는 것이 아니라 이상이 의심되는 영상에 대하여 계속 공부와 훈련을 시켰다. 시험도 보았다. 그 결과 우리 병원은 2주 뒤에나 판독 결과가 나오는 공단검진의 흉부 사진 판독 결과도 이상 소견이 의심되는 사람들은 검사 당일에 바로 알게 되고, 늦어야 2일 안에 추가적인 조치를 시행한다. 고운숨결내과가 12년 동안 노력해 얻은 결과이고 우리 병원의 방사선사는 그래서 최고의 방사선사이다. 방사선사에게 강조하는 것이 "기사에 머물지 말고, 방사선사가 돼라"는 것이었다. 현재 우리 병원 방사선사들은 흉부 사진의 이상 소견에 대하여 인지하고 원장인 나에게 보고하는 훈련이 잘되어 있다. 우리병원의 정말 훌륭한 인재들이다. 방사선사가 촬영 후 즉시 사진을 확인한다. 조금이라도 의심스러운 사진으로 생각이 들면 즉시 내게 보고한다. 보고된 환자의 흉부 사진은 내가 바로 확인을 해서 필요한 조치를 취한다.

공단검진 결과지에 대한 두 번째 문제는, 결과 양식지가 노인분들이 이해하기에는 너무 어렵다는 것이다. 젊은 사람들은 이해할 수 있지만 노인분들은 도대체 무슨 말인지 이해를 못 하시는 경우가 많다. 특히 혈액검사 결과지에 대한 이해가 매우 어렵다. 그래서 우리 임상병리사들은 혈액 검사에 이상이 있는지 아닌지, 그 의미가 무엇인지에 대해 파악할 수 있는 훈련이 되어 있다. 그렇기 때문에 검사 후 이상 소견이 보이면 검사 당일 바로 내게 보고한다.

보고가 된 결과에 대하여 응급으로 추가적인 검사가 필요한 환자들에게는 모두 유선이나 문자로 연락하여 환자들이 신속하고 정확하게 진단과 치료를 받을 수 있도록 한다. 이게 뭐 대단한 일이냐고 반문하는 사람들도 있을지 모르겠으나 실로 엄청난 시스템의 차이다.

초등학교 때부터 친한 친구가 있다. 그 친구와 2015년 12월 31일 밤 8시경에 통화를 했다. 새해 안부 인사를 하는 전화 통화였는데 이런저런 일상적인 이야기 도중에 친구가 이런 말을 했다.
"근데 성림아, 내가 회사에서 실시하는 종합건강검진을 모 대학병원에서 2달 전에 했고 결과지를 2주 만에 받았는데, 무슨 수치가 올라가 있던데 네게 물어본다는 것을 바빠서 깜박했다."
"그래? 어떤 수치가 올라가 있었는데? 검사 항목을 불러보고 수치를 불러 봐."
"회사에 검사 결과지가 있어서, 신정연휴 지나고 회사에 가서 불러 줄게."

"알았다. 그럼 회사에 출근하면 다시 전화하자. 새해 복 많이 받고 올 한 해도 고생했다."

그리고 1월 초 그 친구에게 전화가 왔다.
"성림아, 태아단백검사 수치가 높다고 나왔는데."
"아 그래, 수치가 얼마로 나와 있어?"
"8,000이 넘는데?"
"뭐??? 진짜? 근데 검사한 병원에서 아무런 연락 못 받았어?"
"응. 아무 연락 못 받았고 검사 결과지에 정밀 재검사 요함 이렇게만 적혀 있는데 내가 바빠서 잊고 지내다가 네게 전화하면서 생각나서 물어본 거야."
"친구야. 내일 당장, 금식하고 무조건 우리 병원으로 빨리 와라."

그다음 날 친구는 우리 병원으로 왔다. 복부&골반 CT 촬영을 했다. 친구의 검사 수치는 α-fetoprotein(AFP)이라는 태아단백질 수치가 매우 증가되어 있는 상태였다. 간암 또는 고환암을 의심할 수 있는 소견이었던 것이다. 복부 골반 CT 결과, 고환에 커다란 종양이 있었다. 고환암이었다. 즉시 대학병원으로 보냈다. 친구는 수술과 항암치료를 받고 현재는 건강하다.

60세 남자 환자가 흡연을 많이 하고 호흡이 불편하여 내게 진료를 보러 오셨다. 평소에 건강에 자신이 있고 정기적으로 건강검진을 받아 왔기 때문에 별 이상이 없을 것이라고 스스로 생각했으나 흉부 CT 결과, 폐에 종양이 발견되었다. 폐에 종양과 주위 임파선 확대가 보여, 폐암이 강력히 의심된 상태로 폐암에 대하여 확진 검사를 위해서 형광 기관지 내시경 검사를 시행했다. 우측 폐 상엽의 입구 부위부터 종양이 보였고, 좌측 기관지에도 암세포의 전이가 의심되는 소견이었다. 기관지 내시경 검사를 통해서 종양에서 직접 조직검사를 했고, 조직검사 결과 편평세포폐암이었다. 흡연자에게서 잘 생기는 편평세포폐암은 폐암의 병기가 3기A까지는 수술이 가능하지만 3기B나 4기 폐암은 수술의 의미가 없다. 이 환자는 4기 폐암이었다. 이 환자의 건강검진 시 촬영한 단순 흉부 사진을 보호자가 가지고 와서 검토하였다. 이미 단순 X-ray에서 종양의 음영이 보이고 있었다. 하지만 환자는 과거에 염증을 앓았던 흔적이라는 결과만 받고서 정밀검사 권고를 받지 못했던 것이다. 과거 그 병원에서 정기적으로 단순 흉부 사진 촬영을 계속했기 때문에 과거 X-ray 사진과 비교를 했다면 놓칠 수 없었을 종양이었다.

검사를 잘 했지만 그 결과에 대하여 응급으로 추가적인 검사가 필요하다는 메시지를 검사한 기관으로부터 경고를 받지 못하고 종이로 된 검사 결과지에 추가 정밀검사를 요함이라고만 적혀 있다면, 이러한 상황은 언제든지 또 발생할 수 있다.

검사하는 것만 중요한 것이 아니고 그것을 정확하게 판독하는 시스템과 판독이상 결과를 환자에게 알리는 시스템이 매우 중요한 것이다. 우리는 이상 결과를 직접 환자에게 유선으로 연락하고, 문자로 통보한다. 그리고 응급 연락 시스템이 등록되어 있어서 연락한 환자가 2일 이내에 내원하지 않으면 다시 연락한다. 또한 CT와 같은 중요한 검사는 나만 보고 판단하지 않는다. 영상의학과 전문의에게 판독을 받고, 암이 의심되는 경우에는 두 명의 영상의학과 전문의에게 이중으로 판독을 받는다. 즉, 암과 같은 중요 질환에 대하여는 전문의 세 명이 확인을 하는 것이다.

응급환자가 내원하지 않는 경우에는 반드시 확인 절차에 들어간다. 다른 병원으로 검사를 간 것인지, 왜 안 오게 되었는지 그 사유에 대하여 모두 진료기록부에 기록으로 남겨 놓는다. 어떤 일이 있어도 환자에게 이상 결과를 직접 통보한다. 한 환자가 도저히 연락이 안 된 경우가 있었다. 그래도 포기하지 않았다.

보건소와 보험공단, 경찰서에까지 연락하여 결국 연락이 되었다. 그 환자는 결핵환자였다. 정확한 검사와 신속한 결과 통보는 환자를 진료하고 검사한 의사의 책임이고 의무이다. 너무나 당연히 해야 할 일을 하는 것뿐이다. 그런데 이렇게 당연한 일을 해왔을 뿐인데 이러한 시스템이 고운숨결내과가 성장하게 된 배경이 되었던 것은 역설적인 이야기가 아닌가?

진성림 원장의 리더십 강의 내용에서 발췌

개원의 존재 의의

환자의 정확한 진단과 치료

국가 보건의료 발전에 기여

직원들에게 좋은 일자리를 제공

지역사회 경제발전에 기여

의사 자신의 자아실현- 성취의 기쁨

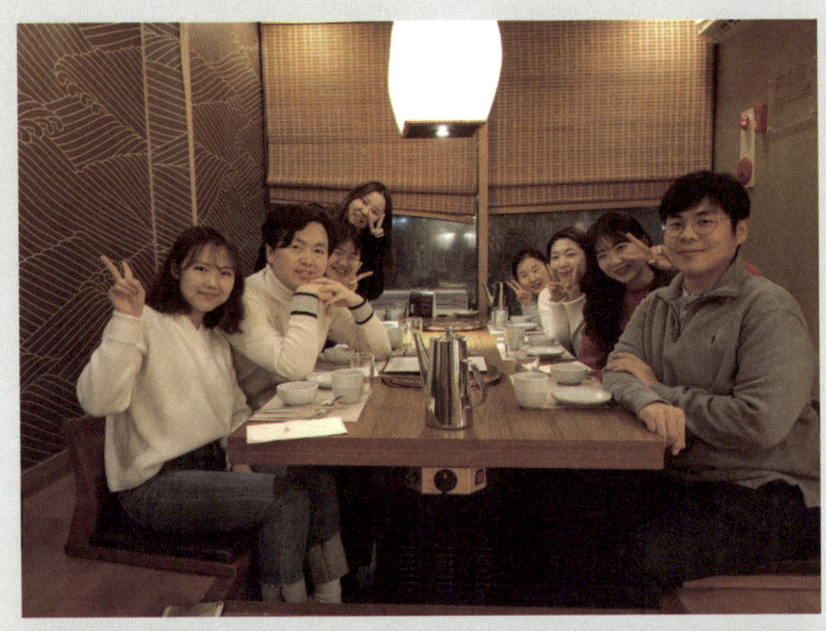
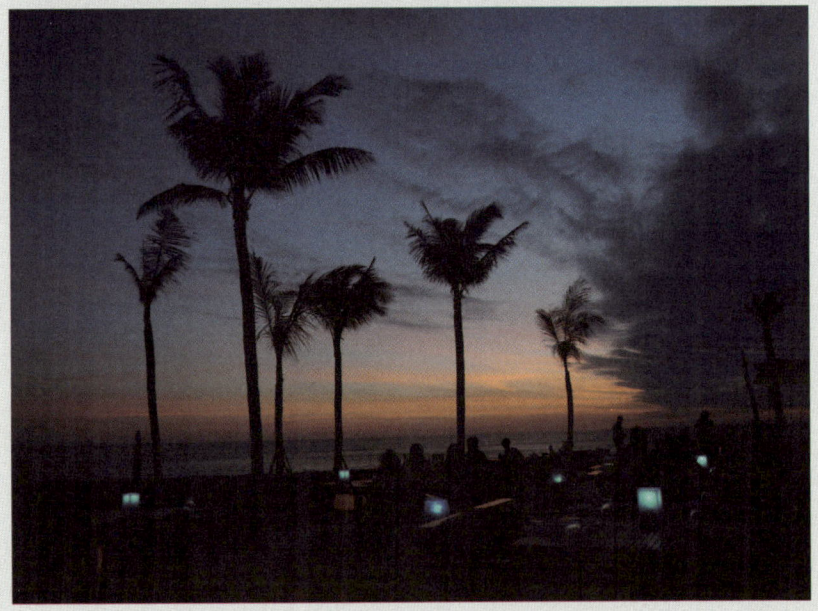

8.
이 잔을 내게서 지나가게 하옵소서

"이 잔을 내게서 지나가게 하옵소서." －마태복음 26장 39절－

    2018년 2월 27일 화요일이었다. 그날은 아침 일찍부터 환자들이 몰려들었다. 우리 병원의 정식 진료 시작 시간은 오전 8시 30분이다. 그런데 환자들은 7시 30분부터 오셔서 대기실에서 기다렸고, 8시부터 진료를 시작했다. 2017년 11월부터 늘기 시작한 유행성 독감 때문이었다. 2018년 1월에는 독감 환자 수가 정점을 달리고 있었다. 이번의 유행성 독감은 예년의 독감과는 달랐다. 보통의 유행성 독감은 A형 독감 또는 B형 독감이 각각 유행하는 것이 보통인데 이번 독감은 A형 독감과 B형 독감이 동시에 유행했다. 독감 바이러스가 기승을 부리면 기존의 호흡기 질환을 앓고 있는 환자들의 질환이 더 심해진다. 특히 기관지천식의 급성 악화와 만성폐쇄성폐질환 환자의 급성 악화가 많아지고 노인분들은 급성 폐렴으로 진행되기도 한다. 나는 아주 오랜 시간 동안 나의 모든 에너지를 쏟으면서 진료를 보았다.

50세가 되기 전까지는 육체적인 피로감을 그렇게 심하게 느끼지 못하고 회복력도 빨랐다. 2년여 전부터 피로감이 누적되고 있었고 정신적 피로감도 극에 다다르고 있었다. 날이 갈수록 호흡기 중환자들이 늘어나고 있는 상태여서 그 피로감은 더했다. 의사를 초빙하여 가중되는 피로감을 줄이려고 시도해 본 적 있으나 의사를 초빙해도 나의 부담은 줄지가 않았다. 환자들은 나를 만나러 온 것이지 다른 의사를 만나러 오는 것이 아니기 때문이었다. 내가 잘나서 그런 것이 아니라 17년 동안 성실하게 환자를 보살펴 왔던 결과이다.

　2018년 2월 27일 실장을 불렀다. "병원을 축소하는 방안에 대해서 기획서를 작성해서 보고하세요." 오늘은 어떻게 버틸까 하면서 하루를 무사히 마치고 진료실 옆에 있는 작은 공간의 침대에 누웠다. 녹초가 되어 버린 것이다. 그날은 한 달 전부터 병원 회식이 예약되어 있었다. 한 시간 정도 눈을 감고 쉬다가 병원 바로 옆에 있는 식당으로 갔다. 직원들은 삼겹살을 먹으면서 술을 먹고 있었다.

　"원장님, 요즘 너무 힘드시죠?"

　"힘드네…."

　"그래도 원장님을 찾아서 전국에서 호흡기 환자들이 오시잖아요. 원장님은 그 환자분들을 치료해 주시는 일을 하시잖아요. 원장님이 힘들어서 병원을 축소하시면 그 많은 환자들은 어디로 가요?"

　직원들의 말을 듣고 나는 영혼 없는 대답을 했다.

　"어디로 가기는? 우리나라에 병원이 얼마나 많은데, 좋고 실력 있는 의사 선생님 많지요. 내가 이 세상을 구원할 능력도 없고, 호흡기 환자들을 모두 치료할 수도 없는 것이고."

그날 직원들은 진심으로 나를 걱정했었다. 나는 술을 거의 못 하지만 그날은 직원들이 권해 주는 술잔을 모두 비웠다.

"원장님은 저희들의 캡틴이고, 환자들에게 꼭 필요한 의사 선생님이에요. 원장님의 고통을 저희가 감히 다 알 수는 없지만 저희 직원 모두는 원장님을 진심으로 응원하고 원장님이 행복하기를 원해요." 그 말을 듣는 순간 눈물이 핑 돌았다. 직원들의 마음 씀씀이가 고마웠다. 모두가 합심하여 나를 위로하고 내게 용기를 주었다.

그날 밤 나는 곰곰이 생각하고 또 생각했다. 내가 하는 일에 대하여 고민을 했다. 내가 겪고 있는 이 아픔에 대해서도 생각을 했다. 가슴에 남아 울리고 있는 말들 때문에 생각하고 또 생각했다. "원장님은 우리의 대장님이에요.", "원장님은 우리의 캡틴이에요.", "환자들이 원장님을 믿고 그 멀리서도 오시는 걸 기억하세요."

진정한 지도자는 등을 보이고 도망가지 않는다. 세상에 어떤 사령관이 부하들 앞에서 등을 보이는가? 나는 최근 2년 동안 매우 자주 직원들에게 하소연하곤 했다. 힘들어서 더 이상 이대로는 못 버틸 것 같다고 투덜거렸다. 그런 말들이 직원들을 얼마나 불안하게 하고 힘들게 하는지 생각하지 못했다.

예수님도 사랑하는 제자들 앞에서 "내 마음이 심히 괴로워 죽을 지경이구나", "내 아버지여, 아버지께서는 모든 일을 하실 수 있사오니 이 잔을 내게서 지나가게 하옵소서. 그러나 나의 원대로 마옵시고 아버지의 원대로 하옵소서"(마태복음 26장:36-46)라고 말씀하시지 않으셨던가를 되새기면서 나를 합리화시켰다. 예수님도 그렇게 힘들고 피하고 싶다고 하시지 않으셨던가!

내가 정말 힘들고 아프고 괴로울 때 그만하고 싶다는 말을 하는 것이 어때서? 하는 생각이 있었다. 하지만 나는 진짜로 교만의 왕이었던 것임을 깨달았다. 예수님의 고백은 세상의 아픔을 대신 짊어지고 가야 하는 위대한 헌신의 길에서 인간으로서의 고뇌를 말한 것이었고 세상의 구원을 향한 기도였다. 내가 내 주위 사람들과 직원들에게 힘이 들고 쉬고 싶다고 말하는 것은 교만한 자의 주절거림에 지나지 않았던 것이다.

그날 나는 결심했다. 앞으로는 절대로 직원 앞에서 힘들다고 말하지 않기로. 그들에게 다시는 등을 보이지 않기로. 직원이 한 말이 아직도 귀에 생생하다. "원장님. 환자를 치료하는 것이 원장님의 의무이고 원장님의 숙명이에요."

그렇다. 나는 의사의 의무를 잊고 있었고 직원들에 대한 책무도 잊고 있었다. 오로지 나 자신의 편함을 바라면서 모든 걸 던지고 싶었다. 과거는 지나갔다. 과거에 내가 열정과 애절함을 가지고 일했다고 해서 현재의 의무가 없어지는 것은 아니지 않은가? 평범한 진리를 깨닫는 데 왜 이리 오랜 시간이 걸린 것일까?

바로 나의 자만심과 교만함 때문이었다. 겸손한 자는 불평하지 않는다.

부조리와 불평등에 대하여 목소리를 높이지만 자신이 힘들다고 투덜거리지 않는다. 산이 거기 있어서 오른다고 했다. 환자가 있기 때문에 내가 있는 것이다. 직원이 있기 때문에 원장이 있는 것이다. 나의 정신과 마음은 교만해져 피폐해졌고 육체는 늙어 갔던 것이다. 내게 씌워진 포장을 치우고 싶다. 섬세하다는 포장 속에 숨겨진 나의 교만함을 벗고서 단순함이 겸손함인 것을 배우고 싶다.

단순한 진리. 그것은 나는 의사이고 내게는 의무가 있다는 사실이다.

폐암의 단순 흉부 사진

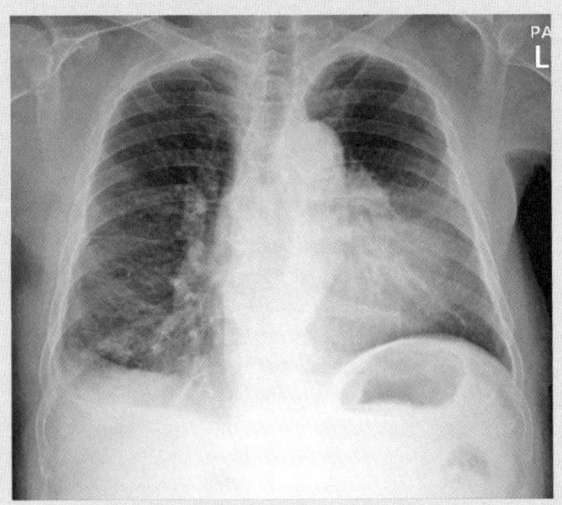

폐결핵의 단순 흉부 사진

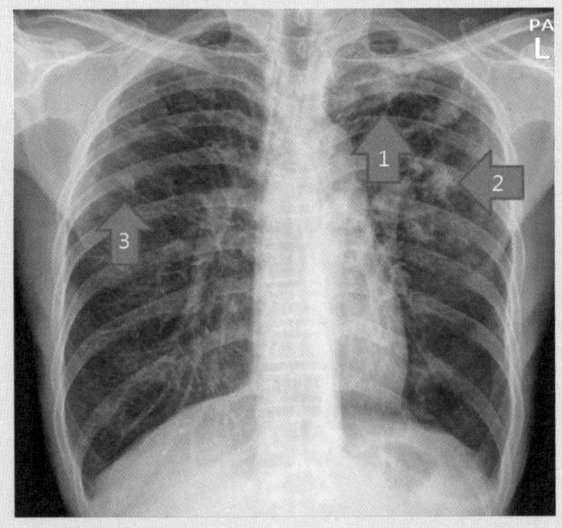

다 잊어도 좋다.
이것만은 꼭 기억하자

숨 가쁘게 단숨에 여기까지 읽은 독자도 있을 것이고 천천히 음미하면서 읽은 분도 있을 것이다. 어떤 독자는 책의 처음 부분과 마지막 부분만 읽은 사람도 있을 것이다.

모든 독자들에게 감사의 인사를 올린다.

이 책은 어떤 책인가? 재미가 있는 책인가? 감동을 받을 수 있는 책인가? 유익한 정보를 얻을 수 있는 책인가? 아니면 그저 그런 책인가? 어떠한 느낌을 받았는지 저자로서 당연히 궁금하고 슬며시 걱정도 된다.

위에 나온 나의 모든 이야기를 잊어도 좋다. 하지만 이것 하나만은 반드시 기억해 주면 좋겠다. 어떤 이야기를 기억해 달라고 말하는 것일까? 열정을 다해서 글을 적었다. 가슴에 와 닿는 이야기나 기억하고 싶은 한 구절이 있을 수도 있다. 내가 저자로서 여러분들이 기억하기를 간절히 원하는 것은 바로 다음과 같은 내용이다.

> "2주 이상 기침을 지속하면 반드시 단순 흉부 사진 촬영을 받자."

이 말이 여러분들에게 전하고자 하는 핵심 내용이다. 단순 흉부 사진으로 호흡기 질환을 모두 알 수 없다는 것은 여러 번 말했다. 그래도 호흡기내과 전문의로서 국민들에게 전달하고자 하는 단 하나의 메시지를 이야기하라면 이것이다. 혹시나 오해할 수 있는 사람이 있을 수 있어서 말하고자 하는 것은 이 세상 어느 병원의 어떤 의사도 병원 경영의 목적을 위해 단순 흉부 사진 촬영을 권고하는 의사는 없다. 더 직접적으로 말하면 돈을 벌고자 하는 목적으로 단순 흉부 사진을 촬영하고자 하는 의사는 없다. 진실이다.

단순 흉부 사진 촬영은 찍을수록 손해이다. 우리나라에서 단순 흉부 사진 검사 비용은 6,000원이다. OECD 국가 중에서 가장 저렴하다. 단순 흉부 사진 촬영의 검사장비는 저렴한 장비는 3,000만 원 정도에서 좋은 장비는 1억이 넘는다. 단순 흉부 사진 촬영을 위해서는 별도의 독립된 공간도 필요하다. 방사선사도 있어야 한다. 방사선사가 없는 병원에서는 의사가 직접 촬영 버튼을 눌러야 한다.

장비라는 것은 시간이 지나면 고장 난다. 수리가 필요하기도 하고 장비를 새로 사기도 해야 한다. X-ray 장비 시설에 대한 보건소의 점검을 받아야 하며, 자체적으로 X-ray 사진에 대한 품질관리도 해야 한다. 규제가 많다. 더 놀라운 사실은 6,000원의 비용이 전부 촬영한 병원에 남는 것이 아니다. 1/3의 비용인 2,000원은 판독한 영상의학과 전문의에게 판독 비용으로 지불한다. 판독 소견을 받지 않는 경우의 검사 비용은 4,000원이다. 여기까지만 읽어 봐도 단순 흉부 사진에 숨겨진 이야기를 알게 되었을 것이다. 그러나 여기가 끝이 아니다.

또 놀라운 사실이 무엇인지 아는가?

흉부 촬영장비가 1억이 넘는 초고가의 좋은 장비이든지 3,000만 원의 기본 장비이든지, 1,000만 원짜리 중고 장비이든지 상관없이 검사료는 일률적으로 똑같다. 이러한 문제는 X-ray 장비에만 해당하지 않는다.

내시경 장비가 2억짜리 초고가 장비로 검사를 하는 것이나 2,000만 원짜리 내시경 장비로 검사하는 것이나 500만 원짜리 중고 장비로 하는 것이나 환자가 내는 검사비는 똑같다. 상상할 수 있었는가? 쉽게 표현하면, 호텔에서 숙박을 하는 것이나, 다 쓰러져 가는 쪽방 같은 여관에서 잠을 자는 것이나 하루 잠자는 비용은 똑같다는 것이다.

자 그럼 생각해 보자. 여행객이 잠자는 숙박비를 내는 비용은 호텔이나 여관이나 같다. 여행객 입장에서는 당연히 안락하고 편안하고 깨끗하고 안전한 호텔에서 자기를 원할 것이다. 반대로 호텔 주인과 여관 주인의 입장에서 생각해 보자. 호텔 주인은 자기가 받는 숙박비가 적절하다고 생각할까? 그 호텔이 계속 유지가 될 수 있을까? 모든 호텔이 여관으로 바뀔 것이다. 투자비용이 많이 들어가고 유지하는 비용이 많이 들어가는 호텔이나 저렴한 비용으로 유지가 가능한 여관의 숙박비가 똑같다면 누가 어떻게 호텔을 운영할 수 있겠는가?

모든 호텔이 여관으로 변해 가면 이제는 여행객이 피해를 입게 된다. 호텔에서 자고 싶어 하는 여행객도 호텔에서 잘 수가 없게 된다. 왜 그럴까? 잘 수 있는 호텔이 전부 없어졌기 때문이다. 상상의 이야기로 예화를 들었지만 현재 우리나라 의료제도가 가진 모순에 대한 통렬한 예화이다.

중요한 것은 국민들이 이러한 의료제도의 사정을 속속들이 잘 모른다는 데 있다. 정부나 공단에서 이러한 내용을 알려주지 않기 때문이다. 의료비용과 의료수가의 원가에 대한 문제를 이야기하면 언제나 의료계는 지탄을 받아 왔다.

하지만 정부 스스로도 이미 지난 30년 동안 인정해 오지 않았는가? 우리나라 의료수가는 원가의 80%도 안 되는 수준이다. 더 쉬운 말로 하면 자장면을 만드는 데 들어가는 재료값이 1,000원인데 자장면을 손님들에게 800원만 받고 팔라고 하는 것이다. 그 자장면 가게는 자장면을 팔수록 적자가 누적되어 망할 수밖에 없지 않은가?

의료제도는 정치적으로 이용되어서는 안 된다. 특히 의료는 전문가들의 의견을 존중해 주어야 하지 않을까? 건강을 담보할 수 없는 국가가 된다면 그 나라가 생존할 수 있겠는가? 국가는 국민의 건강에 대한 책임을 가지고 있다. 국민의 건강을 최일선에서 마주하고 있는 사람은 의사이다.

의료수가가 원가에도 못 미치니 신생아실 중환자 치료나 희귀질환치료, 중환자 치료는 병원 측에서는 치료할수록 적자가 쌓인다. 정말 해결되어야 할 문제가 아닌가? 의료수가에 대하여 인정을 해주었으면 시정해 주면 되는 것 아닌가? 원가에 대한 보존을 해주지 않으면서 보험의 혜택만 늘리게 되는 것은 또 다른 기형적인 의료구조를 잉태하는 모순이 될 수 있다.

다시 흉부 사진 촬영 문제를 이야기해 보자. 4,000원의 검사비로 돈을 벌고자 하는 의사는 정말 없다. 2주 이상 기침을 지속하는 환자들에게 꼭 단순 흉부 사진 촬영을 해보자고 주장하는 것은 진심 어린 애정의 고백이다. 환자를 위하여 고백하는 선언이며, 대한민국의 건강한 미래를 위해서 말하는 충심 어린 고백이다.

사람이 살아가는 사회에서는 최소한 이것만은 반드시 해야만 하는 것이 있지 않은가? 부모는 자식을 보살펴야 하고, 국가는 국민을 보호해야 하며, 군인이 국가에 충성해야 하는 일은 당연히 해야 하는 최소한의 의무가 아닌가? 2주 이상 기침을 하는 환자에게 단순 흉부 사진을 촬영해 보자고 권고하는 것은 100% 환자의 건강을 위해서 하는 말이다. 그러니 제발 흉부 사진 촬영하자는 의사의 말을 거부하지 말자.

돈 때문에 X-ray 촬영 검사를 거부하는 것이 아닌 환자도 물론 많다. 방사선에 노출되는 것에 대한 위험성 때문에 거부할 수도 있다. 그런데 그러한 논리는 자동차 사고가 무서우니 차를 운전하지 말라는 논리와 같다. 비행기 타면 사고의 위험성이 있으니 비행기를 타면 안 된다고 주장하는 것과 같다. 아니 어떻게 생각해 보면 이러한 비유도 부족하다.

차를 안 타고 비행기를 안 타는 것은 개인의 문제이다. 흉부 사진을 촬영하지 않아서 폐결핵의 진단이 늦어지게 된다면 개인의 문제로 끝나지 않는다. 사회의 질병이 되고 국가 존재의 안보가 걸린 중대한 사항이 아닌가? 불특정 다수에게 결핵균을 전파할 수 있는 심각한 사항이 아닌가? 가장 가까이 접촉하는 사람은 더 감염의 위험성에 빠질 수 있는 것 아닌가?

흉부 사진 촬영을 안 할수록 의사는 편안하다. 임상의사들이 가장 어려워하고 두려워하는 것이 흉부 사진 촬영이다. 왜 그럴까? 흉부 사진 촬영은 폐의 모든 것을 알려주지 않기 때문이고, 흉부 사진 판독은 쉬운 것 같지만 사실 너무 어렵기 때문이다.

그럼에도 불구하고 흉부 사진 촬영을 해보자고 환자에게 말하는 것은 의사의 의무를 다하는 것이다. 오히려 2주 이상 기침이 지속되는데 흉부 사진 촬영 검사를 권하지 않는 의사가 문제이다. 그렇다. 이것이 진실이다. 이러한 진실만은 제발 꼭 기억하자.

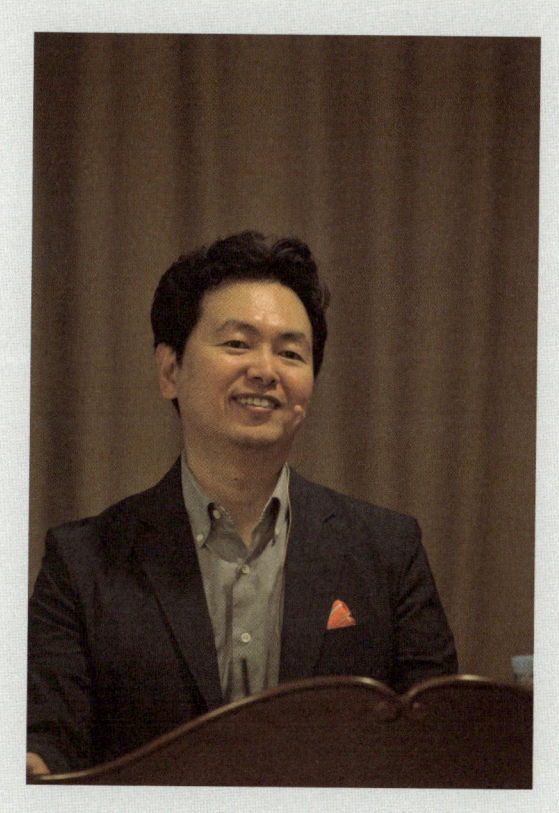

에필로그

나의 열정을 뒤돌아보면서 가장 치열했던 삶의 순간에 이 글을 마무리하며...

24년 동안 의사로서 열심히 살아왔다. 1년에 5일 이상 개인 휴가를 가본 적이 없었다. 고운숨결내과를 개원한 후에는 나의 모든 에너지를 다 쏟아부었다.

시간을 되돌려 다시 청춘의 20대로 돌아가서 50대의 현시점까지 살아도 이보다 더 열심히 살 수는 없을 것이라는 것을 나 스스로 잘 안다. 소크라테스의 "너 자신을 알라"라는 말은 언제나 어디서나, 누구나 지켜야 할 보편적 진리가 있다는 말을 함축한 명언이다. 소크라테스는 자신이 다른 철학자들보다 나은 점이 있다면 그것은 '자신이 아무것도 모른다는 것을 잘 알고 있다는 것'이라고 선언했다. 나는 이 세상의 많은 의사들 중의 한 명이다. 나보다 훨씬 실력이 있고 나보다 더 환자의 아픔을 이해하며, 헌신하는 의사들이 많다. 내가 나 자신에 대해서 말할 수 있는 유일한 것은 "온 마음을 다해"서 여기까지 왔다는 고백이다.

강산이 두 번 넘게 바뀌는 시간 동안 나의 삶도 지쳐 가고 있었다.

더 이상 시간이 흐르기 전에 나의 이야기를 세상에 내어 놓고 싶었다. 글을 쓰기 위해 준비한 것은 1년 전부터이다. 중간에 그냥 덮어 두고 싶기도

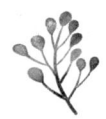

했다. 수많은 책들 가운데 그저 그런 책이 나온다고 세상에 어떤 도움을 줄 수 있을까 하는 의구심과 내가 겪은 이야기들에서 느낀 속마음을 내비치는 것이 부끄럽기도 했다.

   매우 가슴 아픈 이야기를 말 못 한 사연도 있다. 세상에 내어 놓기에는 너무나 가슴이 아파서일 수도 있고 감히 그 큰 아픔과 상처를 글로 어떻게 표현할 수 있을까 하는 두려움 때문일 수도 있다. 어쩌면 내가 차마 말을 할 수 없는 이야기는 상상하기 힘든 시련을 온몸으로 다 받아들이고서도 현재를 당당하게 살아가고 있는 이 시대 많은 사람들의 이야기일 수 있다. 내 삶의 궤적을 뒤돌아본 계기가 되었다. 호흡기 질환으로 고통받는 환자들의 숨이 차는 모습을 보면서 그분들이 '숨 쉴 때마다' 필요한 내가 되고자 애쓰며 살았다.

   '이 또한 지나가리라'라는 말은 숨이 차서 고통받고 있는 사람들에게 어떠한 위로도 되지 않는다. 숨이 차는 고통은 찰나의 순간도 견디기 힘든 아픔이기 때문이다.
   이 책을 읽는 모든 사람들의 '숨결' 위에 신의 은총과 긍휼하심이 임하기를 간절히 바라면서 나의 이야기를 마친다.

진 성림

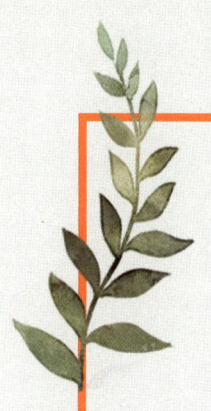

부록

"10년이면 강산도 변한다."

그러나 10년 넘는 시간을 고운숨결에서 함께한
고운숨결 직원들의 변하지 않는 이야기가 있다.
그들은 무엇을 느꼈고 어떻게 성장했을까?
강산이 변하는 그 세월 동안
그들은 어떤 삶을 살았을까?
그들은 지금 행복할까?

봄날

황수진

2007년 3월은 새로운 직장을 찾아 면접을 보러 다녔던 봄이었어요. 처음 일주일 근무한 곳은 개인의원의 특성에 적응하지 못했어요. 3월 28일 고운숨결내과로 출근을 시작하면서 이곳에서도 적응하지 못하면 나는 임상병리사를 그만둬야 한다는 생각으로 매일매일 다짐하며 출근했어요. 지금까지 근무했던 준·종합병원은 검사실 안에서만 있었기에 개인의원의 특성상 환자를 대하는 것과 환자에게 하는 작은 설명조차도 어렵고 힘들기만 했어요. 아마 마음속에 '이걸 왜 내가 해야 하는 거지' 하는 불만이 있었던 것 같아요.

처음에는 기관지 내시경이 무엇인지도 몰랐던 제가 시간이 지나고 몸도 익숙해져 가니 고운숨결만의 특별함이 보이기 시작했어요.

열정과 자부심 가득하신 원장님!
이미 최고이신데 늘 최선을 다하시는 모습!
환자의 정확한 진단과 치료를 지향하시며 새로운 의학적 지식을 공부하고 신의료기술을 연구하시는 모습 등 새벽을 열고 하루를 시작하시는 원장님께는 대충이라는 단어와 게으름이라는 단어를 찾아볼 수가 없었어요. 어쩌면 저렇게 열심히 살 수가 있을까? 직원을 떠나 한 사람으로서 나도 저렇게 살았다면 다른 성공을 했을까 하는 생각도 들었어요.

또 다른 특별함은 오너가 아닌데도 나와는 전혀 다른 마음자세로 일하시는 두 실장님의 모습도 너무 남달랐어요.

원장님은 직원의 성장을 위해 늘 비전을 제시하셨어요. 병원과 원장님과 직원 모두가 함께 성장해 가자는 말씀의 뜻을 저는 공감하지 못했어요. 11년의 시간이 지나니 귀찮게만 생각했던 공부며 테스트들이 지금은 지식으로 남아 있고 '내가 왜 이걸 해야 하지?' 하는 생각은 '우리 병원인데 당연히 내가 해야지'라는 마음 자세로 달라져 있는 저를 보게 돼요.

자부심! 주인의식! 이런 것은 누군가가 강조하고 주입하려 해도 저절로 생기는 것이 아닌 것 같아요. 내가 주인의식을 가져야겠다고 해서 생기게 되는 것일까요?
자부심과 주인의식은 스스로 보고 느끼고 알고 난 후에 자연스럽게 생겨나는 것이라 생각해요. 원장님은 직원들에게 늘 이렇게 말씀하셨어요. "여러분이 고운숨결내과의 자부심이고 여러분의 자존감이 고운숨결의 가치입니다"라고….

우리는 소중한 것을 모르고 살 때가 많아요.
나 자신도 그랬었지만 이젠 정말 소중한 것이 무엇인지 알아요.
고운숨결의 존재는 고운숨결을 갈망하는 환자들에게 정말 소중해요.
고운숨결은 나의 삶에도 일부가 아닌 전부인 소중한 곳이에요.

아마 다른 직장을 다녔다면 아직도 저는 '~~~~만큼'이라는 틀 안에 갇

힌 생각으로 살고 있을지 몰라요. 저는 어디에서도 배울 수 없는 가치관과 직장인으로서의 자세를 배우고 행복한 변화 속에서 살아가고 있어요.

　원장님은 혼자만의 성공으로 남고자 하는 오너가 아니세요.
　환자를 위해 노력하시고 직원의 복지와 직원의 행복지수까지 생각하시는 원장님의 진심을 보게 되니 감사함만이 남아있어요.

　저에게 2007년의 봄과 2018년의 봄은 비교할 수 없을 만큼 많은 것이 달라졌고 앞으로 더 많은 봄을 고운숨결 직원으로 만끽하고 싶어요.
　마지막으로 우리 원장님 더 건강하시고 행복한 원장님이 되시길 바라며 원장님의 새로운 도전을 진심으로 응원해요.

고운숨결내과는 나에게

이미영

경쾌한 소리와 함께~! 오늘도 핸드폰 알람 소리와 함께 하루가 시작됩니다. 익숙하게 집안일을 정리하고 나의 직장 "고운숨결내과"로 열심히 걸음을 재촉합니다. 직원들보다도 먼저 오셔서 병원의 에어컨, 난방을 점검하시며 기다리실 원장님께 오늘도 귀한 동역자가 되어 드려야겠다고 다짐하며 마음속으로 기도합니다. '주님 오늘도 고운숨결내과에 은혜를 내려주옵소서!'

"고운숨결"로 출근을 시작한 지 올해로 벌써 12년째입니다.
큰아이가 초등학교에 입학하면서 2시간 아르바이트로 입사해서 정직원이 되게 해달라고 기도하며 성실히 임했습니다. 신앙이 있었기에 직장이 바로 나의 선교지가 되게 해달라고 기도하며 직장 생활에 익숙해져 갔습니다.
그러던 어느 날 근무 한 달 만에 정직원이 되어 선교지가 직장인 저의 꿈이 이루어졌습니다.

아르바이트로 시작했으나 정직원이 되게 해주셨던 원장님의 인상은 자상하고 다정하셨습니다. 원장님은 환자를 대함에 있어서는 매우 정확하고 진지하시며 전심을 다해 환자를 돌보시는 의사입니다.

본인은 지쳐 있어도 내색을 하지 않았습니다. 환자를 가족처럼 대하시니 환자가 먼저 마음의 평화를 느낄 수 있고 정확한 진단과 치료로 환자의 병이 좋아집니다.

직원들에게도 환자분들을 내 부모, 내 가족같이 대하라고 하신 말씀을 늘 명심하며 기쁘고 겸손하게 웃으면서 감사하게 대하리라고 다짐했습니다.

특별히 원장님께서 기관지 내시경을 하실 때의 모습은 마음속으로 박수가 절로 나옵니다. 역시 호흡기 전문의 최강자이십니다!!
환자들의 기관지를 바라보실 때는 원장님의 눈에서 레이저가 나오는 것 같다는 생각이 들 정도입니다.

숨이 차고, 기침이 심한 환자분들이 우리 원장님의 치료로 희망을 안고 살아가는 분들이 많습니다.

환자들이 국내는 물론 해외를 막론하고 찾아오는 이유는 생명의 숨을 회복시키는 "고운숨결"의 이런 능력의 의사를 믿기 때문입니다. 친절만이 아닌 진정한 실력으로 임하는 원장님의 치료의 손길을 볼 때마다 원장님 곁에 서 있는 것만으로도 얼마나 감사한지 모릅니다.

매일이 인상적이며 감사하지만 "고운숨결"에서 죽을 때까지 잊지 못할 이야기가 하나 있습니다. 그 일로 며칠 동안이나 울었던 기억이 납니다.

원장님께서는 검은 콩물 음료수를 좋아하셨는데 어느 날 제가 음료수 빈통이 있어서 그 통 안에 락스를 부어 넣었습니다. 원장님께서 진료하시던 중에 물을 찾으셨고 간호사분이 모르고 그 통을 원장님께 드린 것입니다. 락스를 마시다가 냄새에 민감하신 원장님께서 바로 뱉어 버렸지만… 정말 아찔한 기억입니다.

그때 만약에 원장님이 그 락스물을 넘기셨더라면 나의 모습은 지금 여기 있을까요? 지금은 웃으면서 얘기해 주시지만 그때의 나는 눈물만 나오고 너무 죄송했습니다.

원장님은 저의 실수를 용서해 주시고 더욱 힘을 내도록 덮어 주셨습니다. 저는 그 일로 이제 일을 그만두어야지 생각했는데 그다음 날부터 원장님께서는 아무 일 없었다는 듯 예전처럼 따뜻하게 대해 주셨습니다. 그러한 원장님의 모습에 놀라고 감사해서 '더 잘하자'라는 다짐으로 오늘까지 왔습니다.

원장님께서는 나를 포함한 직원들의 아이들 졸업과 입학, 어린이날 그리고 학교 상담일까지 다 챙겨 주셨습니다.

이렇게 섬세하신 원장님의 배려로 인해 아이들 학교의 모든 행사에 참여할 수 있었으며 두 아들을 잘 양육할 수 있었습니다.

이 글을 통해 "참 고맙습니다"라고 말씀드리고 싶습니다.

요즘은 원장님께서 많이 피곤하시고 아픔을 참고 계시고 있다는 것을 잘 압니다.

그럼에도 불구하고 의사의 의무감과 열정으로 환자분들에게 웃음의 치유를 주시고 계신 원장님을 존경합니다.

원장님의 모든 아픔과 괴로움을 치유하시는 여호와 라파의 하나님께서 원장님 평생의 삶 가운데 함께하여 주시길 소망합니다.
주님의 은혜와 사랑 안에서 즐겁고 감사가 넘치는 삶이 되시기를 기도합니다.
원장님… 건강하세요. 그리고 사랑합니다. 축복합니다.

"숨 쉴 때마다 네가 필요해"라는 이 책의 제목은 어떤 환자가 원장님께 드린 말씀이지만 나의 고백이기도 합니다. "고운숨결"은 이제 제 "삶의 숨결"입니다.

무림의 고수를 만나다

이원희

2006년 5월 29일 월요일 오전 9시경.

전에 근무하던 병원의 재정문제로 실직 상태였던 저는 아침 일찍 취업사이트를 보고 있었습니다. 여러 병원들의 구인 공고를 계속 보던 중 고운숨결내과의 모집 공고가 눈에 들어왔습니다.

"CT 촬영 유경험자를 모십니다."

병원의 위치도 가까웠습니다. 하지만 저는 잠시 망설였습니다. '또 나이 때문에 거절당하는 거 아닐까!'라는 생각과 걱정이 앞섰지만 집과 가까웠고 제가 제일 잘할 수 있는 CT 촬영의 유경험자 모집 공고여서 바로 전화기를 들었습니다. 잠시 후 전화를 받은 간호사가 원장님을 바꿔 주었습니다. 저는 모집 공고를 보고 전화를 드렸다고 말씀을 드리고 곧바로 제가 ○○년생으로 나이가 좀 많은데 면접 볼 수 있느냐고 여쭤봤습니다. 제 질문과 동시에 그분은 나이는 아무 상관없으니 와서 면접 보라고 하시고는 지금은 진료 중이니 다른 궁금한 것은 간호사에게 물어보라며 전화기를 간호사에게 다시 넘겨주었습니다.

충격이었습니다. 여러 번 나이 때문에 면접조차 볼 수 없었던 저로서는 이렇게 쿨하게 나이가 상관없다는 원장님을 처음 만난 것입니다. '이 분은 어떤 분이시지?'라는 생각이 다른 모든 생각을 앞섰습니다. 원장님이 어떤 분이신지 빨리 보고 싶었던 저는 그날 오후에 면접을 보러 고운숨결내과로 갔습니다.

병원에 들어서는 순간 또 한 번 충격을 받았습니다.
대기실은 발 디딜 틈도 없이 환자들로 가득 차 있었습니다.
'환자가 이렇게 많다니!'
오랜 시간 대기 후에 원장님을 만났습니다. 저를 맞이하여 준 원장님은 생각보다 젊었고 잘생겼고 말에 힘과 에너지가 넘쳤습니다. 원장님은 저의 이력서를 보시더니 한 병원에서 11년 동안 근무한 것이 모든 것을 증명한다면서 그 자리에서 바로 저를 채용하셨습니다. 세 번째 충격이었습니다. 면접 보자마자 이렇게 바로 채용되는 경우는 들어본 적이 없었기 때문입니다. 저는 너무 감사하다는 말과 함께 그 자리를 나왔습니다.
그때 제가 만난 그분이 바로 진성림 원장님입니다.

진성림 원장님과의 인연은 이렇게 시작되었습니다.
지난 12년의 시간을 진성림 원장님과 같이한 저로서는 원장님께서 눈이 오나 비가 오나 하루도 빠지지 않고 직원들보다 먼저 출근해서 아침을 시작하시는 것을 보고 놀라움을 가지게 되었습니다. 병원에 대한 애착과 사랑, 모든 직원들을 가족같이 사랑하시는 원장님. 다른 어느 병원보다 높은 연봉과 여러 가지 직원 복지를 챙겨주시는 마음, 한 사람의 환자도 가볍게 대하지 않고 아픈 몸을 이끌고 원장님을 찾아오는 환자들의 치유와 회복을 위해 최선을 다하시는 모습들을 보면서 항상 존경스럽게 원장님을 바라보고 있었습니다.

그러던 중 원장님께서 지금까지 의사로서 겪어 오신 많은 이야기와 생각들을 "숨 쉴 때마다 네가 필요해"라는 제목의 책으로 출간한다는 소식을 들었습니다. 그리고 원장님께 이 책의 원고를 받아보고 읽는 순간 깜짝 놀랐습니다.

무협지! 무협지를 아십니까?

저는 무협지 세대입니다. 제가 중학교, 고등학교 다니던 학창 시절에 많은 남학생들은 무협지를 교과서보다 더 많이 읽었습니다. 왜일까요? 무협지는 너무나 재미있었기 때문입니다. 저는 원장님의 책 원고를 받고 무협지를 읽는 것 같은 재미에 푹 빠져 버렸습니다. 이 책의 모든 예화는 우리 병원에서 일어난 일들이었고 저도 같이 경험한 일들이기 때문이기도 합니다. 원장님의 삶을 곁에서 보아온 저는 마치 원장님이 무협지에 등장하는 "무림의 고수" 같았습니다. 무엇보다도 제가 원장님께 감사드리는 것은 저와 함께 동행해 주신다는 믿음을 주시고 12년 동안 그렇게 함께해 주셨다는 사실입니다.

원장님의 책을 통해서 많은 사람들이 드라마보다 더 드라마 같은 고운숨결의 이야기 속에서 어제와 오늘의 아픔을 이겨내고 내일의 희망을 품을 수 있기를 바랍니다.

또한 제가 본 이 책은 재미있고 흥미로우며 의학적인 정보도 있고 쉽게 쓰여 있어서 누구나 편하게 읽을 수 있는 책이라고 생각합니다.

그리고 이 책에 원장님의 "열정과 사랑, 도전과 아픔"이 녹아 있음을 볼 수 있습니다.

진성림 원장님의 책 출간을 진심으로 축하드립니다.
그리고 감히 고백합니다. 원장님을 사랑합니다.

고운숨결은 하루아침에 이루어지지 않았다

박아현

고운숨결내과에는 사람의 숨소리가 들린다.
거친 숨부터 고운 숨까지 다양한 호흡의 소리가 공존한다.

2001년 2월 26일 진성림 내과로 출발한 우리 병원은 2006년 고운숨결 내과로 새로운 출발을 하였다. 그 당시 원장님과 직원들은 수없이 많은 밤샘 회의를 했다. 고운숨결의 발전은 우리들의 이러한 열정과 헌신으로 이루어졌다.

우리 병원이 지금의 호흡기내과로 명성을 날리기까지 원장님의 열정은 이루 말할 수 없었다. 직원들은 진료가 끝난 7시 이후부터 밤 11시까지 매일 아이디어 회의를 했다. 회의가 마무리되면 직원들의 의료지식을 높이기 위해 강의를 하셨고 우리는 시험도 자주 보며 성장해 갔다. 그때는 정말 힘들고 부담감도 컸지만 그런 시간들이 있었기에 오늘의 나도 있는 것을 안다.

2006년도 8월의 한여름이었던 걸로 기억한다. 원장님께서 진료를 보는 내내 딸꾹질이 멈추지 않았고 힘겨워하시는 모습이 보이는데도 괜찮다며 진료를 이어가셨다.

결국 그날 밤 원장님은 응급실을 찾으셨고 폐렴이라는 진단을 받으셨다.

원장님의 폐렴의 상태는 일주일 정도 입원을 해야 하는 상황임에도 불구하고 본인의 고집으로 퇴원을 강행하셨다. 그리곤 어김없이 그다음 날 가장 먼저 출근을 하셨다. 아침, 점심시간 중간중간 치료제 주사를 맞으며 진료를 다 마치고 홈페이지 상담 답변까지 달고 퇴근하셨다. 정말 대단한 열정, 책임감이 아닐 수 없다.

이런 아픔을 이겨내고 고운숨결은 성장해 갔다. 고운숨결내과는 직원과 원장님이 같이 준비하고 함께 이루어 온 "삶의 터전"이다.

난 고운숨결의 14년 차 실장이다.

14년 동안 많은 것이 바뀌었다. 환자들의 입소문은 전국 방방곡곡으로 퍼져 갔고 직원도 많아졌다. 울릉도, 제주도, 해남, 거제도 등등 전국에서 우리 고운숨결을 찾아주셨다. 해외에서도 많은 환자분들이 우리 병원으로 방문해 주셨다.

우리에게 많은 변화가 이어졌지만 딱 하나 변하지 않은 사실이 있다. 원장님의 노력과 환자를 보는 자세와 열정은 그대로이시다.

원장님은 집에서도 환자의 아픈 숨소리를 들으시는 것 같은 착각이 들 정도이다.

원장님은 17년 동안 매일 가장 빠른 시간에 출근하여 병원 문을 열고 직원과 환자를 맞이했다. 가장 먼저 출근하여 겨울에는 히터, 여름에는 에어컨을 다 가동하고 직원들과 환자들을 기다리며 진료 준비를 했다.

세상 어디에 이런 원장님이 계실까?

고운숨결은 하루에 평균 150~200여 명 이상의 환자들이 다녀가신다. 기본 대기시간이 1시간 반에서 3시간이다. 우리 숨결 가족들의 하루도 숨 쉴 틈 없이 돌아간다. 5초의 쉴 틈도 주지 않는 전화벨 소리부터 병원 오픈하자마자 몰려드는 환자, 특히 병원 문을 열고 들어서는 환자의 숨소리가 이상할 땐 초긴장이다.

그러나 우리에겐 최고의 캡틴, 원장님이 계신다. 원장님이 계시기에 환자들의 거친 숨소리를 편안하고 고운 숨소리로 잠재우신다. 원장님의 모습을 바라보면 마치 도깨비같다는 생각이 든다. "금나와라 뚝딱" "은나와라 뚝딱" 대신에 "고운 숨 뚝딱" "편한 숨 뚝딱" 주문을 외치신다. 신기하게도 원장님의 주문처럼 환자들의 숨결은 고운숨결이 된다.

원장님은 의료계의 진정한 도깨비이다.

내가 요즈음 느끼는 것은 한결같음을 유지하고 지켜내는 일은 어렵다는 것이다. 직장생활에서 가장 중요시되는 항목이 '주인의식'이라는 덕목인데 나는 이렇게 할 수 있겠는가 라고 생각해 보면 단언컨대 나는 절대로 못할 것 같다. 내가 성실하지 못해서가 아니라 매일 하루도 빠짐없이 원장님처럼 할 자신이 없기 때문이다.

고운숨결에서 가장 오래 근무한 나는 지금까지 많은 변화에 적응하며 배우고 또 노력했다. 농담 반 진담 반이지만 사실 지금도 나는 원장님이 무서울 때가 많다. 진료가 시작되면 원장님의 눈빛은 매의 눈빛으로 변한다. 호흡기내과의 특성상 숨을 잘 못 쉬는 중환자들이 많고 폐 질환에 대한 진단을 위해 영상을 신속하게 보고 판단해야 하는 상황이 많아서 늘 긴장의 연속인 걸 몸소 느낀다. 일할 때만큼은 너무나 무섭고 완벽한 성격이어서 우리 직원들도 실수 없이 일하기 위해 노력한다.

고운숨결이 삶의 터전인 나는 행복하다.

우리 원장님은 직원들이 행복하면 좋겠다고 늘 말씀하셨다.
그 말씀은 17년 동안 변함없이 진행되고 있고 지금의 직원들은 더욱더 행복해지고 있다.

노력하고 발전하는 직원에겐 그에 상응하는 급여책정을 해주셨고 병원이 바빠 본인은 휴가를 못 가더라도 직원들에겐 너그러이 시간을 내어 주셨다.

이러한 원장님은 평소엔 호랑이같이 무서운 카리스마를 내뿜지만 내면에는 정도 많고 눈물도 많은 순정남이다.

직원들의 아픔에 공감해 주고 기쁨에 더 많은 축하를 한다.
직원 가족들의 경조사에 늘 동참하고 직원들에게 데이트 비용도 적극 지원해 주며 직원들의 생일에 먼저 축하 메시지를 보내 주는 어른다운 오너의 모습에 우린 행복했고 추억이 많은 직장을 갖게 됐다.

몇 년 전 엄마가 허리 수술을 받게 되셨는데 직접 엄마의 병실까지 찾아오셔서 가장 큰 과일바구니와 병원비에 보태라며 두둑한 봉투를 엄마에게 주시고 가신 모습은 지금까지 우리 가족 모두가 잊을 수가 없다. 내 어깨를 토닥이며 "박 실장… 병원 걱정은 하지 말고 엄마 간병 잘하고 2주 뒤에 출근해요"라고 말해 주던 것뿐만 아니라 아빠가 대장암으로 수술을 받으실 때도 원장님은 우리 가족을 챙겨 주셨다.

마음의 여유가 없었던 내게 "베품과 나눔"을 보여 주셨다. 우리 고운숨결내과는 대기업의 복지가 부럽지 않을 만큼 훌륭하다. 매우 구체적이고, 실제적인 복지시스템을 갖고 있다.

일하다 보면 원장님이 가끔 미울 때가 있지만 그래도 난 고마움과 미안함이 훨씬 더 크다. 내가 부족하고 어리석음에 이기적인 마음을 가끔 갖지만 초심이라는 단어를 명심하고 더 잘하려고 노력을 한다.

어느덧 중년의 나이가 되신 원장님께서 요즈음 힘들어하시는 모습을 자주 보게 된다.

10년 전 원장님께서 하셨던 말이 생각난다.

"박 실장… 나는 60살이 되어도 지금처럼 펄펄 날고 뛰어다닐 것 같아. 난 그대로일 것 같아."

마음이 너무 아프다.

병원은 크나큰 성장을 하였으나 원장님은 극심한 스트레스와 어깨를 짓누르는 무게를 견디셔야만 했다. '번 아웃'

모든 에너지를 다 쓰고 쏟아부은 후에 찾아오는 지금의 허탈감. 하지만 정신력이 워낙 강한 분이라 여전히 웃으시고 행복을 찾아가며 견디시는 모습에 존경을 표한다.

고운숨결은 현재 안전하게 비행 중이다. 우리 원장님은 비행기 기장, 직원들은 승무원, 승객은 아픈 환자들로 표현하고 싶다. 앞으로 우리가 어떤 어려움을 만나더라도 함께 이겨 내며 나아가고 싶다. 그때가 언제일지는 모르지만 최종 목적지까지 안전하게 착륙하는 게 우리의 목표이다.

난 사실 가족 같은 직장은 없다고 생각하는 사람 중의 한 사람이었다.

원장님의 책 출간을 계기로 이렇게 글을 쓰며 14년의 세월을 되돌아보니 원장님은 내 직장의 오너의 자리보다는 가족으로 내게 다가와 주셨고 날 아낌없이 지지하고 성장시켜 주셨다. 나만 부정하고 몰랐다는 사실이 부끄러워진다.

고운숨결도 세월 속에 멋진 모습으로 녹아들고 있다. 나도 그 안에서 편안해지고 있다.

나는 고운숨결을 사랑한다.
내 열정이 다하는 날까지 함께 숨 쉬고 싶다.

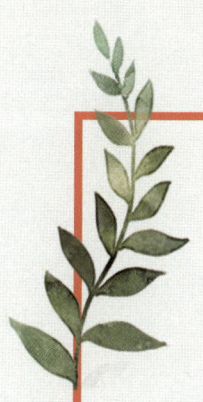

진원장에게

2018년 4월 28일 염호기 드림

진원장,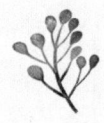

'숨 쉴때 마다 네가 필요해' 잘 읽었습니다.
일본 경영계의 전설적인 인물 이나모리 가즈오의 '인생을 바라보는 안목'보다 재미있게 읽었습니다.
아주 가까이에서 일어나는 다큐멘터리를 보는 느낌이었습니다.
어떤 역경에서도 늘 긍정의 마음을 품고 살았기 때문에 성공할 수 있었던 것 같습니다.

지겹고 무의미한 처방전 쓰기에서도 단순 노동이라고 생각하지 않고, 약제 이름과 처방 방식을 이해하려고 한 사람은 별로 없었을 겁니다. 정말 진원장은 긍정의 아이콘입니다.
3D가 dirty, difficulty, dangerous가 아니라 dramatic, decisive, dreaming이라고 하는 말에 감동과 큰 교훈을 받았습니다.
일반인들도 알기 쉽게 쓴 기침에 관한 글은 소중한 의료 정보 역할도 하고 있었습니다.
'기침은 신께서 우리에게 내려주신 선물이다'라는 말을 듣고 저절로 고개가 끄덕여졌습니다. 이백프로 동의하는 감동적이고 함축성 있는 말입니다.
특히 호흡기 의사라면 무릎을 탁 칠 정도로 소중한 보물을 발견한 듯한 말입니다.

가족같은 직장을 만들기 위하여 점심시간을 늘리고, 5시에 칼 퇴근하고, 수요일 휴진하고, 점심시간에 전화를 받지 않는 것은 머리로 생각하면 가능할 일이지만 실천할 용기를 가진 사람을 지금껏 보지 못하였습니다. 삶의 터전으로 표본적인 직장을 다니는 직원들이 부럽습니다.

책을 읽는 동안 한시도 머리속을 떠나지 않는 한마디는 바로 '열정'이었습니다. 나에게 열정이 있다고 하는 말이 부끄러울 정도로 진원장의 열정은 누구도 따라 갈 수 없을 것이라는 생각을 지울 수가 없었습니다.

매일 아침 가장 먼저 출근하여 창문을 열고 환기를 시키고, 인터넷으로 환자 상담을 시작으로 일을 시작하기는 쉬워도 같은 일을 매일 17년을 지속한 사람을 찾기는 어렵습니다. 좋은 의사는 실력 있는 의사라는 말에 공감합니다. 좋은 의사와 실력 있는 의사 중 누굴 원하는지 질문은 엄마 아빠 중에 누굴 더 좋아 하는지를 물어보는 우문입니다. 왜 실력도 있고 좋은 의사를 선택하지 못하느냐고 강변하는 것 같습니다. 진정으로 좋은 의사는 실력도 있고 환자의 아픔을 공감할 수도 있어야 한다는 말에 또 한 번 배웁니다.

벽을 허물고 창틀을 깨는 고통과 창의력은 아마도 지금도 진행 중인 스스로에게 수없이 많은 질문을 하기 때문이 아닌가 생각합니다.

답이 바로 나올 수도 있지만, 영원히 답이 나오지 않는다 하여도 진원장의 질문은 앞으로도 계속될 것으로 믿습니다.

제노비스 증후군을 극복하고 착한 사마리안이 되려고 하는 용기의 원천은 스스로에게 던지는 질문에 답을 구하려고 하는 노력의 결과라고 생각합니다. 수없이 많은 질문에 답이 없는 것은 치열함이 없기 때문이고 답이 나올 때까지 생각하라는 것은 시도를 주저하지 않고 시작했으면 포기를 모르는 진원장의 진면목을 보는 것 같습니다.

세상의 엄중함과 삶이 녹록지 않은 경험으로 쓴 홍콩반점 이야기는 너무 재미있었습니다. 마지막 직원들의 이야기에는 마치 기침과 사랑은 감출 수가 없는 것처럼, 진원장의 고운숨결내과에 대한 사랑이 묻어 나고 있습니다.

'숨 쉴 때마다 네가 필요해'는 진원장이 필요한 사람들의 이야기입니다.

사람들에게 고운 숨결을 주고 싶은 진원장의 솔직한 이야기입니다.

참 재미있어 단숨에 읽을 수밖에 없었습니다.

2018년 4월 28일

염호기 드림

지식과감성 Best Books

HUG
차유림 지음 | 207쪽 | 12,000원

HUG, I CAN GIVE YOU

열여덟, 쓰고 그리는 동안 정말 행복했다. 그리고 나와 대화하던 그 조그만 노트가 드디어 세상에 나오게 되었다. 열여덟의 나는 어떤 눈으로 세상을 바라봤을까? 사물과 소통하는 차유림 저자의 시집 『HUG』

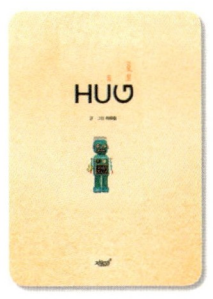

그대로 괜찮다
이재원 지음 | 172쪽 | 13,000원

**이재원 원장이 항상 건네는
따뜻한 한마디**

이 책에는 완벽하지 않은 우리 아이와 어른들의 솔직한 이야기가 담겨 있다. 표현이 서툴고 삶이 막연히 힘들게만 느껴지는 많은 이들이 이 책을 보고 조금이나마 공감하고 위로를 얻어갔으면 한다.

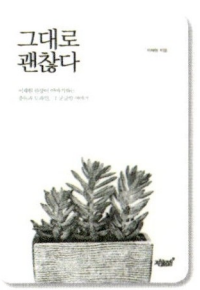

[개정판] 4.19혁명과 소녀의 일기
이재영 지음 | 328쪽 | 15,000원

**4·19혁명에 대한 소녀의
생생한 일기를 엮은 최초의 책!**

역사의 가치를 상실해 가는 시대에 던지는 생생한 역사 이야기. 저자는 여고생의 몸으로 4·19 혁명의 대열 맨 앞에서 활약하며 겪고 느꼈던 일을 마치 어제 이야기처럼 생생하게 담아내고 있다. 당시의 다양한 사진들도 수록되어 있어 더욱 피부에 와 닿는 역사 이야기가 될 것이다.

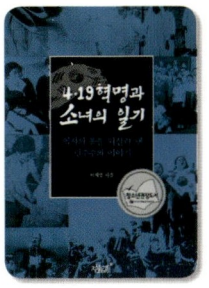

이 시대 히든 챔피언인
고운숨결내과 진성림 원장이
삶에 던지는 기적 같은 이야기들

오랜 세월 호흡기 질환으로 고통받아오는 환자를 보면서 알게 되었다. 기관지 천식과 만성폐쇄성폐질환(COPD), 폐결핵, 폐암 등의 호흡기적 질환은 개인의 아픔으로 끝나는 개인적인 질환이 아니다. 한 개인의 아픔이자 동시에 가족의 아픔이며 그가 속한 공동체의 슬픔이 된다. 더 나아가 한 나라의 '흥함과 쇠락'을 결정할 수 있는 매우 중요한 국가적 차원의 사회 문제이다.

왜 이러한 질환이 개인의 질병에 대한 문제만은 아닐까? 무슨 이유로 사회 문제가 되고 국가가 관심을 가져야 하는 것일까? 사회학자도 아니고 예방의학자도 아닌 '임상의사'인 내가 왜 이러한 질문을 이 책을 통해서 사회에 던지는 걸까?

이 책은 나의 열정과 사랑, 헌신과 아픔이 투영된 책이다.

지식과감성#은 '지식과 감성을 반올림하자'라는 의미로 세상을 깨우치는 나만의 지식, 세상과 소통하는 나만의 감성을 한 권의 책으로 엮어내고자 하는 분들께 독자를 향한 든든한 마중물이 되어 드리겠습니다.

값 16,000원

ISBN 979-11-6275-104-6